Yoga
restaurativo

•

Recuperar el equilibrio
con la relajación profunda

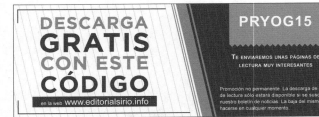

Título original: RESTORE AND REBALANCE. YOGA FOR DEEP RELAXATION
Traducido del inglés por Julia Fernández Treviño
Fotos de portada: David Martínez
Diseño de portada: Jim Zaccaria
Maquetación y diseño de interior: Toñi F. Castellón

©   de la edición original
     2017 Judith Hanson Lasater

     Publicado con autorización de Shambala Publications Inc.

©   de la presente edición
     EDITORIAL SIRIO, S.A.
     C/ Rosa de los Vientos, 64
     Pol. Ind. El Viso
     29006-Málaga
     España

www.editorialsirio.com
sirio@editorialsirio.com

I.S.B.N.: 978-84-17399-51-1
Depósito Legal: MA-500-2019

Impreso en Imagraf Impresores, S. A.
c/ Nabucco, 14 D - Pol. Alameda
29006 - Málaga

Impreso en España

Puedes seguirnos en Facebook, Twitter, YouTube e Instagram.

Dra. Judith Hanson Lasater

Yoga restaurativo

•

Recuperar el equilibrio
con la relajación profunda

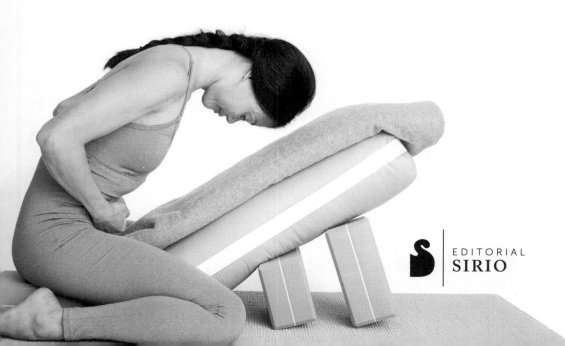

S Editorial SIRIO

Para Lizzie Lasater, mi hija preferida

Part I Izisa Laster: ni hug pretendu

Índice

Agradecimientos

U na de las cosas más agradables que pueden ocurrirte al escribir un libro es conocer (o quizás debería decir conocer mejor) a aquellos que te ayudan en el proceso de su creación.

Quiero expresar mi gratitud y mi aprecio a las siguientes personas, porque sus conocimientos y su visión han hecho de este libro un recurso mucho más útil, agradable y entretenido para todos los que practican yoga restaurativo:

- Linda Cogozzo y Donald Moyer, mis anteriores editores de Rodmell Press, que me ayudaron a dar forma real a la idea de este libro.
- Lizzie Lasater, mi hija y la extraordinaria responsable de la producción fotográfica, que consiguió organizar un excelente equipo gracias a sus habilidades y su sonrisa.
- El fotógrafo David Martínez, que convirtió mis ideas sobre las fotos en imágenes sorprendentemente bellas, y a su productora fotográfica Emily Dulla, que en todo momento fue una presencia serena en el estudio.
- La modelo Olivia Hsu, por su conocimiento del yoga y su paciencia al escuchar tantas veces «solo una foto más» durante los largos días que pasamos en el estudio; ella fue un regalo para todos.
- La peluquera y artista del maquillaje Megan Ray, gracias a la que nuestra guapa modelo apareció todavía más bella en cada una de las fotos.
- Lyn Heineken, la creativa diseñadora del vestuario que hizo su trabajo entre bastidores, nos ofreció muchísimas opciones para las sesiones fotográficas y consiguió que todo pareciera muy sencillo.

- No hubiéramos podido hacer las sesiones fotográficas sin la ayuda de la estilista Anya Zebroski, con quien fue muy fácil trabajar gracias a su entusiasmo y a su brillante capacidad para hacer su trabajo.
- Mi vida ha sido mucho más relajada gracias a la amabilidad, ayuda y presencia de la profesora de yoga Meg O'Donnell, mi asistente personal, que en las sesiones fotográficas puso a nuestra disposición sus múltiples habilidades para ayudarnos en todo lo que estuviera a su alcance.
- Larry López, propietario de Bija Yoga en San Francisco, (California), que tuvo la enorme amabilidad de prestarnos todas las almohadillas para los ojos y los sacos de arena que tuvimos que utilizar. Muchas gracias, Larry.

En Shambhala tuve la gran fortuna de trabajar con:

- Beth Frankl, mi editor y nuevo amigo, cuya visión del libro fue una gran ayuda para mí.
- Audra Figgins, asistente del editor que descubrió todos mis errores y me ayudó a corregirlos.
- Gopa Campbell, interiorista, y Lora Zorian, directora de diseño de la empresa, que consiguió crear un diseño bello y atractivo para el libro.
- Jim Zaccaria, diseñador de la portada, y Hazel Bercholz, directora artística de la empresa, por su constancia y paciencia mientras trabajamos juntos para crear esa importante portada.

Y por último, quiero agradecer a mi familia, que me inspira día tras día, y a mis alumnos, que me desafían cariñosamente a ser mejor profesora cada vez que estoy frente a ellos. Dedico mi más profundo *namaste* a B. K. S Iyengar, cuya vida y práctica me han iluminado desde que me inicié en el yoga.

Introducción

Os doy la bienvenida de todo corazón y quiero deciros que me alegra mucho compartir con vosotros este libro sobre yoga restaurativo.

Mi obra anterior, *Relax and Renew: Restful Yoga for Stressful Times* [Relájate y renuévate: Yoga reposado para épocas de estrés], también trataba del yoga restaurativo. Fue el primero que escribí en toda mi vida, y una verdadera experiencia de aprendizaje. El yoga restaurativo no era popular cuando en 1993 decidí escribir un libro sobre él, y me preguntaba con gran inseguridad cómo sería acogido.

Sin embargo, tuve la enorme satisfacción de que ese primer libro tuviera una excelente acogida entre los profesores y alumnos de yoga, así como también entre personas que no lo practicaban. Desde entonces me he basado en ese libro para coordinar muchas clases de formación de profesores de yoga en todo el mundo.

La definición de yoga restaurativo que utilizo en los grupos de formación es la siguiente: el yoga restaurativo se sirve de accesorios que se utilizan como apoyos para crear posturas más fáciles y cómodas que promueven la relajación y la salud. En consecuencia, no se trata simplemente de una técnica que sirve de complemento para la conocida práctica de las asanas (posturas) activas. El yoga restaurativo es una práctica en sí misma que pueden realizar personas de todas las edades, de todos los niveles de experiencia en la práctica de yoga y que se encuentren en cualquier estado de salud. He enseñado esta práctica a atletas olímpicos, mujeres embarazadas, abuelas con restricciones de movimiento, pacientes que se recuperaban de operaciones, adolescentes estresados, personas sanas y activas de mediana edad y (con un enorme regocijo) también a niños.

Las posturas restaurativas tienen un enfoque flexible y por ello pueden adaptarse a cada practicante, a diferencia de lo que sucede en las posturas de yoga activas en las que es el practicante quien debe acomodarse a su forma y requisitos. El objetivo esencial del yoga restaurativo no es estirarse sino abrirse. Independientemente de cuál sea tu estado físico, siempre es posible encontrar una posición cómoda en la que tu cuerpo esté apoyado mientras tú te abandonas conscientemente para alcanzar un estado de reposo.

Sin lugar a dudas, en este mundo agotador caracterizado por las prisas existe una gran necesidad de aprender esta práctica. Hay innumerables estudios que muestran los efectos nocivos del estrés para la mente, el cuerpo y el espíritu. Todos necesitamos unos minutos diarios para desconectar, centrarnos en nosotros mismos y reposar en silencio. Esta breve práctica no solamente produce el efecto inmediato de calmar la mente para que estés en el presente; además, te aporta importantes beneficios físicos y psicológicos, como por ejemplo bajar la tensión sanguínea y elevar y estabilizar el estado anímico.

A medida que el conocimiento y la aceptación general del yoga restaurativo han aumentado, también lo ha hecho mi propia comprensión de la práctica. En *Yoga restaurativo* presento una nueva forma de pensar, practicar, ordenar y enseñar esta disciplina. No obstante, este libro no es un sustituto del primero sino que representa otro modo de comprender y enseñar esta práctica. Aunque las posturas de este son diferentes a las que presenté en *Relax and Renew* (algunas de las que incluyo aquí están exclusivamente destinadas a los practicantes más experimentados), los conceptos sobre la práctica y las técnicas para realizar las posturas de yoga restaurativo con apoyos se basan en los mismos principios.

JUDITH HANSON LASATER

PARTE 1

Cómo empezar

E n esta sección del libro presento toda la información básica que necesitarás para empezar a practicar yoga restaurativo. Tómate todo el tiempo que precises para leerla y luego incorpora las sugerencias en tu práctica. Piensa en esta parte del libro como una forma de comenzar a aminorar el paso y tomarte las cosas con más calma, y dedica toda tu atención a la práctica yóguica que estás a punto de iniciar.

Cómo empezar

Cómo utilizar este libro

La parte práctica de este libro se divide en tres secciones principales. Como es evidente, las posturas se identifican por su nombre, pero también de acuerdo con la posición de la cabeza con respecto al corazón en cada una de ellas.

Las posturas 1 a 4 se identifican como posturas con la cabeza más alta que el corazón. Son una excelente forma de comenzar cualquier tipo de práctica restaurativa, y muy útiles para hacer la transición desde nuestro estado normal de vigilia hacia otro estado de conciencia. Ponen en marcha el proceso fisiológico de desconectarnos gradualmente del mundo exterior para volver a conectar con nuestro mundo interior. En consecuencia, estas posturas ayudan a iniciar el proceso de relajación. Si eres profesor de yoga, podrías comenzar tu clase de yoga restaurativo con una o dos de estas posturas.

Las posturas 5 a 15 son conocidas como posturas con la cabeza más baja que el corazón. Incluyen diversas flexiones hacia atrás, inversiones, una flexión hacia delante y asanas de pie con la cabeza hacia abajo. Algunas de estas posturas, específicamente las últimas que he nombrado, son más «activas» que otras y muy efectivas al inicio de la práctica. Las flexiones hacia atrás y las inversiones, en cambio, te ayudarán a relajarte muy profundamente porque reducen la actividad simpática del sistema nervioso.

Por último, las posturas 16 a 20 de conocen como posturas con la cabeza a la misma altura que el corazón. Se trata de diversas formas de *Savasana* (postura básica de relajación, a menudo llamada postura del cadáver), la postura tradicional de yoga para la relajación profunda que probablemente hayas practicado en tus clases regulares de asanas.

En la tercera parte encontrarás una variedad de secuencias prácticas con sugerencias sobre la duración de cada postura. El hecho de decidir cuánto vas a permanecer en cada una de ellas depende de varios factores, como pueden ser cuánto tiempo puedes dedicar a la práctica, cuál es tu estado de salud y cuánta experiencia tienes con el yoga en general y con el yoga restaurativo en particular. Yo sugiero usar un temporizador para cada postura.

El cuerpo y la mente pueden fluir más libremente si no tienes necesidad de controlar ningún elemento; por este motivo emplear un temporizador te permitirá profundizar más en la práctica. A medida que presente las posturas y te enseñe la forma de organizarlas, te recordaré que lo pongas en marcha antes de ir adoptándolas.

Albergo la esperanza de que utilices este libro y no te limites únicamente a leerlo. Las posturas están ordenadas teniendo en cuenta la secuencia general de la práctica. Quizás prefieras que la sesión se centre exclusivamente en una de las categorías; en ese caso escoge dos o tres posturas de la categoría que más te interese. También puedes elegir una postura de cada categoría y practicarlas a lo largo de una misma sesión. Cualquiera que sea el enfoque que utilices, te insto a que siempre incluyas una variación de *Savasana*; practícala en cada una de las sesiones restaurativas y preséntala en todas tus clases, sean restaurativas o activas.

Una sugerencia final: no tengas ninguna prisa y dedícate a disfrutar. Recuerda que *tomarse las cosas con calma es lo mismo que despertar*. Con este enfoque puedes conseguir que tu práctica de yoga restaurativo sea muy agradable; y les puedes ofrecer a tus alumnos, y obviamente también a ti mismo, dos regalos que transforman la vida: la relajación y la capacidad de estar plenamente presentes en vuestras vidas.

La importancia especial de los apoyos para la cabeza y el cuello

Cuando se practica yoga restaurativo, es fundamental utilizar apoyos para la cabeza y el cuello. Si únicamente dispones de una manta y no tienes ningún otro accesorio a tu alcance, puedes utilizarla para apoyar estas partes del cuerpo. A continuación voy a explicar los motivos de mi recomendación.

En la cabeza y el cuello hay un gran número de nervios llamados propioceptivos que comunican tu ubicación espacial al cerebro y te orientan en función de la fuerza de gravedad. De este modo los nervios propioceptivos favorecen el equilibrio y te permiten adoptar la postura erecta en la que estás la mayor parte del tiempo. El cerebro supervisa activamente tu postura corporal en todo momento. La función de estos nervios, que consiste en producir las acciones musculares necesarias para mantenerte erguido, no es necesaria mientras estás tumbado. En ese momento los músculos que intervienen en la postura erecta no tienen demasiado trabajo, y tú puedes relajarte. Esta es en parte la razón por la cual dormimos tumbados. Se necesita mucha menos energía metabólica para estar tumbado que para permanecer de pie, razón por la cual es más fácil relajarse en esa posición.

Un ejemplo simple que ayuda a comprender claramente la importancia que tiene la posición de la cabeza y el cuello para relajarse consiste en recordar o imaginar cómo dormimos cuando viajamos en avión. Si consigues encontrar una posición confortable para el cuello y la cabeza, podrás conciliar el sueño aunque el resto de tu cuerpo no esté totalmente cómodo. Sin embargo, no sucede lo mismo cuando el cuello y la cabeza no encuentran una postura conveniente.

Con el fin de facilitar la relajación profunda en las posturas presentadas en este libro, antes que nada debes prestar atención a la posición del cuello y de la cabeza. Estas son las indicaciones principales que es preciso recordar:

► La barbilla debe estar ligeramente flexionada (orientada hacia el esternón o la clavícula). Esto significa que si estás tumbado sobre la espalda, la barbilla está ligeramente más baja que la frente. Esta posición estimula 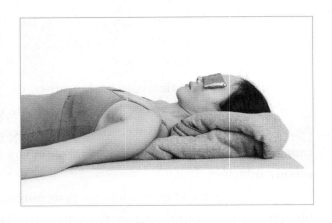 el sistema nervioso parasimpático, que facilita la relajación. Prueba el siguiente ejercicio para realizar esta flexión. En posición sedente eleva el mentón para mirar el cielo raso; observarás que ese movimiento estimula tu cerebro. A continuación baja la barbilla en dirección al pecho y notarás el efecto contrario: el cerebro se aquieta. Esta es sin duda la razón por la que todos los sistemas de meditación (y también durante la oración en todas las tradiciones religiosas) la cabeza está ligeramente flexionada hacia abajo.

Al practicar la mayoría de las posturas de este libro debes llevar el mentón hacia abajo, con excepción de algunas de las flexiones hacia atrás. En estas, el efecto de tener la barbilla orientada hacia arriba queda neutralizado porque la cabeza está más baja que el corazón, y la postura general facilita la relajación.

▶ La manta o mantas utilizadas para apoyar la cabeza deben llegar hasta la parte superior de los omóplatos, zona conocida como espina escapular. Cuando esta parte del cuerpo está apoyada, sirve de sostén a los hombros para que puedan relajarse más profundamente. No obstante, cada uno de nosotros necesitamos un nivel determinado de apoyo que no es el mismo para todos, así que asegúrate de probar diferentes alturas hasta descubrir cuál de ellas es más efectiva y cómoda para ti.

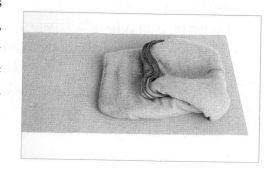

▶ El siguiente punto consiste en apoyar la séptima vértebra cervical, o C7. Recuerda que las vértebras están numeradas desde la parte superior de la columna (en la base del cráneo) en sentido descendente. La C7 es la vértebra que está en la unión del cuello y el tronco. Trata de identificarla colocando los dedos suavemente sobre la curva de la parte posterior del cuello y desplazándolos luego hacia abajo. Debes detenerte al llegar a la vértebra más sobresaliente. Quizás te resulte más fácil localizarla si te sientas y flexionas el cuello hacia delante. Con toda probabilidad esa es la C7, aunque también podría ser la primera vértebra torácica (T1). De cualquier modo, esa es la zona que nos interesa. Cuando utilizas un soporte para la cabeza, es esencial que coloques una manta debajo de la zona mencionada, con el propósito de que esté un poco elevada. En la siguiente sección, «Unas palabras sobre los apoyos», explicaré detalladamente cómo doblar la manta.

▶ Los bordes externos de la manta deben estar enrollados de manera que lleguen a los dos lados del cuello. Esto ayuda a mantener el cuello y la cabeza en una posición estable. También debes doblar los bordes externos de la manta de la misma forma para que soporten la parte exterior de los hombros.

▶ Otra opción para apoyar la cabeza y el cuello es utilizar una manta doblada una sola vez, una variante que es muy útil enseñar a los alumnos que
nunca han practicado yoga y a los principiantes. Para emplear la manta
doblada de manera estándar, dobla la esquina de la manta en dirección a
tu cuerpo para colocarla debajo de la C7. Las fotos que te presento a continuación muestran a la modelo tumbada de espaldas y de lado, para que
sea más fácil ver cómo se debe colocar la manta. Puedes usarla tal como
está o enrollar hacia abajo los dos bordes para apoyar ambos lados de la
cabeza.

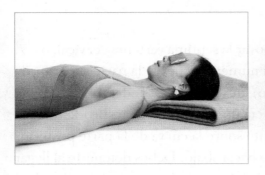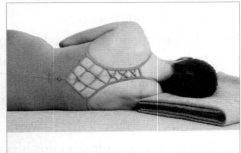

Al apoyar el cuello y la cabeza de esta forma no solamente experimenta-
rás una sensación muy agradable sino que además evitarás que la cabeza
pueda rodar hacia los lados. La cabeza tiende a hacer ese movimiento
cuando te quedas dormido mientras estás tumbado sobre la espalda.
Como consecuencia, sostenerla para que permanezca alineada con la
columna te ayudará a relajarte sin quedarte dormido. Recuerda que descansar y dormir son dos actividades semejantes aunque diferentes, y el
cuerpo necesita ambas para gozar de buena salud.

En la siguiente sección te hablaré de los apoyos y conocerás más detalles
sobre la forma de doblar las mantas.

Unas palabras sobre los apoyos

En la práctica de yoga restaurativo los apoyos son fundamentales. En consecuencia, en esta sección incluyo una lista de los apoyos recomendados para cada una de las posturas presentadas en este libro. Lo más importante es utilizar apoyos para diferentes zonas del cuerpo con el propósito de que las posturas resulten fáciles y cómodas. Por esta razón las sugerencias que ofrezco son sencillamente eso, meras sugerencias. Por ejemplo, en la postura *Supta Baddha Konasana* (postura del ángulo atado con apoyo) tienes plena libertad para usar mantas para apoyar los codos en lugar de bloques, y también puedes colocar un pequeño cojín debajo de los tobillos al adoptar *Savasana*.

Muchas veces he enrollado una manta por el lado más largo para colocarla sobre el borde de otra manta doblada de forma estándar, y luego las he enrollado juntas una vez más para crear un cojín. También puedes doblar una manta por el lado más corto, colocarla por dentro del borde más corto de otra manta doblada de manera estándar y enrollarlas juntas para disponer de un cojín mucho más alto y más corto.

Si no tienes todo el equipamiento para yoga que he mencionado, busca en tu casa o en tu despacho para ver qué otro objeto podrías utilizar. Puedes usar almohadas o cojines, los almohadones del sofá o bolsas de cinco kilos de arroz o alubias para sustituir los pequeños sacos de arena. En algunos casos también se pueden emplear libros en lugar de bloques. El presidente Theodore Roosevelt dijo: «Dondequiera que estés, haz lo que puedas con lo que tengas». Sé creativo y utiliza en tu práctica cualquier objeto que tengas a mano.

LOS APOYOS QUE VAS A NECESITAR

- Una esterilla antideslizante.
- Cuatro bloques (me refiero a los bloques en términos de largo, mediano, alto, bajo, etc., simplemente para indicar la altura que necesitas que alcance el apoyo para adoptar correctamente la postura).
- Tres cojines (los cojines cilíndricos y rectangulares tienen diferentes ventajas. Utiliza los que tengas a tu alcance, siempre que sean firmes).
- Tres toallas de mano.
- Tres almohadillas para los ojos, una pequeña y dos grandes y pesadas.
- Ocho mantas (el peso y la textura dependerán de las preferencias individuales, pero no deben ser tan suaves como las mantas de forro polar).
- Una correa de yoga de aproximadamente 1,80 m de largo y 5 cm de ancho con una anilla en forma de D.
- Una silla de yoga o una silla plegable de metal a la que se le habrá retirado el travesaño o refuerzo del respaldo (ver «Recursos» en la página 173).
- Dos sacos de arena de aproximadamente cinco kilos.

CÓMO DOBLAR LAS MANTAS

A continuación te enseñaré una amplia variedad de formas de doblar las mantas. En la página siguiente encontrarás varios gráficos donde se indican las dimensiones y los dibujos de las mantas plegadas. Dedica un poco de tiempo a estudiarlos detenidamente. Doblar las mantas de la manera adecuada aumentará en gran medida la efectividad de las posturas, lo que contribuirá a que las disfrutes mucho más.

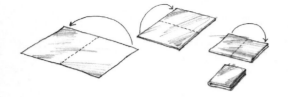

Plegado estándar
2,5 cm x 52 cm x 71 cm

Cómo doblar la manta
Doblar una manta por la mitad tres veces

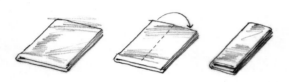

Plegado sencillo
6 cm x 25 cm x 71 cm

Cómo doblar la manta
Plegado estándar, y luego doblar la manta por la mitad una sola vez en sentido longitudinal

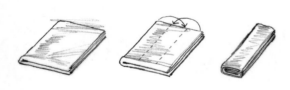

Plegado doble
13 cm x 19 cm x 71 cm

Cómo doblar la manta
Plegado estándar, y luego doblar la manta dos veces en sentido longitudinal

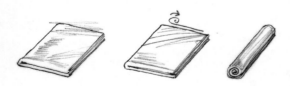

Manta enrollada en sentido longitudinal
13 cm x 15 cm x 71 cm

Cómo doblar la manta
Plegado estándar, y luego enrollar la manta comenzando por el borde largo doblado

Prepararse para la práctica: preguntas frecuentes

¿Debería consultar con mi médico de familia antes de empezar a practicar yoga restaurativo?

Si tienes algún problema de salud, has sufrido recientemente una lesión de gravedad, te han operado o has padecido alguna enfermedad, y también si estás embarazada o en el periodo de posparto, no es una mala idea hablar con tu médico antes de comenzar a practicar yoga restaurativo. Pero recuerda que estas posturas son muy suaves y las pueden hacer personas de todos los niveles de estado físico y salud. Visita www.restorativeyogatechers.com para localizar un profesor de yoga restaurativo a quien yo haya entrenado; será capaz de guiarte y personalizar la práctica de acuerdo con tus necesidades.

Pero si estás sano y no tienes ningún problema especial, probablemente no sea necesario que hables primero con tu médico. Empieza a practicar de una manera suave sin presionarte en ningún sentido; si durante el proceso surge algún contratiempo, puedes plantearte hablar con un profesional de la salud. Estoy segura de que estará de acuerdo en que practiques yoga restaurativo de forma regular debido a su principal beneficio: reduce los efectos nocivos del estrés en un cuerpo sano. Y esto resulta todavía más provechoso para una persona que tiene problemas de salud.

¿Cuál es el mejor sitio para practicar?

Mi consejo es que practiques en el interior. Reúne los accesorios que vas a utilizar como apoyos, sea en una sala especial dedicada al yoga o en un rincón de un espacio compartido. Coloca los accesorios donde puedas verlos, bien organizados y listos para utilizar. Quizás también desees tener algún objeto o fotografía a la vista para que te ayude a crear el ambiente propicio para la práctica y te recuerde la existencia de tu ser superior.

¿Es adecuado hacer yoga sobre la cama?

A menos que existan circunstancias inusuales, lo mejor es practicar en un espacio dedicado al yoga. Es muy fácil confundir relajarse con dormirse, y yo quiero que disfrutes de ambos estados. Como es evidente, hacer una o dos posturas en la cama puede ser útil si estás recuperándote de una enfermedad o de una lesión.

¿Cuál es la mejor hora del día para practicar?

Es muy agradable hacer yoga por la mañana temprano porque tu mente está renovada después de haber descansado varias horas y lo más probable es que no esté tan activa como llegará a estarlo más tarde. Otro momento en que la práctica puede resultar muy productiva es antes de irte a dormir, porque los ejercicios te preparan para tener un sueño reparador.

¿Necesito ropa especial?

Disfrutarás más del yoga restaurativo si usas ropa suelta y cómoda. Es mejor practicar descalzo, pero puedes tener un par de calcetines a mano por si notas que tus pies se enfrían.

¿Cuánto tiempo después de haber comido puedo practicar yoga?

Lo mejor es esperar al menos dos horas, aunque algunas personas prefieren incluso un intervalo más largo. Debes probar hasta descubrir qué es lo que más te conviene. Yo creo que dos horas son suficientes porque el estómago ya está libre de alimentos y hay menor presión abdominal. Por este motivo la mayoría de las posturas, en especial las inversiones, resultan mucho más cómodas. Como es evidente, no querrás que los alimentos «caigan» directamente sobre el esfínter.

¿Puedo escuchar música suave durante la sesión de yoga?

Eso depende de las preferencias individuales. Puedes probar las dos opciones. Yo no suelo escuchar música cuando hago yoga. La práctica restaurativa es quizás el único momento de nuestra ajetreada vida en el que concentramos toda nuestra atención en llegar a lo más profundo de nosotros mismos. Si lo conseguimos, dejaremos de escuchar la música; en ese caso, ¿para qué ponerla? En lugar de escuchar música, practica la técnica de respiración que describo con la postura 20 (página 154); te ayudará a sumirte gradualmente en un estado de relajación profunda.

Con el paso del tiempo aprenderás a abandonarte, y te dedicarás simplemente a observar la danza de tu mente sin que te perturben tus pensamientos y sin dispersarte mentalmente. Debes limitarte a observar lo que pasa por tu mente, sin que ningún pensamiento te afecte, mientras permaneces en la postura. Aunque las posturas de yoga restaurativo no son una meditación, definitivamente son *meditativas*. Por esta razón recomiendo a los profesores que fomenten el mayor silencio posible en sus clases durante la enseñanza de *Savasana* y de otras posturas restaurativas. Recuerda que enseñar yoga consiste menos en ofrecer información que en proporcionar un espacio sagrado a los alumnos para que experimenten por sí mismos lo que significa estar presentes y profundamente relajados. En realidad, los alumnos consiguen conectar mejor con su mundo interior cuando no se habla ni hay música.

¿Puedo quemar incienso durante la sesión de yoga?

Tengo la misma opinión sobre el incienso que sobre la música. ¿Acaso en última instancia no se trata realmente de otra distracción? Nunca suelo utilizarlo en mis clases porque no todo el mundo reacciona igual a los olores, y además pueden evocar recuerdos muy diversos. Fisiológicamente, el sentido del olfato es el más básico de los sentidos y está muy vinculado a la memoria; esto significa que puede afectar al cerebro de una manera muy potente. Por esta razón no aconsejo utilizar incienso.

¿Es útil un temporizador?

Recomiendo especialmente utilizar un temporizador por dos razones. En primer lugar es una ayuda para la resistencia mental. El temporizador le «asegura» a la mente que abandonarás la postura al cabo de veinte minutos aproximadamente, lo que le ofrece la posibilidad de «neutralizar» todas las racionalizaciones que pueden servir de excusa para eludir la práctica, como puede ser pensar que es una manera de perder el tiempo, que harás yoga más tarde, o que los preparativos te resultan complicados. Al utilizar un temporizador puedes «comunicarles» a todas esas racionalizaciones que todo está en orden, y que solamente dedicarás veinte minutos a la práctica. Usar un temporizador es una forma de imponer un límite que te facilitará abandonarte y relajarte, lo que a muchas personas les resulta extraña e inesperadamente reconfortante.

En segundo lugar, si utilizas un temporizador te despertarás si llegas a quedarte dormido y tendrás la oportunidad de permanecer en la postura o deshacerla, según te apetezca. Muchos practicantes se quedan dormidos en diversos momentos de la práctica. Esto no es «malo»; sin embargo, tú no quieres enseñarle a tu mente que la práctica restaurativa es una ocasión para dormir. Lo que procuras es aprender a «flotar» en la relajación sin llegar a dormirte, y un temporizador o una campana te ayudarán a conseguirlo.

¿Por qué necesito taparme en cada postura?

Yo recomiendo muy especialmente que te tapes cuando practicas las posturas restaurativas, a menos que haga mucho calor debido a la estación del año o a la climatización de la sala. Suelo aconsejar a los alumnos más frioleros que usen calcetines. El cuerpo simplemente es incapaz de relajarse cuando las manos o los pies están fríos. Por este motivo también suele ser necesario que te tapes las manos durante las posturas.

Las fotos que acompañan a las descripciones de las posturas no muestran a la modelo cubierta por una manta por la sencilla razón de que el objetivo es que veas claramente cómo se hace la postura. Es muy importante que te tapes y te mantengas abrigado para obtener los máximos beneficios que ofrece cada una de las asanas.

La temperatura corporal desciende cuando el cuerpo está en reposo, por eso debes taparte al comienzo de cada postura. Siempre puedes retirar la manta si al cabo de un rato tienes demasiado calor. Apartar la manta es mucho menos perturbador que intentar taparte una vez que ya has conseguido relajarte en la postura.

¿Cómo puedo motivarme para practicar yoga restaurativo?

Una opción es reunir los accesorios que vas a utilizar como apoyos y mantenerlos ordenados y a la vista, siempre en el mismo sitio de tu casa o del hotel en el que estás alojado. Debes conseguir que tu práctica se convierta en un ritual, repitiéndola cada día en el mismo sitio y a la misma hora. Mientras estás preparando la sesión puedes poner música o encender una vela si eso te sirve de ayuda para el ritual, pero no las utilices durante la sesión.

Cuando asistas a una clase de yoga, permanece en silencio mientras vas a buscar los accesorios que necesitas, te desplazas sobre tu esterilla y te preparas para hacer una postura. Esta actitud te recuerda que tu intención es conectarte con tu mundo interior. Por otra parte, en cierto sentido la postura restaurativa comienza en el mismo momento en que estás preparando los accesorios que utilizarás como apoyos.

Las posturas

El yoga es una práctica y no una filosofía. En la segunda parte nos instalamos sobre la esterilla para experimentar las posturas a través de la subjetividad del cuerpo. Tómate tu tiempo y trabaja con sensibilidad y curiosidad. Recuerda estar presente en la postura mientras la estés organizando y durante todo el tiempo que permanezcas en ella, y además concédete algunos minutos de reflexión una vez que la hayas deshecho. El apresuramiento es enemigo de la relajación.

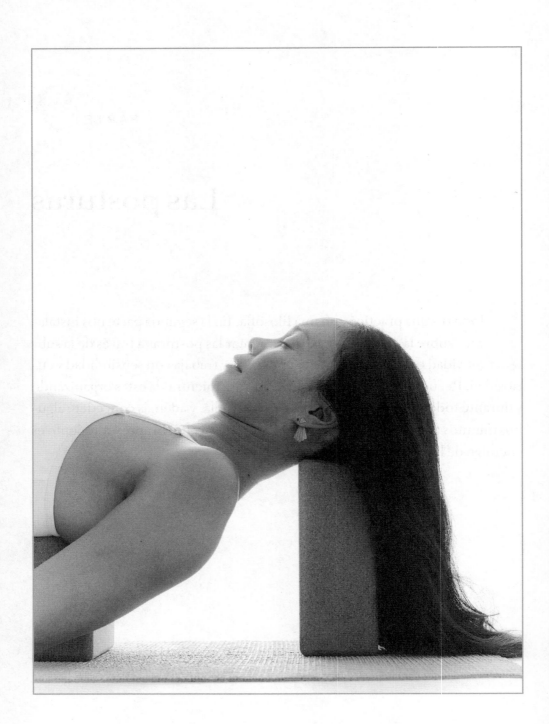

1

LA CABEZA MÁS ALTA QUE EL CORAZÓN
Supta Baddha Konasana 1
Postura del ángulo atado con apoyo 1

BENEFICIOS

- Es una postura excelente para iniciar la práctica.
- Pueden practicarla los alumnos de todos los niveles.
- Es una ayuda para los alumnos que se duermen con mucha facilidad en *Savasana*.
- Resulta muy útil cuando una postura tumbada de relajación provoca tos.
- Abre el pecho, especialmente la parte inferior, y relaja el abdomen.
- Es una opción muy útil cuando existen problemas en las rodillas que dificultan adoptar *Supta Baddha Konasana 2*.
- Es una postura excelente para practicar durante la menstruación y el embarazo, y también en el posparto.

PRACTICAR CON PRECAUCIÓN

- Asegúrate de que toda la columna lumbar (la parte baja de la espalda) descansa sobre los apoyos de la forma adecuada, de modo que esté firmemente inmovilizada contra el borde del cojín o de la almohada.

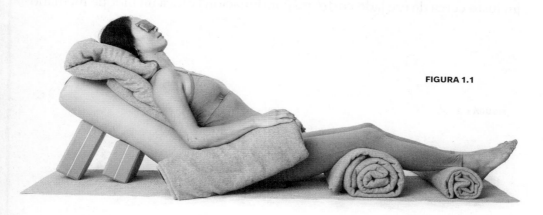

FIGURA 1.1

- Verifica que el pecho esté bien apoyado y no esté hundido.
- Utiliza un soporte para apoyar completamente la cabeza y el cuello.
- Las manos deben estar apoyadas más arriba que los codos.
- Si la parte baja de tu espalda es muy sensible, realiza la postura colocando el cojín en un ángulo más bajo o pon por encima una manta adicional que sobresalga un poco del extremo del cojín para que puedas sentarte sobre ese borde. Utilizar la manta de esta forma suaviza el ángulo del borde del cojín y contribuye a que la postura sea más cómoda.

ACCESORIOS

- Una esterilla antideslizante.
- Dos bloques.
- Un cojín o almohada firme.
- Ocho mantas, incluyendo una para taparte (no se muestra).
- Una almohadilla o una toalla de mano para taparte los ojos.

PREPARAR LA POSTURA

Extiende la esterilla, preferiblemente sobre una superficie suave, como por ejemplo una alfombra. Para empezar coloca el cojín o almohada en sentido longitudinal sobre la esterilla, de modo que el lado más corto quede paralelo al lado corto de la esterilla. Ahora coloca un bloque alto debajo del cojín justo cerca de ese lado corto, y a continuación coloca un bloque mediano

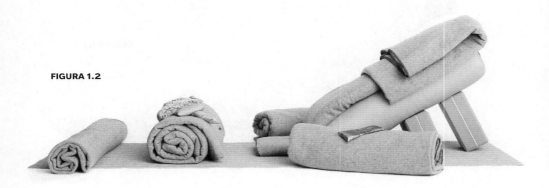

FIGURA 1.2

debajo del cojín, empujándolo hasta una distancia de unos 30 cm con respecto al borde de la manta. Los bloques deben estar alineados con el cojín situado sobre ellos, de manera que quede apoyado en un ángulo aproximado de 40 a 45 grados. (Si el cojín es suave y mullido, algunas veces serán necesarios tres bloques. En este caso utiliza un bloque alto, uno mediano y uno bajo para tener un apoyo máximo).

Comienza doblando una manta a la manera estándar. Luego, pliega en primer lugar el lado corto de la manta hasta aproximadamente un tercio del ancho y luego enróllala firmemente comenzando por el lado que está más cerca de ti, hasta alcanzar el otro extremo. Al doblar la manta a un tercio de su ancho y luego agarrar el borde para seguir enrollándola, creas un núcleo interno firme que te proporcionará parte del apoyo para las rodillas.

A muchos alumnos les gusta colocar una manta doblada una sola vez sobre el cojín para que les sirva de apoyo para la espalda; esta manta se puede extender hasta el suelo para que puedas sentarte sobre ella. De esta forma se crea una superficie acolchada que será muy beneficiosa para todos aquellos que tengan sensible la región del coxis. Si la parte delicada del cuerpo es la zona baja de la espalda, debes reducir el arco que se forma entre el suelo y el cojín.

A continuación coloca una manta enrollada a lo largo por encima de otra manta doblada a la manera estándar, y luego enrolla las dos mantas juntas para hacer un rodillo largo que sirva como cojín. (Tal vez tengas a mano un cojín grande, cilíndrico y firme y prefieras utilizarlo en lugar de las mantas). Este rodillo será corto y bastante grueso. Colócalo debajo de las rodillas.

Enrolla una manta a lo largo para apoyar los tobillos. Colócala debajo del tendón de Aquiles, pero *no* la utilices para apoyar los talones. Las mantas que usas debajo de las rodillas deben ser el doble de altas que la que has colocado debajo de los tobillos.

Ahora toma otra manta y dóblala de la manera estándar, luego, dobla uno de sus bordes cortos hasta aproximadamente un tercio del ancho total de la manta. Colócala de modo que el lado más largo y fino sirva de apoyo a los primeros 10 o 15 cm de la parte alta de la espalda, sin que se extienda más allá de la parte central de las escápulas. Si haces la postura por primera vez, túmbate y prueba el cojín antes de continuar. Toma el borde doblado de la manta y enrolla en dirección hacia la cabeza las dos o tres capas superiores de los bordes sueltos de ese lado, de manera que el rodillo que has creado quede presionado justo debajo de la vértebra C7 (como se ve en la figura 1.3). Por último, enrolla hacia dentro los bordes exteriores de los lados largos de la manta para sostener el cuerpo desde los hombros hasta ambos lados de la cabeza. (Vuelve a la sección «Unas palabras sobre el apoyo para la cabeza» de la primera parte para recordar la información relativa al apoyo para la cabeza).

Ahora dobla dos mantas de manera idéntica para cada uno de los brazos (puedes reemplazarlas por bloques). En primer lugar pliega las mantas de forma estándar y después dóblalas por la mitad juntando los dos lados cortos. Luego puedes enrollarlas para formar rodillos gruesos (como se muestra en la figura 1.3), o si las mantas son finas puedes enrollarlas y doblar un extremo

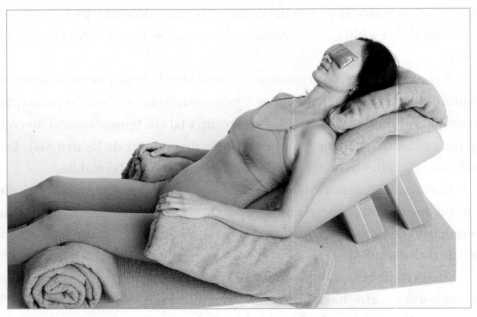

FIGURA 1.3

hacia abajo de manera que ese lado sea más grueso. Coloca una manta debajo de cada codo. Los codos deben descansar sobre la parte más firme y gruesa de la manta; las manos deben estar más altas que los codos y apoyadas sobre la parte superior de los muslos, con los dedos meñiques hacia abajo y las palmas orientadas hacia el cuerpo. Es muy importante que las manos estén más altas que los codos. Cúbrete el cuerpo con una manta. Finalmente, estira muy lenta y suavemente una de tus manos para agarrar una almohadilla o una toalla de mano para taparte los ojos.

PERMANECER EN LA POSTURA

Relaja tu cuerpo sobre los apoyos. Traga saliva y deja que los dientes se separen dentro de la boca. Visualiza conscientemente todo tu cuerpo para descubrir tu nivel de confort. Debes estar bien tapado con una manta. Ahora concéntrate en tu respiración.

Imagina que estás mirando el movimiento incesante de las mareas. Trata de expresar ese ritmo suave a través de tu respiración. Ahora comienza a sumergirte cada vez más en el interior de tu cuerpo, en las profundidades de tus sensaciones. Ofrécele a tu mente unas vacaciones para que descanse de la tiranía de los pensamientos constantes, los juicios constantes, las planificaciones constantes. Vuelve una y otra vez a concentrarte en tus sensaciones corporales y abandónate completamente. Descansa sintiéndote seguro en ese estado de abandono.

Supta Baddha Konasana 1 reducirá de forma drástica tus niveles de estrés, especialmente cuando es la primera postura que adoptas en tu sesión de yoga restaurativo. Presta atención al cambio que se produce en tu estado interior; observa que la agitación y la ambición ya no son lo que eran. El nombre que le doy a este estado es «espaciosidad». Tienes la sensación de haber descubierto un gran espacio dentro de ti en el cual la satisfacción puede comenzar a expresarse. Observa esta maravillosa experiencia y disfrútala.

VOLVER

Cuando el temporizador se apaga, o «vuelves» espontáneamente al momento presente, no debes hacer absolutamente nada. Limítate a quedarte quieto y retornar muy lentamente a la superficie de tu conciencia. Sin realizar ningún movimiento, toma nota de que tu respiración y tu nivel de conciencia se han modificado. Cuando te sientas preparado, respira varias veces profundamente y gira con suavidad hacia uno de los lados, sin olvidar que no estás apoyado directamente sobre el suelo. Descansa y respira en esa posición varias veces, y luego apóyate en las manos y los brazos para sentarte muy despacio. Una vez que estés en posición sedente, concédete un par de minutos para hacer la transición hacia la siguiente postura, o hacia el resto del día.

PARA LOS PROFESORES

Antes de realizar esta asana, es importante dedicar un poco de tiempo a enseñar a los alumnos cuatro aspectos importantes del proceso de preparación para la postura, y ayudarlos a que los comprendan correctamente.

En primer lugar, deben aprender a colocar los bloques. En algunas ocasiones los inclino ligeramente sobre sus bordes, de manera que la superficie superior del bloque quede orientada hacia el cojín, tal como se muestra en las figuras 1.1 a 1.3. Colócalo contra los bloques y pídeles a tus alumnos que se inclinen hacia atrás. Inclinar los cojines puede parecer ilógico; sin embargo, como la superficie plana de cada bloque sirve de soporte para el cojín, este estará más seguro aunque dos de las esquinas de los bloques estén separadas del suelo. Prueba esta forma de colocar los bloques con un colega para comprender correctamente el procedimiento antes de enseñárselo a tus alumnos.

En segundo lugar, es muy probable que descubras que para crear el soporte para el alumno y el cojín es necesario usar tres bloques. Por lo general, cuando se utilizan cojines firmes solo se necesitan dos bloques, pero si los cojines son blandos, necesitarás tres: un bloque alto para sostener la cabeza, uno mediano para colocar debajo de la región dorsal y uno bajo para la región inferior de la cintura.

En tercer lugar, comprueba cuidadosamente que la zona del esternón de los alumnos no esté hundida, ya que eso podría entorpecer la postura de la cabeza y también la función pulmonar. Las causas de que esa zona se hunda pueden ser dos: o bien el cojín es demasiado blando y se necesita un apoyo adicional o bien la pelvis del alumno no está lo suficientemente cerca del cojín. Indícale que abandone esa postura «hundida» y se incline hacia delante con las plantas de los pies juntas, y ejerciendo presión una contra otra, para hacer *Baddha Konasana* (postura del ángulo atado). Ahora el alumno debe «caminar hacia atrás» con la pelvis, hasta que las nalgas estén firmemente presionadas contra el cojín. En cuanto llegue a esa posición, pídele que se incline hacia delante una vez más. Te sorprenderá comprobar que todavía hay poco espacio entre el cojín y el alumno. Esta suele ser con frecuencia la causa de que el pecho se hunda.

Por último, el apoyo y la posición de la cabeza son esenciales para poder llegar a relajarse adecuadamente. Recuerda que la cabeza de los alumnos debe estar bien apoyada a la altura de la vértebra C7 (que se encuentra en la parte inferior del cuello, cerca del inicio de la columna dorsal) y que enrollar la manta por debajo y alrededor de los hombros, el cuello y la cabeza no solamente es muy agradable sino que también ayuda a mantener la cabeza recta. Cuando te quedas dormido, la cabeza tiende a rodar hacia un lado; por lo tanto, el soporte para el cuello te ayuda a mantenerte despierto. Comprueba que la barbilla de los alumnos esté más baja que la frente y que tengan los ojos tapados.

2

LA CABEZA MÁS ALTA QUE EL CORAZÓN
Supta Baddha Konasana 2
Postura del ángulo atado con apoyo 2

BENEFICIOS

- Pueden practicarla los alumnos de todos los niveles.
- Es una ayuda para los alumnos que se duermen con mucha facilidad en *Savasana*.
- Resulta muy útil cuando una postura tumbada de relajación provoca tos.
- Abre el pecho, especialmente la parte inferior, y relaja el abdomen.
- Es una postura excelente para practicar durante la menstruación y el embarazo, y también en el posparto.

PRACTICAR CON PRECAUCIÓN

- Asegúrate de que toda la columna lumbar (la parte baja de la espalda) descansa sobre los apoyos de la forma adecuada, de modo que esté firmemente inmovilizada contra el borde del cojín o de la almohada.
- Verifica que el pecho esté bien apoyado y no esté hundido.
- El cuello y la cabeza deben estar completamente apoyados.
- Las manos deben estar apoyadas más arriba que los codos.
- Si tienes algún problema con las rodillas, practica la postura *Supta Baddha Konasana* 1.
- Si la parte baja de tu espalda es muy sensible, realiza la postura colocando el cojín en un ángulo más bajo o pon por encima una manta adicional que sobresalga un poco del borde del cojín para que puedas sentarte sobre ese borde. Utilizar la manta de esta forma suaviza el ángulo del borde del cojín y contribuye a que la postura sea más cómoda.

ACCESORIOS

- Una esterilla antideslizante.
- Dos bloques.

- Un cojín o almohada firme.
- Ocho mantas, incluyendo una para taparte (no se muestra).
- Una almohadilla o una toalla de mano para tapar los ojos.

PREPARAR LA POSTURA

La forma de organizar la postura es la misma que para *Supta Baddha Konasana* 1, excepto que las piernas están en una posición diferente. Reúne los accesorios que usarás como apoyos y prepara el cojín de la misma forma que lo has hecho para *Supta Baddha Konasana* 1. A muchos alumnos les gusta colocar una manta doblada a lo largo de manera que unos 20 cm de ella estén sobre el suelo y el resto quede sobre el cojín. De esta forma la manta ofrece una superficie acolchada que será muy beneficiosa para todos aquellos que tengan la región del coxis sensible; si la parte delicada es la zona baja de la espalda, el apoyo reducirá el arco que se forma entre el suelo y el cojín.

En esta variante de la postura debes colocar las plantas de los pies una contra otra, de manera que las rodillas caigan hacia los lados y estén moderadamente flexionadas. No intentes llevar los talones hacia el cuerpo, pues eso provocaría tensión; déjalos descansar a unos 25 o 30 cm. Dobla dos mantas plegadas dos veces por la mitad, juntando los dos lados cortos, y colócalas en

FIGURA 2.1

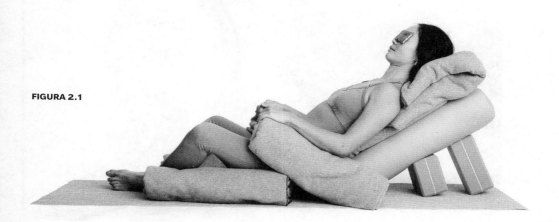

la base de la parte exterior de los muslos. Estas mantas no servirán de apoyo directamente a las rodillas sino que sujetarán la parte superior de los muslos para que no se abran demasiado (esto es particularmente importante si eres muy flexible y tus rodillas llegan a tocar el suelo). El extremo más firme de la manta debe servir de apoyo para la parte superior del muslo.

Si no apoyas los muslos de este modo y permaneces en la postura durante los veinte a treinta minutos sugeridos, corres el riesgo de estirar excesivamente los ligamentos sacroilíacos anteriores (son los ligamentos que conectan el sacro con el hueso ilíaco, o las partes superiores de la pelvis). Recuerda que la esencia del yoga restaurativo no es estirar sino abrir.

Prepara un apoyo para la cabeza y ten a mano la almohadilla para los ojos. Apoya los codos de la misma forma que en la postura anterior. Quizás desees envolver los pies y los tobillos con una manta para tener un soporte mayor, y también para que estén abrigados. No te olvides de taparte con una manta el cuerpo y los ojos.

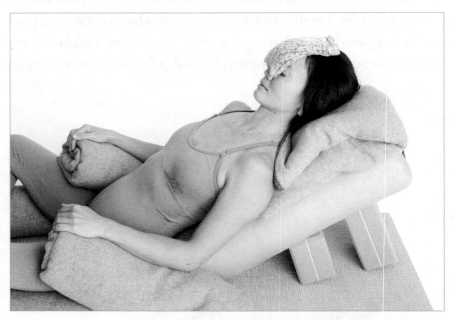

FIGURA 2.2

PERMANECER EN LA POSTURA

Ahora estás reposando en una postura equilibrada, abierta y con apoyos. Abandónate con confianza a los accesorios que soportan tu cuerpo y déjalos hacer su trabajo. Presta atención para descubrir si hay tensión en la mandíbula o la garganta. Afloja las mejillas y deja que cuelguen de tus pómulos. Las extremidades inferiores y superiores descansan en una postura redondeada, y tus manos y pies están orientados hacia dentro.

La barbilla cae. Los bordes de tu cuerpo fluyen energéticamente hacia el centro. Asume una actitud de introversión y disponte a experimentar el océano de quietud que existe constantemente en el centro de tu ser. Flota en esa postura cómoda y fácil, y déjate llevar por tus sensaciones.

VOLVER

Cuando se haya acabado el tiempo o cuando vuelvas espontáneamente al momento presente, no debes hacer nada más que sentir el cambio que se ha operado en tu interior. Mantén los ojos cerrados y presta atención a tu respiración. Comienza poco a poco a respirar cada vez más profundamente. Cuando estés preparado, coloca las manos en la parte exterior de las rodillas para sujetarlas mientras las juntas. Ahora estira las piernas hasta que estén casi rectas, y todavía sostenidas por los apoyos, manteniéndolas ligeramente flexionadas. Rueda con suavidad hacia uno de los lados sin olvidar que estás en una posición elevada respecto al suelo. Descansa en esa posición mientras respiras varias veces de forma consciente. Abre los ojos y siéntate muy despacio utilizando las manos y los brazos a modo de soporte. Pasa a la siguiente postura o permanece sentado y en silencio durante unos instantes antes de reincorporarte a tus actividades.

PARA LOS PROFESORES

Aunque las posturas 1 y 2 parecen similares (y lo son), existen ciertas diferencias que las caracterizan. La postura 2 puede ser difícil para personas que tienen rodillas sensibles debido a la posición diferente de las piernas; para ellas es recomendable practicar la postura 1. Lo que no resulta tan evidente es que cuando el alumno cambia la posición de las piernas, modifica inevitablemente la posición de la pelvis y, en consecuencia, también la de la columna vertebral.

Debes observarlo durante la práctica. Prepara la postura 1 y luego flexiona las rodillas. Sin lugar a dudas descubrirás que en la postura 1 el arco que forma la columna vertebral es menor que el que se produce en la postura 2.

La postura 1 tiende a abrir la caja torácica más uniformemente, mientras que la postura 2 abre mucho más la parte superior de los pulmones debido al cambio de posición de la pelvis y la columna. Por este motivo, les suelo indicar a mis alumnos que hagan la postura 2 durante las épocas del año en las que las enfermedades respiratorias son más frecuentes. La postura 2 también genera más espacio para el hígado y el estómago. Mientras practicas estas dos posturas sobre tu esterilla, observa las semejanzas y diferencias de sus efectos y descubre los beneficios de ambas.

3

LA CABEZA MÁS ALTA QUE EL CORAZÓN
Salamba Balasana 1
Postura del niño con apoyo 1

BENEFICIOS
- Permite hacer una flexión simple hacia delante cuando resulta difícil o imposible sentarse sobre el suelo.
- Es posible modificar la postura para realizarla inclinado sobre una mesa o un escritorio, con el fin de hacer un pequeño descanso a mediodía en el trabajo.
- Evita la tensión en las rodillas de los practicantes que las tienen sensibles.
- Produce un estiramiento suave en los músculos de la región lumbar.
- Puede utilizarse para calmar los dolores menstruales.
- Es extremadamente relajante para la mente.

PRACTICAR CON PRECAUCIÓN

- Asegúrate de que tus apoyos estén firmes para que no se deslicen cuando dejes caer todo el peso de tu cuerpo sobre ellos.
- Nunca te estires hacia delante. Los accesorios que te sirven de apoyo deben estar lo suficientemente altos como para soportar el tronco y la columna y liberarlos de cualquier tensión.
- No te olvides de comprobar si tu espalda permanece correctamente curvada para que la cabeza no esté más baja que los hombros.

ACCESORIOS

- Dos sillas plegables de metal.
- Una correa de yoga con una anilla en forma de D, de 1,80 m de largo y 5 cm de ancho.
- Un cojín firme.
- Una esterilla antideslizante.
- Dos bloques para apoyar el cojín sobre la silla.
- Dos bloques para elevar los pies si tienes las piernas cortas (opcional).

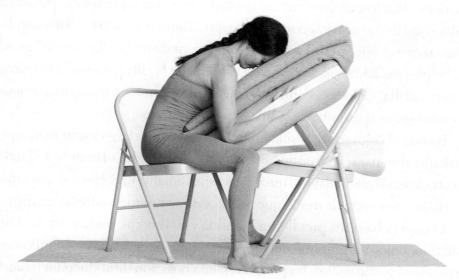

FIGURA 3.1

- Una almohadilla pesada para los ojos, para colocar en la parte posterior del cuello (opcional, no se muestra en la figura).
- Tres mantas, dos para apoyar el cuerpo y una para cubrir la parte baja de la espalda.
- Una toalla de mano para tapar los ojos (dependiendo de la posición de la cabeza) o para enrollarla y usarla de apoyo para la clavícula (opcional, ver los detalles en «Preparar la postura»).
- Una almohadilla para los ojos u otra toalla de mano.

PREPARAR LA POSTURA

Trabaja sobre una superficie nivelada que no sea resbaladiza y comprueba los extremos de las patas de la silla para asegurarte de que no hay ningún borde filoso que pueda dañar el suelo o la alfombra. Coloca las sillas de manera que el borde del asiento de una de ellas esté paralelo a las paredes de la habitación y el otro lado quede frente a ti. La otra silla debe estar girada de modo que la esquina del asiento se encuentre frente a la primera silla.

Pon la correa de yoga en sentido longitudinal en torno al cojín y asegúrala; debe estar lo suficientemente ajustada como para que apenas puedas introducir los dedos entre la correa y el cojín. Ahora coloca la esterilla antideslizante sobre el asiento de la primera silla. Siéntate en la silla que está girada, con las piernas a horcajadas sobre la esquina de la silla para situarte frente a la primera silla. Coloca el cojín de manera que los bordes más cortos queden apoyados sobre la esquina de la silla entre tus piernas.

Inclina el cojín sobre la silla utilizando un bloque largo y uno mediano, o un bloque alto, para crear un ángulo de apoyo de aproximadamente 45 grados. (Si el cojín es un poco blando, quizás necesites añadir otros bloques para mantenerlo en línea recta de modo que pueda sostener firmemente tu cuerpo).

Comprueba si tus pies llegan cómoda y fácilmente hasta el suelo. De lo contrario, coloca un bloque debajo de cada pie para que las espinillas estén perpendiculares al suelo y las piernas en una posición de abducción (abiertas hacia los lados) que te resulte cómoda. Es probable que la postura sea más agradable si giras ligeramente los pies hacia fuera. Comprueba que los bloques y los pies estén perfectamente alineados.

FIGURA 3.2

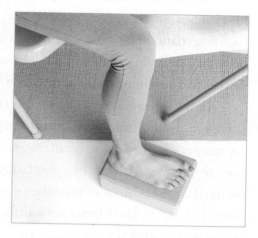

Quizás te apetezca doblar una manta a lo largo y colocarla encima del cojín para que sirva de apoyo al tronco cuando realizas una flexión hacia delante. Prueba a doblar hacia abajo el extremo de la manta entre las piernas, para que soporte la parte inferior del abdomen.

Inclínate hacia delante y descansa sobre el cojín. No intentes girar la pelvis hacia delante al máximo, tal como harías si hicieras una flexión hacia delante de pie. Lo que debes hacer es moverte ligeramente hacia delante para sentir que estás suavemente sujeto a la silla. La espalda debe estar redondeada hacia fuera en una ligera flexión, formando una curva larga y sin que ninguna sección en particular se «hunda».

Recuerda que la espalda debe permanecer redondeada de manera uniforme desde la base del cuello hasta la pelvis. Flexiona el cuello de modo que la barbilla esté orientada hacia el pecho y la parte posterior del cuello se alargue en lugar de curvarse hacia el interior, y además presta atención para no dejar «colgar» el cuello. No arquees la espalda hacia atrás mientras adoptas la postura, y tampoco la estires una vez que la hayas adoptado.

Uno de los aspectos más importantes que debes recordar es que esta postura está diseñada para «cerrar» la parte anterior del cuerpo y «abrir» la parte posterior. Esta *no* es una flexión hacia atrás en ninguno de los niveles del cuerpo. Muchos alumnos enrollan una toalla de mano y la colocan debajo del esternón a modo de apoyo para facilitar la elevación de la espalda y evitar que se hunda, y además conseguir que el cuello esté en la posición más cómoda posible.

Coloca una manta doblada una sola vez sobre la parte baja de la espalda y los riñones para que esa zona del cuerpo esté cómoda y abrigada. Pon la otra toalla de mano encima de los ojos y la almohadilla para los ojos sobre la parte posterior del cuello. La barbilla debe estar orientada hacia el pecho y permanecerá todo el tiempo en esa posición.

Ahora estira las manos e introduce los dedos entre los bordes del cojín y la correa. Esta última debe estar lo suficientemente ajustada como para que las manos y los brazos se mantengan cómodamente en su sitio. Quizás también te apetezca colocar bloques bajos entre los codos y el cojín. En ese caso recuerda que los bloques no deben empujar los brazos ni los omóplatos hacia atrás. Las escápulas deben caer a ambos lados de la espalda y los hombros deben estar completamente relajados.

También puedes probar esta postura sentado sobre una silla y utilizar una mesa para apoyar el extremo más distante del cojín. A la hora de usar los accesorios tienes toda la libertad de emplear tu imaginación.

FIGURA 3.3

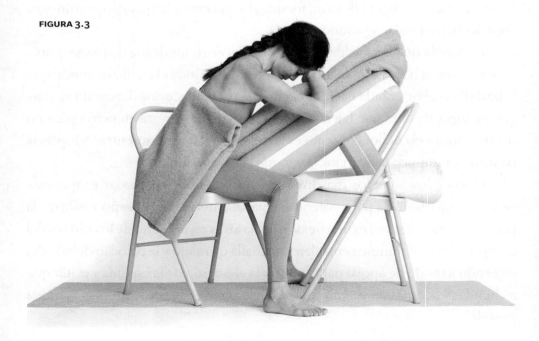

Si sufres dolores menstruales, esta postura te aliviara. En lugar de colo-car las manos bajo la correa, cierra los puños dejando los pulgares por fuera. Ahora coloca las muñecas directamente sobre la parte superior de las crestas ilíacas anteriores (la parte delantera de los huesos de la cadera) para que la parte interna de las muñecas esté orientada hacia el cuerpo. Las manos han de estar colocadas ligeramente hacia abajo y orientadas hacia el hueso púbico. Lleva el cuerpo hacia delante para que el peso corporal y la firmeza del cojín te ayuden a aumentar la presión de los puños sobre el útero. Cuando las manos estén en el sitio y la posición correctos, relaja los codos y déjalos caer hacia el suelo para que las escápulas se muevan hacia los lados de la espalda. La pre-sión de los puños contra el útero suele reducir o eliminar los dolores mens-truales. Otra opción es apoyar la cabeza sobre las manos, como se muestra en la figura 3.3.

PERMANECER EN LA POSTURA

Permanece en la postura entre dos y cinco minutos y luego gira la cabeza hacia el otro lado. Comienza manteniendo la cabeza en una dirección durante dos minutos y luego intenta alargar el tiempo de forma gradual. Si te sientes incómodo con la cabeza girada, apoya la frente sobre el cojín mientras retraes la barbilla hacia el cuerpo. Otra posibilidad es aumentar la altura del apoyo que está debajo del esternón con el propósito de que el cuello permanezca en una posición más cómoda.

Respira más lenta y relajadamente. Concéntrate en dirigir la respiración hacia la parte posterior del cuerpo. El sesenta por ciento de tus pulmones se encuentra en la espalda, y solo el cuarenta por ciento está en la parte anterior del torso, de modo que no te olvides de llevar la respiración hacia la espalda. Abre la parte posterior de las costillas durante la inspiración y exhala hasta lle-gar al punto de quietud que se produce entre las dos fases de la respiración a medida que el aliento abandona los pulmones.

VOLVER

Comienza a abandonar la postura retirando la almohadilla de la parte posterior del cuello y la toalla de mano de los ojos. Utiliza las manos y los brazos para levantarte un poco y poder girar la cabeza hacia delante. Sigue utilizando la ayuda de los brazos para sentarte, respira brevemente varias veces y luego abandona la postura.

PARA LOS PROFESORES

Esta postura puede ser muy conveniente para aliviar la tensión normal de la parte baja de la espalda. Gran parte del alivio que produce procede del ángulo que forma la columna (que ayuda a estirar los músculos de la espalda con mucha suavidad) pero también de la firme presión que ejerce el cojín sobre la parte anterior del cuerpo.

Observa a tus alumnos y asegúrate de que además de tener un apoyo firme a lo largo de la parte anterior del tronco, también tienen la espalda curvada de manera uniforme y no intentan curvarse hacia delante desde la pelvis ni elevar el coxis en la postura. De hecho, la pelvis debe moverse levemente hacia abajo en dirección a la silla. Esta acción crea un hermoso arco a lo largo de la columna y abre la parte posterior de los riñones. Esta postura estimula los órganos abdominales y contribuye a su funcionamiento saludable.

4

Salamba Balasana 2

Postura del niño con apoyo 2

BENEFICIOS

- Produce un suave estiramiento de los músculos de la región lumbar.
- Puede utilizarse para calmar los dolores menstruales.
- Estira de manera uniforme las estructuras posteriores de la columna vertebral.
- Es extremadamente relajante para la mente.

PRACTICAR CON PRECAUCIÓN

- Asegúrate de que todos los apoyos estén firmes para no resbalar cuando dejes caer tu peso corporal sobre ellos.
- Nunca «te estires» hacia delante. Los apoyos deben estar lo suficientemente altos como para soportar el tronco y la columna sin hacer ningún esfuerzo.
- Comprueba si la espalda está curvada correctamente de modo que la cabeza no esté más abajo que los hombros.

ACCESORIOS

- Una esterilla antideslizante.
- Una correa de yoga de 1,80 m de largo y 5 cm de ancho, con una anilla en forma de D.
- Un cojín firme.
- Tres o cuatro bloques.
- Una toalla de mano.
- Una almohadilla para los ojos que sea grande y pesada, para colocar en la parte posterior del cuello, u otra toalla de mano.
- De dos a cuatro mantas, incluida una para cubrir la parte baja de la espalda.

PREPARAR LA POSTURA

Después de reunir los accesorios que vas a utilizar, extiende la esterilla antideslizante sobre una superficie uniforme. Acaso prefieras practicar sobre una alfombra, o una moqueta gruesa, para que la parte baja de las piernas esté más cómoda. Comienza colocando la correa de yoga en torno a la almohada por el lado más largo y ajústala; debe estar lo suficientemente apretada como para que puedas mover los dedos entre la correa y el cojín.

Pon dos bloques, uno alto y otro mediano, en uno de los extremos de la esterilla. Quizás necesites añadir un tercer bloque debajo del cojín, si este no es demasiado firme. Coloca el cojín sobre los bloques en un ángulo aproximado de 45 grados. Observarás que el cojín se sitúa de la misma forma que en la postura anterior, *Salamba Balasana* 1. La diferencia que existe entre ambas es que esta se practica sobre el suelo. Esta variación se recomienda únicamente para los practicantes de yoga experimentados que no tienen ningún problema en las rodillas; incluso a estos alumnos suelo recomendarles que se sienten sobre el bloque, tal como se ilustra en la figura 4.1.

Coloca un bloque bajo entre tus piernas en sentido longitudinal y siéntate sobre él. Sobre el cojín pon una manta doblada a lo largo una sola vez con el fin de elevar el tronco. (Si quieres estar más cómodo, puedes añadir una manta más, doblada de la misma forma). Recuerda que es importante que la

FIGURA 4.1

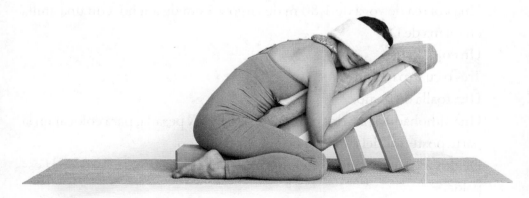

cabeza esté situada bien por encima de la pelvis. Algunos alumnos prefieren colocar la manta plegada a lo largo entre los muslos.

Inclínate hacia delante para descansar sobre el cojín. Tómate tu tiempo para asegurarte de que estás cómodo. Agrega otra manta para sostener la cabeza si crees que así tu cuello estará más cómodo. También puedes colocar una toalla de mano enrollada directamente debajo del esternón para darle apoyo a la parte superior de la espalda y favorecer así que forme una curva suave y larga.

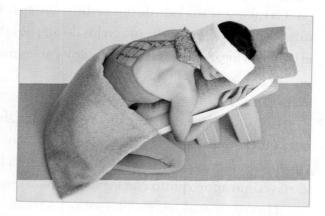

FIGURA 4.2

Coloca una manta doblada a la manera estándar sobre la parte baja de la espalda y las costillas. De esta forma el calor y el peso de la manta proporcionarán una sensación relajante en esa zona. Pon la almohadilla para los ojos sobre la parte posterior del cuello, tapa los ojos con una toalla de mano y pasa los dedos y la mitad de cada mano por debajo de la correa, con las palmas orientadas hacia los lados del cojín. La correa debe estar lo suficientemente ajustada como para que las manos y los brazos estén cómodos en su posición. Tal vez te apetezca utilizar otro apoyo debajo de los codos, igual que en la postura 3. Independientemente de que lo hagas o no, comprueba si las escápulas caen a ambos lados de la espalda y si la zona de los hombros y del cuello se encuentra en una posición cómoda. También puedes girar la cabeza a un lado en el momento en que te apetezca, si esa postura te resulta agradable.

PERMANECER EN LA POSTURA

Las flexiones hacia delante son posturas de reflexión y receptividad. Las versiones restaurativas todavía lo son más. Cuando practicas *Salamba*

Balasana 2, no solamente debes concentrarte en apoyar el cuerpo sobre el cojín, además tienes que llevar tu atención al interior de tu cuerpo y a tu mente. Imagina que tu cuerpo está en *Savasana* y que dentro de ti hay un amplio espacio de tranquilidad y estabilidad. Dirige tu atención a ese espacio mientras adoptas la postura, permaneces en ella y finalmente la deshaces. Asegúrate de girar la cabeza a cada lado de dos a cinto minutos. Tal como indiqué para la postura 3, puedes apoyar la frente en los dorsos de las manos que descansan sobre el cojín, en lugar de girar la cabeza y colocar las manos debajo de la correa.

VOLVER

Respira profundamente una vez y gira la cabeza mientras exhalas de manera que la frente quede orientada hacia abajo. Estira la parte posterior del cuello durante una o dos respiraciones. Retira las manos de la correa y utilízalas como apoyo junto con los brazos para sentarte durante la exhalación.

Una vez sentado de rodillas sobre los tobillos, eleva un poco el empeine y apoya los dedos de los pies en el suelo, y estira las rodillas para elevar el cuerpo y pasar directamente a *Uttanasana* (flexión hacia delante de pie). Permanece en la postura durante dos respiraciones. Inhala mientras balanceas los brazos hacia los lados, elevándolos hacia el cielo raso mientras subes el tronco para ponerte de pie. Baja las manos hasta colocarlas frente al pecho en la postura de oración *namaste*, presionando las palmas una contra otra junto al corazón. Ponte suavemente en movimiento para pasar a la siguiente postura.

PARA LOS PROFESORES

Salamba Balasana 2 no siempre es una postura sencilla para personas que no están acostumbradas a sentarse de este modo, o a sentarse sobre el suelo. Yo suelo sugerir a los profesores que presenten esta asana utilizando sillas (postura 3) para que los alumnos prueben a hacerla de una manera suave y observen cómo responden sus rodillas. Esta postura no es común en la sociedad occidental. Asegúrate de que los alumnos saben cómo estirar completamente las rodillas en las posturas de pie de una sesión activa de yoga, antes de indicarles que permanezcan en esta postura entre cuatro y diez minutos con las piernas flexionadas y sosteniendo su propio peso. Sin embargo, cuando *Salamba Balasana* 2 resulta cómoda, es una postura muy relajante para un sistema nervioso alterado y una mente agotada.

Puede ser muy útil sugerir a las mujeres que sufren dolores menstruales que coloquen sus puños sobre la parte inferior del abdomen para crear un contrapeso para el útero. Observa que la modelo de la figura 4.3 cierra las dos manos con firmeza para formar un puño y las coloca justamente por debajo y ligeramente a los lados del hueso púbico, de manera que los puños presionan el útero cuando se inclina hacia delante. En alguna ocasión quizás consideres necesario indicar a los alumnos que utilicen otra manta plegada a lo largo sobre la almohada para que la presión de los puños sobre el abdomen sea más firme. Comprueba si los practicantes relajan y dejan caer los codos mientras están en la postura. Por algún motivo, casi todos los alumnos los mantienen como si fueran las alas de una gallina, a menos que se les recuerde amablemente que los dejen caer a los lados del cuerpo; y lo mismo puede aplicarse a las escápulas.

FIGURA 4.3

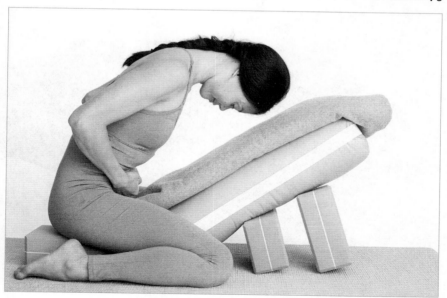

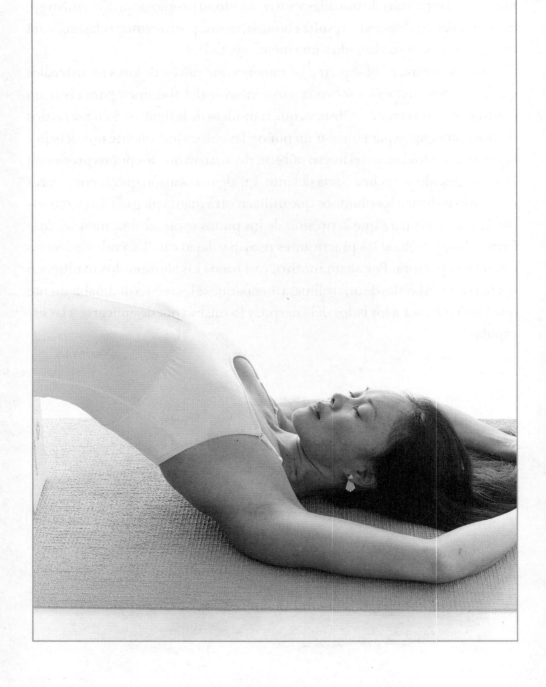

5

LA CABEZA MÁS BAJA QUE EL CORAZÓN
Salamba Uttanasana
Flexión hacia delante de pie con apoyo

BENEFICIOS

- Calienta los grandes grupos musculares y prepara el cuerpo para posturas más sutiles.
- Abre la parte posterior del cuerpo y calma los órganos pélvicos.
- Ofrece una forma efectiva de comenzar a reducir la interacción con el mundo exterior.
- Puede contribuir a calmar o eliminar una jaqueca.

PRACTICAR CON PRECAUCIÓN

- Evita esta postura si tienes ciática o problemas en los discos lumbares.
- Evita esta postura si no puedes apoyar fácilmente las manos sobre el suelo.
- Evita esta postura si notas tensión en alguno de los tendones de las corvas.
- Evita esta postura si estás resfriado o sufres una infección en los senos nasales.
- Durante el último mes del embarazo debes practicar esta postura únicamente si eres capaz de bajar las manos hasta unos 30-35 cm del suelo y no permanezcas en ella durante más de tres a cinco respiraciones.
- Ten especial cuidado de no extender excesivamente las rodillas.
- Asegúrate de hacer que la parte posterior del cuello está en flexión y no arqueada ni hundida.
- La cabeza debe ejercer presión sobre el bloque con la parte superior de la frente, junto a la línea del cuero cabelludo.

ACCESORIOS

- Una esterilla antideslizante.
- De uno a tres bloques.

- Una silla de yoga o una silla plegable de metal con el asiento en posición horizontal (opcional, ver «Para los profesores»).
- Una manta (opcional).

PREPARAR LA POSTURA

Extiende tu esterilla sobre una superficie uniforme asegurándote de tener un amplio espacio a tu alrededor. Ponte de pie sobre la esterilla con los pies separados a unos 30 cm aproximadamente. Los bordes externos de los pies (el lado de los dedos pequeños) deben estar paralelos a los bordes de la esterilla o, si prefieres pensarlo de otro modo, paralelos a las paredes.

Inhala mientras llevas los brazos por encima de la cabeza. Flexiona el cuerpo hacia delante desde las articulaciones de las caderas durante la exhalación mientras bajas los brazos y las manos hacia los pies. Orienta la barbilla ligeramente hacia abajo y mantén las curvas naturales de toda la columna al bajar el cuerpo. No arquees demasiado la espalda porque ese movimiento presiona las costillas hacia delante, y estas deben mantenerse alineadas con la pelvis. Respira un par de veces una vez que hayas bajado el cuerpo. Ahora

FIGURA 5.1

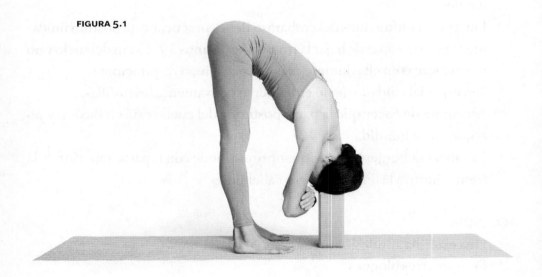

coloca un bloque alto debajo de la cabeza y asegúrate de que la parte alta de la frente, donde comienza el cuero cabelludo, ejerce una moderada presión sobre el bloque.

Es extremadamente importante que inicies la flexión desde las caderas (tal como lo haces con cualquier otra flexión hacia delante de pie) y que la parte baja de la espalda no se redondee mientras bajas. Los isquiones deben desplazarse hacia arriba y la pelvis debe rotar completamente sobre las cabezas de los fémures. Si esto no es lo que sucede y te sientes incómodo en la postura, puedes rectificar la posición separando más los pies para que la cabeza llegue a tocar el bloque o añadir otro bloque para elevar la altura del soporte.

No pienses en la postura con el objetivo de llegar a toda costa hasta el bloque. No se trata de esforzarte ni de estirar el cuerpo para llegar hasta él. Es exactamente al revés: el bloque debe «llegar hasta ti». Debes colocar el bloque (o los bloques) de la manera adecuada para facilitar que la frente llegue cómodamente hasta él. Si a pesar de haber separado más los pies esto te resulta imposible, lee la siguiente sección «Para los profesores», donde encontrarás algunas sugerencias para practicar esta postura.

Si decides ampliar la distancia que hay entre los pies, intenta separarlos únicamente 5 cm cada vez. Recuerda que para encontrar la distancia apropiada es preciso probar varias veces. Si esto funciona bien, puedes seguir adelante con la postura (ver «Permanecer en la postura»). Si, por el contrario, necesitas más altura, puedes añadir un bloque bajo que colocarás sobre el suelo debajo del bloque alto. El hecho de ubicar el bloque bajo debajo del bloque alto garantiza una superficie más amplia y estable que si los colocaras de forma invertida.

Cuando consideres que el apoyo ya tiene la altura adecuada, adopta la postura y usa una de tus manos para comprobar si la parte posterior del cuello está en flexión. Ten en cuenta que la parte posterior del cuello debe redondearse hacia fuera y la barbilla ha de estar retraída hacia la garganta. La cabeza y el cuello nunca deben estar flexionados hacia atrás en esta postura.

PERMANECER EN LA POSTURA

Después de haber sostenido la postura entre ocho y diez respiraciones, tal vez observes que el peso sobre la frente está aumentando. Esto se debe a que los tendones de las corvas comienzan a relajarse. Este estiramiento no es el objetivo de *Salamba Uttanasana*, sucede de forma natural. Si en este momento acercas un poco los pies, una parte moderada del peso corporal recaerá sobre la frente. Me refiero específicamente al espacio que hay entre la frente y la zona donde el cráneo comienza a redondearse, es decir, donde empieza el cuero cabelludo. *Nunca* dejes caer todo el peso corporal sobre la coronilla.

Recuerda que hay formas de regular la postura durante su ejecución. Puedes ajustar la distancia que hay entre los pies, aumentar o reducir la altura del bloque o hacer un poco de cada cosa. Toma nota de que cada vez que practicas la postura tu cuerpo experimenta sensaciones ligeramente diferentes, de modo que tienes que prestar atención a cómo te sientes en cada ocasión y regular la postura según lo que necesites en ese preciso momento.

Mantén la postura entre uno y tres minutos, dependiendo de tu nivel de práctica y de lo cómodo que te sientas.

VOLVER

Para deshacer la postura estira los brazos a los lados y desplázalos hacia fuera y hacia arriba durante la inhalación hasta situarlos por encima de la cabeza al tiempo que te pones de pie. Tus movimientos deben tener un ritmo moderado, ya que si son demasiado lentos pueden producir tensión en la región lumbar. Debes empujar el coxis hacia abajo, activar ligeramente los músculos abdominales y mantener un arco (curva) neutro en la parte baja de la espalda. Extiende los brazos haciendo una flexión completa sobre la cabeza, de manera que las manos se estiren hacia el cielo raso. Dirige la mirada hacia las manos y sigue respirando suavemente. Luego retrae la barbilla hacia el pecho mientras exhalas, y a continuación baja las manos y júntalas frente al corazón en la postura *namaste*.

Recuerda que el objetivo de las posturas del yoga restaurativo no es estirar sino abrir. No practiques *Salamba Uttanasana* con demasiado afán. Inclínate hacia delante sin alcanzar el punto máximo al que eres capaz realmente de llegar, con el propósito de que el efecto de la postura sobre el sistema nervioso sea una sensación de confort y estabilidad. Tal vez te apetezca cerrar los ojos mientras mantienes la postura y disfrutar así de la quietud y la tranquilidad.

PARA LOS PROFESORES

Por lo general esta postura no es conveniente para los principiantes. No obstante, si consideras que podría ser útil para un alumno que acaba de empezar, tienes un par de opciones. Si el alumno no puede hacer una flexión hacia delante en la postura *Uttanasana* sin apoyo, para que la pelvis rote y el sacro se incline hacia abajo y hacia delante, no le indiques que realice la versión en la que se usan bloques como apoyo.

En cambio, sugiérele que adopte la postura apoyando la frente sobre el borde de una silla que tenga las patas traseras contra la pared para garantizar la estabilidad. Aunque esto no se muestra en la figura 5.2, algunos alumnos

FIGURA 5.2

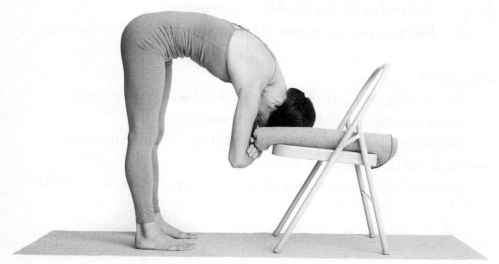

se sienten más seguros si la silla está junto a la pared. Observa atentamente la parte posterior del cuello de los alumnos y explícales que deben mantener el cuello flexionado durante toda la postura.

Si utilizas una silla plegable de metal, quizás desees acolchar el asiento con una esterilla antideslizante o una manta suave. Tal vez el alumno quiera colocar los brazos cruzados encima de la cabeza para que descansen también sobre el asiento de la silla. O incluso puede utilizar una almohadilla para los ojos, o un paño suave, como apoyo para la parte posterior del cuello.

Los alumnos principiantes no deben permanecer en la postura durante más de ocho o diez respiraciones lentas. Indícales que se levanten colocando las manos a los lados del asiento y estirando los codos. Deben erguirse con un ritmo moderado y manteniendo los abdominales activos. La espalda debe formar una curva neutra. Recuérdales que han de abandonar la flexión hacia delante durante la exhalación.

6

LA CABEZA MÁS BAJA QUE EL CORAZÓN
Salamba Adho Mukha Svanasana
Postura del perro con el hocico hacia abajo con apoyo

BENEFICIOS
- Abre la parte posterior del cuerpo y calma los órganos pélvicos.
- Puede contribuir a calmar o eliminar una jaqueca.
- Permite que la parte superior de la espalda se relaje en inversión.
- Puede aliviar la tensión del cuello.
- Ayuda a aliviar la tensión de los hombros y la parte alta de la espalda.

PRACTICAR CON PRECAUCIÓN

- Evita esta postura si tienes ciática o problemas en los discos lumbares.
- Evita esta postura si notas tensión en alguno de los tendones de las corvas.
- Evita esta postura si estás resfriado o sufres una infección en los senos nasales.
- Asegúrate de que la parte posterior del cuello esté en flexión, y no arqueada ni hundida.
- La cabeza debe ejercer presión sobre el bloque con la parte superior de la frente, junto a la línea del cuero cabelludo.
- Asegúrate de no dejar caer el peso sobre las articulaciones de los hombros.
- No eleves excesivamente el coxis porque ese movimiento genera tensión en el punto donde los músculos de los tendones de las corvas se insertan en las tuberosidades isquiáticas (isquiones).

ACCESORIOS

- Una esterilla antideslizante.
- Uno o dos bloques.

FIGURA 6.1

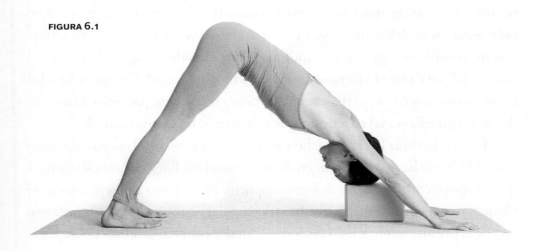

- Una silla plegable de metal o una silla de yoga con el asiento en posición horizontal (opcional, ver «Para los profesores»).
- Una manta firme (opcional).

PREPARAR LA POSTURA

Extiende la esterilla sobre una superficie plana en un sitio donde haya un espacio amplio a tu alrededor. Ponte a cuatro patas. Coloca un bloque alto entre las manos, en el sitio donde piensas que se situará la cabeza cuando se relaje. Recuerda que es probable que necesites cambiar la altura o la posición del bloque en cuanto te asientes en la postura.

Separa las manos a una distancia ligeramente mayor que el ancho de los hombros, con el dedo corazón orientado hacia delante. Descarga el peso corporal sobre las bases de los pulgares para girar los brazos hacia dentro. Inhala y luego redondea toda la columna vertebral durante la exhalación. Contrae firmemente los músculos abdominales para estabilizar la elevación y eleva las caderas hacia arriba y hacia atrás apoyándote en los metatarsos de los pies y manteniendo las piernas rectas.

Ahora inhala y baja lentamente los talones al suelo. Redondea suavemente la columna vertebral para producir una curva natural que no sea muy pronunciada. En otras palabras, no empujes las costillas inferiores hacia fuera. Si eres muy flexible, evita inclinar demasiado la pelvis hacia delante; el sacro debe estar en posición diagonal y no vertical. (Tal vez te interesaría practicar con un compañero para que te indique si has elevado «exageradamente» el coxis, y así puedas ser más consciente de tus movimientos). Comprueba si los bordes externos (no la parte interna) están exactamente paralelos a los bordes de la esterilla o a las paredes. Sigue respirando de forma natural.

Lleva la barbilla hacia el pecho y luego coloca la base del cuero cabelludo sobre el bloque haciendo una ligera flexión con el cuello. Relaja la cabeza para que se apoye cómodamente sobre el soporte. Si la cabeza no llega a tocar el bloque, puedes añadir un bloque bajo debajo del primero. Si por el contrario la cabeza presiona demasiado el bloque, puedes cambiar la altura del soporte utilizando un bloque mediano o bajo. Recuerda que debes ser flexible a la hora de utilizar los apoyos. Es posible que necesites usar las diferentes alturas que te ofrece un mismo bloque o que tengas que agregar un bloque bajo y un bloque mediano encima del primero.

No te olvides de respirar suavemente y presionar los brazos contra el suelo para elevarte y llevar el cuerpo hacia atrás en diagonal. No fuerces el estiramiento de las axilas. Intenta elevar ligeramente el esternón. A pesar de que la postura es en cierto modo activa, relaja la lengua, la cara, la mandíbula y la garganta. Sigue girando el brazo hacia el interior, especialmente la parte superior, y simultáneamente presiona la planta de cada pie hacia abajo desde la zona que se encuentra justo frente a los talones. La idea es permanecer inmóvil, y con la columna ligeramente arqueada durante unos instantes, manteniendo el cuello apoyado y en flexión para que el peso corporal recaiga sobre los brazos y las piernas y el bloque soporte el peso de la cabeza.

PERMANECER EN LA POSTURA

Tal como sucedió en la postura anterior, quizás necesites regular la flexión hacia delante separando los pies, o desplazándote hacia atrás para apartarte un poco de las manos, y crear así más espacio en las articulaciones de la cadera y en las piernas con el fin de que puedan moverse con mayor libertad. Pero si tienes mucha flexibilidad y sientes mucha presión en la cabeza mientras realizas la postura, tal vez necesites acercar los pies para no hacer una flexión hacia delante demasiado pronunciada. También puedes separar los pies para que la cabeza baje un poco más, siempre que te resulte cómodo.

Ten en cuenta que la postura se modificará cada tres o cuatro respiraciones, de manera que presta atención y regula la posición de tu cuerpo y de los apoyos para que todo esté en armonía y se favorezca la introspección y el descanso. No olvides que el cuello debe estar suavemente flexionado. Mantén la postura entre cinco y quince respiraciones.

Adho Mukha Svanasana (postura del perro con el hocico hacia abajo) es una de las asanas más conocidas en todas las prácticas de yoga, y su familiaridad puede fomentar una mala costumbre. A los practicantes que nos quedamos atascados en la versión activa de la postura que nos resulta familiar, nos ofrece una ocasión sencilla para no desaprovechar la dulzura y suavidad de esta variante con apoyos. Cuando practiques esta postura, piensa en hacer menos de lo que eres realmente capaz de hacer.

Esto no significa abandonar la alineación, sino más bien practicarla sin la idea fija de avanzar cada vez más con un objetivo determinado. Practica la versión con apoyos para relajarte y ofrecerle a tu mente la ocasión de ser reflexiva, y también para hacerte amigo de la calma que hay en el centro de tu corazón. Haz menos de lo que eres capaz de hacer y limítate a estar presente en la postura.

VOLVER

Cuando estés preparado, flexiona las rodillas durante una exhalación, apóyate sobre las manos y las rodillas y luego lleva el cuerpo hacia atrás para sentarte brevemente sobre los talones antes de pasar muy despacio a la posición sedente. Dedica unos instantes a sentir que tu cerebro está en calma y tu cuello y tus hombros permanecen relajados, y disfruta de la postura.

PARA LOS PROFESORES

Esta versión de *Adho Mukha Svanasana* con apoyos puede ser un verdadero reto para algunos de tus alumnos, incluidos los más experimentados (aunque esto pueda parecer extraño).

Los principiantes se esfuerzan por tocar los bloques con la cabeza sin comprender el verdadero propósito de la postura. A menudo se los puede ver flexionando los codos y las rodillas para «empujar» la frente en dirección al bloque. Seguramente disfrutarían mucho más de la postura si utilizaran una silla arrimada a la pared para apoyar la cabeza. No todos los practicantes necesitan una pared (esto no se muestra en la figura 6.2) cuando emplean una silla, aunque en realidad es muy útil para tener más estabilidad. Si esta es la opción que eliges para un alumno nuevo, coloca la silla contra la pared, y si es de metal cubre el asiento con una manta suave. Si lo consideras conveniente, puedes colocar un bloque bajo debajo de la frente de los alumnos. Luego pídeles que estiren los brazos y pongan las manos sobre el respaldo del asiento, de manera que puedan hacer presión contra él para llevar el cuerpo hacia atrás y adoptar *Adho Mukha Svanasana*.

Es posible que los alumnos más experimentados se quejen de no «sentir nada» en esa postura porque en el fondo desean que también represente un desafío para ellos. Debido a ello forzarán los ligamentos del hombro que están relajados y elevarán demasiado el coxis, produciendo tensión en los tendones de las corvas. Para esos practicantes el verdadero reto es sugerirles que trabajen de una forma más moderada, pues a menudo no reconocen hasta qué punto están forzando su cuerpo en la postura. Por este motivo en particular, me inclino por enseñar esta postura a los alumnos flexibles y experimentados con el propósito de motivarlos a que *no* lleguen al límite de sus posibilidades. Esto puede constituir una verdadera revelación para ellos.

Considero que debemos «hacer» yoga de la misma forma que «hacemos» nuestra vida. Si descubrimos que al practicar las posturas estamos forzando nuestro cuerpo, es interesante reconocer que muy probablemente tengamos

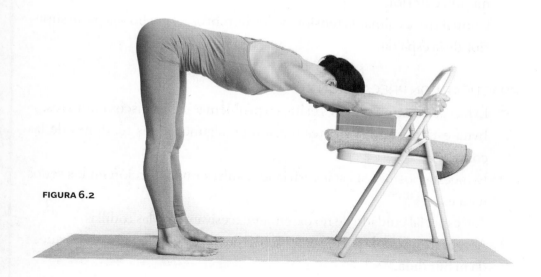

FIGURA 6.2

la misma actitud en nuestra vida cotidiana. A los alumnos más experimentados puedes recordarles con amabilidad que relajarse no es lo mismo que derrumbarse, y también que el yoga restaurativo pretende fomentar la soltura y la moderación. En consecuencia, la postura puede convertirse en un bálsamo relajante para mentes agobiadas y cuerpos agotados.

7 | LA CABEZA MÁS BAJA QUE EL CORAZÓN
Salamba Prasarita Padottanasana
Flexión hacia delante de pie con piernas abiertas, con apoyo

BENEFICIOS
- Calienta los grandes grupos musculares y prepara el cuerpo para posturas más sutiles.
- Abre la parte posterior del cuerpo y relaja los órganos pélvicos.
- Ofrece una forma efectiva de comenzar a reducir la interacción con el mundo exterior.
- Contribuye a calmar la tensión de los hombros, el cuello y la parte superior de la espalda.

PRACTICAR CON PRECAUCIÓN
- Evita esta postura si tienes ciática o problemas en los discos lumbares.
- Evita esta postura si sientes tensión en alguno de los tendones de las corvas.
- Evita esta postura si estás resfriado o sufres una infección en los senos nasales.
- Ten especial cuidado de no extender excesivamente las rodillas.
- Asegúrate de que la parte posterior del cuello esté en flexión y no arqueada ni hundida.

- Debes ejercer presión sobre el bloque con la parte superior de la frente, justo donde comienza el cuero cabelludo.
- No eleves demasiado el coxis porque eso produce tensión en los puntos donde los músculos de los tendones se insertan en las tuberosidades isquiáticas (isquiones).
- Durante el último mes del embarazo debes practicar esta postura únicamente si eres capaz de bajar las manos hasta unos 30-35 cm del suelo y no debes permanecer en ella durante más de tres a cinco respiraciones.

ACCESORIOS

- Una esterilla antideslizante.
- De uno a tres bloques.
- Una silla de yoga o una silla plegable de metal con el asiento en posición horizontal (opcional, ver «Para los profesores»).
- Una manta (opcional).

PREPARAR LA POSTURA

Extiende la esterilla sobre una superficie uniforme asegurándote de tener un espacio amplio a tu alrededor. Ponte de pie sobre la esterilla frente al lado largo, con las piernas abiertas. Los bordes externos de los pies deben

FIGURA 7.1

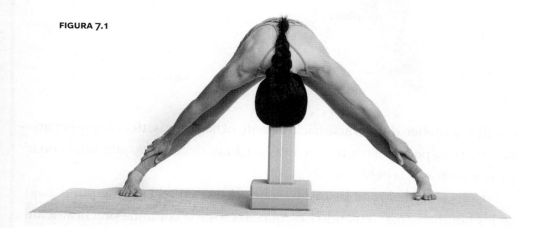

estar paralelos a los bordes cortos de la esterilla o, si prefieres pensarlo de otro modo, paralelos a las paredes.

Coloca al menos dos bloques sobre el suelo enfrente de ti. Sitúa las manos sobre los lados de la parte superior de los muslos, con los pulgares orientados hacia atrás. Deja caer la barbilla, inhala y luego flexiona el cuerpo hacia delante durante una exhalación. La columna vertebral debe conservar sus curvas naturales. Cuando haces ese movimiento, la parte posterior de la zona lumbar se arquea ligeramente (en sentido cóncavo) y los músculos abdominales se contraen un poco para estabilizar la columna desde la parte anterior del cuerpo. Asegúrate de no «conducir» el movimiento con las costillas; mantén las costillas inferiores alineadas con la parte superior de la pelvis. Las

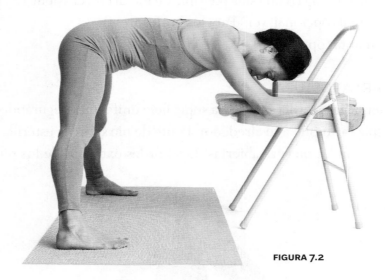

FIGURA 7.2

costillas no deben desplazarse hacia delante ni hacia atrás, tienen que permanecer en una posición neutra; en otras palabras, deben estar alineadas con la parte anterior de la pelvis.

Coloca los dedos de las manos sobre el suelo directamente por debajo de los hombros, manteniendo los codos rectos y la columna prácticamente paralela al suelo. Debes respirar de forma libre y natural. Utiliza una de tus manos para colocar suavemente el bloque (o los bloques) debajo de la cabeza con el fin de apoyar la parte superior de la frente, donde comienza el cuero cabelludo. En esta postura algunos practicantes deciden utilizar un bloque bajo como apoyo para la cabeza; tú debes descubrir cuál es la altura más conveniente para ti. Apoya suavemente las manos sobre los tobillos.

PERMANECER EN LA POSTURA

Dedica el primer minuto (aproximadamente) a comprobar si estás cómodo. No intentes que esta postura se convierta en un estiramiento, porque no es ese el objetivo. Si eres flexible, baja el coxis ligeramente hacia los talones. Este es el movimiento opuesto al que realiza el coxis en la versión activa de *Prasarita Padottanasana*. Lleva la barbilla hacia el pecho de manera que la parte posterior del cuello se alargue y se redondee hacia fuera. Respira despacio, relaja la mandíbula y mantén los ojos entrecerrados. Relaja también los músculos de la espalda y los hombros, y muévete hacia abajo para alejarte de la pelvis y relajarte mientras bajas hasta el suelo.

Tal vez sea necesario regular la altura del bloque (o de los bloques) o la distancia que hay entre los pies para mantener la columna redondeada de forma suave mientras los largos músculos de las piernas se relajan. Si sientes que el peso corporal recae cada vez más sobre el cráneo, puedes acercar un poco los pies, bajar la altura del bloque o hacer ambas cosas.

Al igual que en las dos posturas anteriores, si eres principiante quizás consigas relajarte mejor si utilizas una silla plegable situada contra la pared para asegurar la estabilidad (esto no se muestra en la figura 7.2). Cubre el asiento con una manta, dobla los brazos sobre él y apoya la cabeza entre los brazos. Recuerda mantener la parte posterior del cuello alargada y en flexión. Por último, para evitar que los pies resbalen puedes apoyarlos sobre una esterilla antideslizante situada a 90 grados del asiento de la silla.

VOLVER

Después de respirar entre cinco y quince veces en la postura, inhala y coloca los dedos sobre el suelo justo por debajo de los hombros. Desplaza las manos hacia los laterales de la parte superior de los muslos durante una exhalación, a continuación activa los músculos abdominales, utiliza los tendones de las corvas para tirar hacia abajo desde los isquiones y ponte de pie. No debes realizar este movimiento con excesiva lentitud, sino con un ritmo moderado. Asegúrate de que la espina dorsal mantiene sus curvas naturales mientras elevas el cuerpo. Una vez que hayas llegado a la posición vertical, respira al menos dos veces naturalmente antes de pasar a la siguiente postura.

PARA LOS PROFESORES

Esta postura es muy sencilla para los alumnos experimentados, y por este motivo debes observarlos atentamente para que no hagan una flexión hacia delante demasiado pronunciada. La parte inferior de la espalda debe formar un arco suave hacia fuera, y no una línea recta. También debes observar a los practicantes desde una perspectiva lateral. Tienes que asegurarte de que tus alumnos comprenden correctamente que la parte externa de la cadera debe estar alineada en sentido horizontal con el hueso del tobillo. Muchos practicantes empujan la pelvis hacia atrás mientras llevan el cuerpo hacia delante. En ese caso, indícales que desplacen la pelvis hacia delante para alinearla con la cadera y el tobillo. Esta postura ejerce un profundo efecto sobre el sistema nervioso. Las formas suavemente redondeadas que adopta el cuerpo ayudan a los alumnos a relajarse en la postura.

8 | LA CABEZA MÁS BAJA QUE EL CORAZÓN
Salamba Urdhva Dhanurasana 1
Flexión hacia atrás con apoyo

BENEFICIOS

- Abre la parte anterior del cuerpo, incluidos la parte anterior de los pulmones, el corazón y el resto de los órganos.
- Ofrece alivio a la espalda después de haber permanecido mucho tiempo sentado.
- Tiene un efecto relajante porque reduce el ritmo de las ondas cerebrales.
- Puede mejorar la postura de pie y las funciones de la región lumbar.

PRACTICAR CON PRECAUCIÓN

- Comienza esta postura con la altura mínima, y luego auméntala de forma gradual hasta llegar a la mayor altura que te resulte cómoda.
- La región cervical (el cuello) debe estar ligeramente flexionada hacia atrás, al igual que el resto de la columna. Debes arquear la espalda de manera uniforme y sentirte a gusto en la postura.
- Si quieres utilizar un soporte para el cuello, *no* coloques una toalla ni una manta enrollada bajo la curva más pronunciada de la región cervical. Lo que debes hacer es colocar un apoyo bajo la parte superior de los hombros, en el punto donde el cuello se une al tronco.

FIGURA 8.1

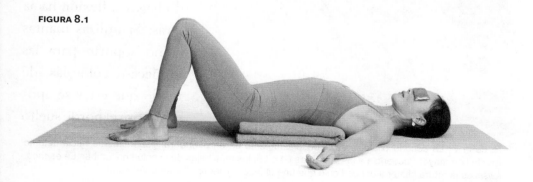

- Evita esta postura si te genera un dolor en la espalda que no se alivia inmediatamente al bajar la altura de los apoyos.
- Evita esta postura si te han diagnosticado espondilolisis o espondilolistesis* o si estás embarazada de más de tres meses.
- Evita esta postura si tienes una lesión importante en el cuello o un dolor que se irradia hacia los brazos y las manos.

ACCESORIOS

- Una esterilla antideslizante.
- Hasta seis mantas, incluida una para taparte (no se muestra).
- Dos bloques, o dos mantas, para apoyar las muñecas.
- Una almohadilla o una toalla de mano para taparte los ojos.

PREPARAR LA POSTURA

Extiende la esterilla sobre una superficie uniforme asegurándote de tener un espacio amplio a tu alrededor. Reúne los accesorios que vas a utilizar y comprueba que las mantas estén plegadas de la manera estándar. Coloca los bloques o las mantas (dobladas por la mitad de forma normal) en el sitio

FIGURA 8.2

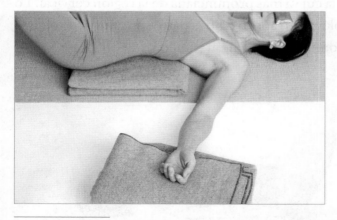

donde presumes que van a estar las muñecas una vez que adoptes la postura. Podrás ubicarla con mayor precisión cuando hagas la flexión hacia atrás. Si utilizas mantas como soporte para las muñecas, colócalas de modo que estas se apoyen sobre el borde suelto

---

* N. de la T.: La *espondilolistesis* es el desplazamiento de una vértebra, generalmente hacia delante. Afecta con mayor frecuencia a las vértebras L4 o L5, las más bajas de la columna lumbar. La *espondilolisis* es la rotura bilateral del pedículo que une el arco posterior al cuerpo vertebral.

e irregular para que haga el efecto de una escalera (tal como se indica en la figura 8.2) y los codos permanezcan sobre el suelo sin elevarse.

A continuación mueve una de las mantas plegadas de la manera estándar hacia la mitad de la esterilla, hasta que el borde largo de la manta quede orientado hacia el borde corto de la esterilla. Túmbate sobre la parte central de la manta, y no sobre el ribete, con el propósito de apoyar los extremos inferiores de las escápulas.

Si las miramos desde una posición de pie y por la parte posterior, las escápulas tienen la forma de una pirámide invertida. El punto más bajo de los omóplatos, que se conoce como ángulo inferior, debe estar apoyado sobre el mismo borde de la parte más firme de la manta. Ten cuidado de no tumbarte en una posición en la que las escápulas estén demasiado alejadas de la manta o en el centro de esta.

Sabrás que estás en el sitio correcto porque tus costillas inferiores pueden expandirse a lo ancho. Las costillas inferiores sobresalen ligeramente y de forma natural porque estás haciendo una flexión hacia atrás (extensión). Pero cuando haces una verdadera flexión hacia atrás, también se ensanchan y se abren hacia los lados del tronco. Dedica unos instantes a comprobar si los ángulos inferiores de las escápulas se encuentran exactamente en el lugar adecuado.

FIGURA 8.3

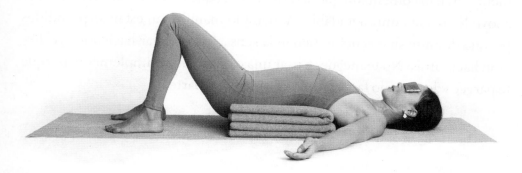

Durante una exhalación flexiona las rodillas, una por una, y coloca los pies sobre el suelo. Gira ligeramente los pies para que los talones queden orientados hacia fuera. Quizás prefieras dejar caer las rodillas al mismo tiempo, para que las piernas se apoyen una contra otra. Flexionar las rodillas produce dos efectos: ante todo relaja el abdomen, y cuando el abdomen se relaje sentirás que la espalda se encuentra más cómoda.

Si tienes frío puedes cubrirte con una manta. Tápate los ojos con la almohadilla y abre los brazos a los lados. Coloca las muñecas sobre las mantas, o los bloques, que emplees como soporte. Asegúrate de que los codos permanecen en contacto con el suelo; no utilices ningún apoyo para elevarlos.

La próxima vez que practiques esta postura prueba a utilizar dos mantas plegadas de la forma estándar, y luego tres mantas enrolladas, aumentando así gradualmente la altura a medida que tu cuerpo se adapta a la postura. Cada manta que agregues debe estar dispuesta de manera que los bordes más firmes estén juntos, ofreciendo el apoyo apropiado. También puedes practicar la postura con un cojín, si bien este apoyo será seguramente más alto y, en consecuencia, la flexión hacia atrás será más intensa.

Recuerda que si te sientes un poco incómodo, la primera opción es no hacer una flexión hacia atrás tan profunda; de este modo evitarás la tentación de abandonar la postura por completo. Comienza utilizando la altura inferior, y auméntala paulatinamente de acuerdo con tus posibilidades y tu comodidad.

Por último, me gustaría mencionar que incluso los practicantes experimentados han comentado que la variante en la que se utiliza una manta como apoyo les resulta muy agradable. A menudo manifiestan estar sorprendidos porque durante su ejecución tienen la sensación de estar haciendo una flexión hacia atrás. No te niegues a usar una o dos mantas simplemente porque te parece «demasiado fácil»; y no te olvides de taparte.

PERMANECER EN LA POSTURA

La forma que adopta el cuerpo en esta postura expresa apertura y abandono. Toma conciencia del movimiento que la respiración produce en el abdomen y en el pecho. Imagina que eres como el agua, y que te propagas en todas direcciones al mismo tiempo. Respira con un ritmo regular, suave y ligero.

No es necesario hacer absolutamente nada. Deja que los apoyos se encarguen del trabajo de crear la postura. Dirige tu atención hacia la parte posterior del cerebro, en el punto donde la cabeza descansa sobre el suelo. Esta flexión hacia atrás, como en general sucede con todas las flexiones hacia atrás con apoyo, propicia la capacidad de abrirse, abandonarse y vivir la vida de una forma valiente y confiada. El mero hecho de practicar la flexión hacia atrás con una sola manta modificará tu conciencia y abrirá tu corazón. Deja que así sea. Los principiantes deben permanecer en la postura alrededor de dos minutos; los practicantes experimentados pueden adoptarla durante diez minutos o más.

VOLVER

Cuando haya llegado el momento de deshacer la postura, desliza tu cuerpo en dirección hacia la cabeza para abandonar los apoyos. Ahora la parte elevada de tu cuerpo es la pelvis, y no el pecho. Permanece en esta posición durante un par de respiraciones hasta que te sientas dispuesto a moverte. Luego gira hacia un lado y descansa brevemente. Por último, incorpórate con ayuda

FIGURA 8.4

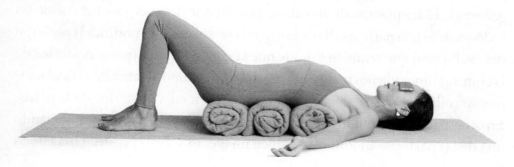

de los brazos para sentarte muy despacio. Quizás ahora te apetezca practicar otra flexión hacia atrás o hacer una postura en la que la espalda se encuentre en una posición diferente. Todo depende de tu decisión. Pregunta a tu cuerpo y escucha lo que te dice.

PARA LOS PROFESORES

La mayoría de nuestros alumnos son sedentarios, lo que significa que gran parte del día están sentados con los brazos apoyados sobre un escritorio frente a la pantalla del ordenador. Para equilibrar esta postura estática constante, casi todo el mundo necesita extender la columna vertebral (flexión hacia atrás) todos los días. La causa frecuente del dolor de espalda ordinario es el mal hábito de permanecer fijos en una postura (lo que significa mantener una posición constante en relación con la gravedad) durante gran parte del día, y todos los días. Mientras estamos estáticos todos nuestros tejidos blandos, como los ligamentos, tendones, músculos y fascias, comienzan a estirarse solamente en un sentido, lo que provoca que se acumule tensión en el lado opuesto del cuerpo. Por lo tanto, las flexiones hacia atrás pueden ofrecernos la oportunidad de equilibrar nuestra postura típica y reorganizar la estructura músculo-esquelética y el sistema nervioso, que nos dan una importante información interna sobre nuestra relación con la gravedad.

Como me gusta decir, «si estás envejeciendo, debes hacer flexiones». Esto significa que la edad tiende a exacerbar la cifosis (la curva torácica que está en la sección media de la columna vertebral). Una curva torácica muy pronunciada afecta de una manera adversa a la función de la región cervical y genera la clásica postura de «la cabeza por delante del cuerpo». Esta posición redondeada de la parte media de la espalda no solamente modifica la posición del cuello sino que también impide que la región lumbar (parte posterior de la cintura) funcione normalmente, y al mismo tiempo afecta a las articulaciones sacroilíacas, que se encuentran en la parte media posterior de la pelvis. En otras palabras, la columna vertebral es una larga cadena cinética, y cuando una de las partes se modifica, produce un efecto sobre el resto. Una cifosis torácica muy pronunciada también puede interferir en la respiración, la digestión, la eliminación y la función cardíaca.

Debes recomendar a tus alumnos que hagan algún tipo de flexión hacia atrás con regularidad; no es necesario que sea muy pronunciada para ser beneficiosa. El mero hecho de levantar los brazos por encima de la cabeza produce una ligera flexión hacia atrás en la columna dorsal. Lo más importante que debes enseñarles es que hagan una flexión hacia atrás que les resulte cómoda y que la practiquen todos los días. Recuerda poner el énfasis en que es preciso reducir la extensión de la flexión hacia atrás para que se adapte al nivel de cada practicante. Haz que la postura llegue al alumno en lugar de que el alumno llegue a la postura.

9 LA CABEZA MÁS BAJA QUE EL CORAZÓN
Salamba Urdhva Dhanurasana 2
Postura con apoyo 3-2-1

BENEFICIOS

- Abre más la parte anterior del cuerpo que las posturas anteriores.
- Permite que el abdomen y el pecho se ensanchen ampliamente.

FIGURA 9.1

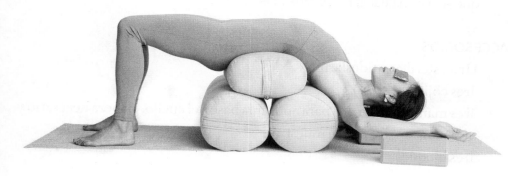

- Relaja los músculos abdominales y la zona de la garganta.
- Favorece que las articulaciones de los hombros se abran en una flexión profunda.
- Ayuda a que el cuerpo se abra profundamente con total comodidad.
- Puede estimular los movimientos peristálticos de los intestinos.
- Puede contribuir a regular los ciclos menstruales.
- Puede contribuir a aliviar los síntomas de la menopausia.

PRACTICAR CON PRECAUCIÓN

- Inicia la postura con la altura mínima, y luego auméntala de forma gradual hasta llegar a la mayor altura que te resulte cómoda.
- La región cervical (el cuello) debe estar ligeramente flexionada hacia atrás, al igual que el resto de la columna. Debes arquear la espalda de manera uniforme y sentirte a gusto en la postura.
- Si quieres usar un apoyo para el cuello, *no* coloques una toalla ni una manta enrollada bajo la curva más pronunciada de la región cervical. Lo que debes hacer es colocar un apoyo bajo la parte superior de los hombros, en el punto donde el cuello se une al tronco.
- Evita esta postura si te genera un dolor en la espalda que no se alivia inmediatamente al bajar la altura de los apoyos.
- Evita esta postura si te han diagnosticado espondilolisis o espondilolistesis, o si estás embarazada de más de tres meses.
- Evita esta postura si tienes una lesión importante en el cuello o un dolor que se irradia hacia los brazos y las manos.

ACCESORIOS

- Una esterilla antideslizante.
- Tres cojines.
- Tres mantas; una o dos para apoyar la base del cuello, si fuera necesario y otra para taparte (no se muestra).
- Tres bloques.

- Una toalla de mano para la base del cráneo, si fuera necesario.
- Una almohadilla o una toalla de mano para taparte los ojos.

PREPARAR LA POSTURA

Organiza los apoyos como se muestra en la figura 9.1. Forma una pirámide con los cojines. Coloca dos bloques sobre el suelo por encima de la cabeza y ligeramente hacia los lados; los utilizarás para apoyar los antebrazos en la postura. Coloca la almohadilla de ojos sobre la parte lateral del cojín para que puedas tomarla fácilmente cuando te encuentres en la postura.

Siéntate sobre el cojín más bajo con las rodillas flexionadas. Inclínate levemente hacia atrás, arqueando el cuerpo encima de los apoyos. Ubícate de manera que el diafragma y la región central de la parte anterior del cuerpo estén perfectamente alineados con la parte central del cojín que está más alto. Coloca la cabeza sobre el bloque o déjala colgar hacia atrás; cualquiera de las dos posibilidades es adecuada siempre que la parte posterior del cuello esté alargada y cómoda.

FIGURA 9.2

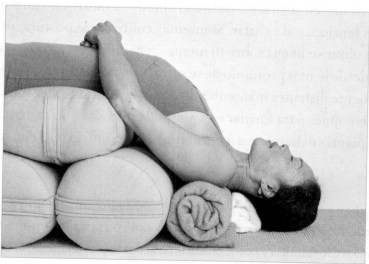

Si no sientes que el cuello está cómodo, coloca una de tus manos sobre la parte posterior del cuello y el cráneo, eleva la cabeza y siéntate con la ayuda de la mano que está libre. Enrolla una o dos mantas como se muestra en la figura 9.2. Apoya la parte más alta de la espalda sobre ellas, tal como se indica. Quizás también prefieras añadir una toalla de mano enrollada. Es muy importante que todo el cuello esté alargado y bien apoyado y que la barbilla se encuentre en la posición indicada en las figuras 9.1 y 9.2. No intentes aumentar el arco del cuello; por el contrario, debes mantenerlo bien apoyado.

Cúbrete con una manta y utiliza la almohadilla para los ojos. Lleva los brazos por encima de la cabeza y ligeramente hacia los lados, mientras apoyas los antebrazos sobre los bloques durante la exhalación. Mantén las rodillas flexionadas para que el abdomen esté relajado. Esto es especialmente importante si estás intentando abrir y relajar los órganos de la parte inferior del abdomen.

PERMANECER EN LA POSTURA

Deja que tu cuerpo se abandone a los apoyos y que estos hagan su trabajo. Recuerda que en yoga restaurativo el objetivo es abrir y no estirar. Respira y libera las tensiones al exhalar. Si intentas controlar la postura, dificultarás que pueda obrar su magia sobre tu mente: generar un estado de introversión y quietud desde lo más profundo de tu ser. Si eres un alumno experimentado, probablemente disfrutes manteniendo la postura durante diez minutos y utilizando seis cojines para formar una pirámide más alta y un arco más grande. Los principiantes deben permanecer en la postura entre tres y cinco minutos.

VOLVER

Cuando estés preparado para abandonar la postura, empieza por acercar suavemente los brazos hacia el cuerpo. Luego retira la almohadilla de los ojos. Entrelaza los dedos y colócalos sobre la parte posterior de la cabeza para mecerla, poniendo los brazos alrededor de la cabeza como si fueran una cesta. Inhala, y al exhalar utiliza la fuerza de tus brazos para elevar la cabeza, que permanecerá pasiva durante todo el movimiento. No intentes elevar la cabeza con los músculos del cuello, deja que los brazos la levanten.

Sigue sosteniendo la cabeza mientras deslizas la pelvis hacia abajo para sentarte sobre el cojín más bajo. Relaja la cabeza. Es importante que te sientes durante un minuto y respires suavemente para no marearte ni sentirte desorientado. Luego puedes incorporarte muy despacio. Quizás ahora desees hacer *Tadasana* (la postura de la montaña) para tomar conciencia del efecto que tiene la flexión hacia atrás sobre tu postura corporal. Muchas personas descubren que después de hacer esta flexión hacia atrás la columna vertebral se eleva naturalmente sin esfuerzo y la caja torácica parece «colgar» de la cintura escapular de una forma fácil y placentera.

PARA LOS PROFESORES

Durante una clase de yoga puedes ayudar a un alumno a adoptar esta postura situándote junto a él. Después de pedirle permiso para tocar su cuerpo, coloca una de tus manos con las palmas hacia arriba sobre la parte media de su espalda y la otra mano, también con las palmas hacia arriba, en la región que hay entre la parte inferior del cráneo y la parte superior del cuello. A continuación indícale que se incline hacia atrás mientras lo sostienes suave pero firmemente. Tu ayuda favorecerá que se sienta seguro mientras desplaza el cuerpo hacia el espacio «desconocido» que hay a sus espaldas. Luego puedes guiar sus brazos hasta los bloques, o mantas, que le servirán de soporte.

También es muy útil sujetar al practicante mientras se sienta. Una vez más, antes de tocar su cuerpo debes pedirle su autorización, y para ayudarlo a incorporarse simplemente debes hacer lo contrario de lo que has hecho antes. En primer lugar, coloca una de tus manos sobre la base del cráneo y la parte superior del cuello, para ayudarlo a pasar a la posición sedente. Luego desplaza la otra mano hacia la región de los hombros y coloca la primera mano en la mitad de su espalda. Es como si tus manos caminaran a lo largo de su espalda en sentido descendente. Mantén la postura mientras el alumno se sienta lentamente durante unos instantes hasta que esté preparado para ponerse de pie.

He notado que los practicantes suelen incorporarse demasiado rápido al abandonar esta postura. Es muy importante moverse lentamente, muy en especial al practicar yoga restaurativo. Tomarse las cosas con calma es lo mismo que despertar. Estimula a tus alumnos para que desarrollen la habilidad de absorber los efectos de la postura sin apresurarse para pasar a la siguiente.

El yoga es una práctica de acción y reflexión; la reflexión sucede a la acción. En tus clases de yoga restaurativo crea un ambiente que muestre de manera inequívoca tu respeto por los movimientos lentos, pues permiten que los efectos agradables de la relajación penetren profundamente en el cuerpo, la mente y las emociones. Para favorecer que los alumnos se muevan despacio, habla más lentamente, enseña menos posturas en cada clase y consigue que el silencio sea una parte valorada de todo lo que experimentan en tus clases de yoga restaurativo.

10 LA CABEZA MÁS BAJA QUE EL CORAZÓN
Salamba Setu Bandhasana
Postura del puente con apoyo

BENEFICIOS
- Es excelente para el cansancio y el desfase horario (*jet lag*).
- Abre el pecho y el abdomen.
- Puede estimular los movimientos peristálticos de los intestinos.
- Puede regular los ciclos menstruales.
- Ayuda a aliviar los síntomas de la menopausia.
- Estira ligeramente la parte posterior del cuello.
- Aquieta la mente y abre los pulmones.
- Puede contribuir a aliviar los síntomas de una depresión leve.

PRACTICAR CON PRECAUCIÓN

- Inicia la postura con la altura mínima, y luego auméntala de forma gradual a medida que te sientas más cómodo en ella.
- La región cervical (el cuello) debe estar ligeramente flexionada hacia atrás, al igual que el resto de la columna. Debes arquear la espalda de manera uniforme y sentirte a gusto en la postura.
- Si quieres usar un soporte para el cuello, *no* coloques una toalla ni una manta enrollada bajo la curva más pronunciada de la región cervical. Lo que debes hacer es colocar un apoyo bajo la parte superior de los hombros, en el punto donde el cuello se une al tronco.
- Evita esta postura si te genera un dolor en la espalda que no se alivia inmediatamente al bajar la altura de los apoyos.
- Evita esta postura si te han diagnosticado espondilolisis o espondilolistesis, o si estás embarazada de más de tres meses.
- No practiques esta postura al menos hasta tres meses después de haber dado a luz.
- Evita esta postura si tienes una lesión importante en el cuello o un dolor que se irradia hacia los brazos y las manos.

ACCESORIOS

- Una esterilla antideslizante.
- Dos cojines firmes o un cojín más una manta que equivale a un segundo cojín.
- Un bloque para aumentar la altura del cojín si fuera necesario.

FIGURA 10.1

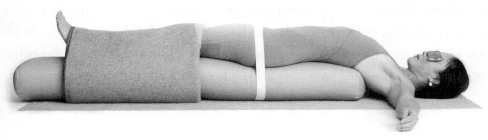

- Una correa de yoga con una anilla en forma de D, de 1,80 m de largo y 5 cm de ancho.
- Hasta siete mantas, incluida una para taparte (no se muestra).
- Una almohadilla o una toalla de mano para taparte los ojos.
- Dos mantas o bloques adicionales para apoyar las muñecas (opcional).

PREPARAR LA POSTURA

Elige un sitio tranquilo para extender la esterilla sobre una superficie uniforme y con un amplio espacio a tu alrededor. Coloca los dos cojines sobre la esterilla haciendo coincidir los lados cortos. No es frecuente que no se alcance la longitud suficiente como para sostener completamente las piernas, pero si así fuera puedes añadir un bloque al final del cojín para que sirva de apoyo para los talones.

Debes tumbarte a lo largo sobre los cojines, de manera que la parte posterior de la cabeza descanse sobre la esterilla. Los hombros deben sobresalir ligeramente del borde superior, pero no deben tocar el suelo. Es importante asegurarse de que la vértebra C7, que está en la base del cuello, *no* esté en contacto con el suelo. Una vez que te encuentres en la posición, comprueba si los dos muslos están bien sostenidos por los cojines. Luego flexiona las rodillas y desliza el cuerpo hacia uno de los lados.

A continuación coloca la correa de yoga debajo del cojín, exactamente en el punto donde estaba la parte superior de los muslos. Siéntate sobre el cojín en ese mismo sitio. Rota la parte inferior de las piernas hacia el interior y utiliza las manos para «tirar» de la piel de las pantorrillas hacia afuera. Coloca una manta plegada de forma estándar sobre las espinillas y sujétala firmemente por debajo de las piernas para que se mantenga en su sitio. Recuerda que las espinillas deben estar giradas hacia dentro, los dedos gordos de los pies en contacto y los talones separados. Si los talones sobresalen del cojín, agrega algunos bloques para apoyarlos a la misma altura que las piernas, de manera que las dos queden exactamente paralelas al suelo.

Ajusta la correa sobre tu cuerpo para que se apoye sobre cada trocánter (la zona sobresaliente que hay en la parte lateral del muslo, donde el fémur se une con la articulación de la cadera). Colocada en ese punto, la correa normalmente se encontrará en la parte anterior del cuerpo, por encima del hueso púbico. Asegúrate de que la anilla quede junto a la parte lateral del cuerpo, sobre la parte externa del muslo (y no el hueso púbico), y que no se hinque en tu cuerpo. Ajusta la correa con firmeza.

Lo que te permite verificar si la correa está lo suficientemente ajustada es que puedas introducir los dedos índice y corazón por debajo de ella con cierta dificultad. La correa y la manta permiten que las piernas se relajen profundamente en la postura.

Comienza a cubrirte con la manta antes de estar tumbado (en la figura 10.1 no se muestra esta manta). Debes tumbarte lenta y suavemente para que los hombros queden ligeramente en suspensión, la barbilla esté un poco inclinada hacia arriba y los brazos se abran a los lados. Tápate los ojos.

No intentes empujar los hombros para que queden «debajo» de tu cuerpo; son los omóplatos los que deben moverse lateralmente en dirección a los bordes de la esterilla. Para comprender el movimiento, prueba lo siguiente: en primer lugar, utiliza la almohadilla para los ojos para no tener que retirar la manta de los brazos una vez que te encuentres en la postura. Coloca un brazo

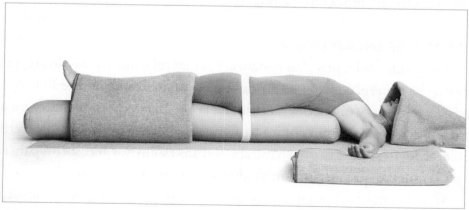

FIGURA 10.2

y después el otro en un ángulo de 90 grados en relación con tu cuerpo. Luego gira los dos brazos completamente hacia el interior (no debes girar únicamente los antebrazos). Al hacer este movimiento las palmas de las manos quedan orientadas hacia el suelo y la parte superior de cada húmero (el hueso del antebrazo) se eleva ligeramente hacia delante. Estira los brazos hacia fuera y visualiza los omóplatos moviéndose hacia el exterior o en sentido lateral.

El último paso es relajar los hombros y dejar que los antebrazos giren de forma natural hacia fuera, de modo que las palmas queden orientadas hacia arriba sin alterar la postura de los omóplatos. Este procedimiento permite equilibrar la apertura de los dos planos de la región superior del cuerpo, la parte posterior y la parte anterior.

Si te apetece, puedes colocar las manos y las muñecas sobre dos mantas o bloques adicionales, asegurándote de que los codos se mantienen en contacto con el suelo. A algunos alumnos les resulta muy agradable utilizar mantas para apoyar las muñecas y una «capucha» que tapa los ojos pero no toca la cara, tal como se muestra en la figura 10.2. Si eres principiante, o no tienes accesorios suficientes, quizás prefieras sustituir alguna de las mantas por un cojín y colocar un pie a cada lado de este manteniendo las rodillas flexionadas y unidas, como se muestra en la figura 10.3. Si quieres hacer una versión menos profunda de la flexión hacia atrás, puedes utilizar mantas con una altura inferior, como se indica en la figura 10.4.

PERMANECER EN LA POSTURA

Esta es una de las posturas restaurativas más relajantes. Cuando la cabeza está más baja que el corazón, se produce un cambio fisiológico medible en las ondas cerebrales, y tú puedes sentirlo. Deja que tu cuerpo se abandone a los apoyos y al mismo tiempo enfoca tu atención en la parte central y posterior del cerebro. Respira de forma natural y descansa sobre los accesorios para recoger la quietud que surge de un modo totalmente espontáneo.

Si estás a punto de adoptar la postura por primera vez, puedes sustituir los cojines por mantas dobladas a lo largo para reducir la altura, algo parecido a lo que has hecho para la postura 8. Recuerda que lo que te permitirá disfrutar de los beneficios no es la profundidad de la flexión hacia atrás, sino la forma que adopta tu cuerpo y la relación postural que hay entre el abdomen, el pecho y la cabeza.

Otra forma de hacer la postura más fácilmente es flexionar las rodillas y colocarlas a los lados de los cojines, llevando los dedos de los pies hacia dentro para colocarlos debajo del cojín o de la manta. Si decides adoptar la postura con las rodillas flexionadas, prescinde de la correa. Los principiantes deben mantener la postura alrededor de cinco minutos. Los practicantes más experimentados pueden permanecer en ella hasta quince minutos.

VOLVER

Para deshacer *Salamba Setu Bandhasana* debes respirar profundamente y desplazar tu foco de atención desde tu ser interior más profundo hacia la superficie. Antes de empezar a abrir los ojos, toma conciencia del espacio que te rodea y de los sonidos que hay en él.

Retira la almohadilla de los ojos y ábrelos. Si es posible, mueve el cuerpo para deslizarte bajo la correa, hasta que los hombros estén firmemente apoyados sobre el suelo. Si la correa está demasiado apretada, no tendrás más remedio que utilizar las manos y los brazos para sentarte, desatar la correa y luego volver a tumbarte. Si has hecho la variante de la postura en la que las piernas están rectas, flexiona las rodillas. Una vez más, presta atención a tu respiración. Rueda lentamente hacia uno de los lados y descansa en esa

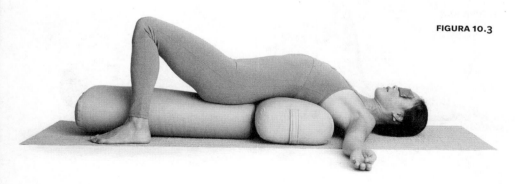

FIGURA 10.3

posición durante varias respiraciones. Abre los ojos y siéntate muy despacio, utilizando las manos y los brazos como apoyos.

PARA LOS PROFESORES

La primera vez que un alumno se encuentra cómodo en esta postura es como una revelación, porque produce efectos muy intensos sobre nuestra fisiología. Haz todo lo que puedas para ayudar a tus alumnos a encontrar una posición cómoda. Es muy importante asegurarse de que no dejan caer todo el peso corporal sobre la vértebra C7, que está en la base del cuello.

Observa el cuello de cada uno de los alumnos desde el costado. ¿«Cuelga» la vértebra C7? ¿Está en contacto con el suelo? ¿Está la barbilla más baja que la frente, en lugar de estar ligeramente elevada para que el cuello forme un arco? Si la respuesta es afirmativa para algunas de estas preguntas, o para todas ellas, es probable que el alumno esté demasiado alejado del cojín.

Si la vértebra C7 está elevada, pide permiso al alumno para tocarla suavemente. La vértebra debería estar levantada debido a la posición que adopta el cuerpo sobre el cojín. Si no es así, retira la correa y pídele al practicante que desplace su cuerpo sobre el cojín hasta que observes que la vértebra tiene la elevación adecuada.

FIGURA 10.4

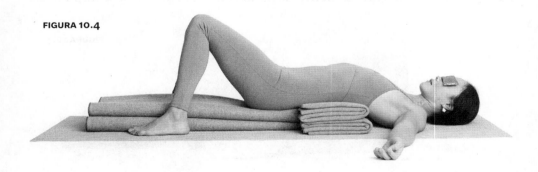

11 | LA CABEZA MÁS BAJA QUE EL CORAZÓN
Ardha Viparita Karani
Media postura con las piernas en alto

BENEFICIOS

- Ayuda a reducir la fatiga muscular de las piernas después de haber realizado deporte o haber permanecido mucho tiempo de pie.
- Ayuda a eliminar el exceso de líquido en las piernas.
- Aquieta el cerebro y calma la mente.
- Abre el pecho y los pulmones.
- Alivia los síntomas del desfase horario (*jet lag*).

PRACTICAR CON PRECAUCIÓN

- La región cervical (el cuello) debe estar ligeramente flexionada hacia atrás, al igual que el resto de la columna. Debes arquear la espalda de manera uniforme y sentirte a gusto en la postura.
- Si quieres utilizar un soporte para el cuello, *no* coloques una toalla o una manta enrollada bajo la curva más pronunciada de la región cervical. Lo

FIGURA 11.1

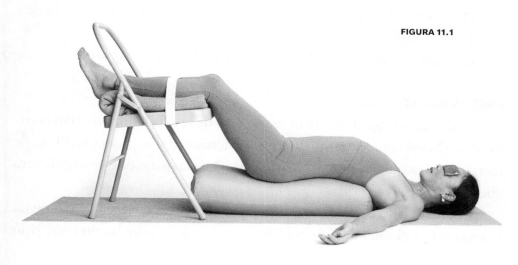

que debes hacer es colocar un apoyo bajo la parte superior de los hombros, en el punto donde el cuello se une al tronco.

- Evita esta postura si te genera un dolor en la espalda que no se alivia inmediatamente al bajar la altura de los apoyos.
- Evita esta postura si te han diagnosticado espondilolisis o espondilolistesis, o si estás embarazada de más de tres meses.
- No comiences a practicar esta postura al menos hasta tres meses después de haber dado a luz.
- Debes esperar dos horas después de haber comido para practicar la postura.
- Evita esta postura si sufres reflujo gastroesofágico.
- Evita esta postura si estás resfriado o sufres una infección en los senos nasales.

ACCESORIOS

- Una esterilla antideslizante.
- Una silla de yoga o una silla de metal plegable con el asiento en posición horizontal.
- Un cojín.
- Tres mantas dobladas de forma estándar.
- Una correa de yoga con una anilla en forma de D, de 1,80 m de largo y 5 cm de ancho.
- Una almohadilla o una toalla de mano para taparte los ojos.

PREPARAR LA POSTURA

Extiende la esterilla sobre el suelo cerca de la silla. Quizás prefieras colocar la silla sobre un extremo de la esterilla, aunque si lo haces y la silla es de metal debes asegurarte de que la parte inferior de las patas esté protegida para que no estropee la esterilla.

Coloca el lado corto del cojín debajo de las patas de la silla y una de las mantas sobre el asiento para acolcharlo antes de apoyar las piernas, si lo

consideras necesario. A continuación, empieza a probar el sitio donde colocarás el cojín. El objetivo es que toda la pelvis quede apoyada sobre el soporte
para que el abdomen esté plano y paralelo al suelo y los bordes inferiores de
las escápulas descansen sobre las mantas de la misma forma que en la postura 8. Recuerda que el cojín
debe estar ubicado de forma
que el pecho esté abierto y el
cuello permanezca separa-
do del suelo, en especial la
zona de la vértebra C7. Quizás debas hacer algunas prue-
bas antes de encontrar la
ubicación exacta, pero te da-
rás cuenta inmediatamente
cuando hayas encontrado la
posición perfecta.

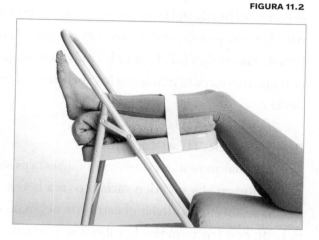

FIGURA 11.2

Pasa la correa alrededor del asiento de la silla sin ajustarla. Acerca la almohadilla para los ojos para tenerla a mano. Ahora siéntate sobre el cojín,
coloca la parte inferior de las piernas sobre el asiento de la silla y asegura la correa alrededor de las piernas justo por debajo de las rodillas. Las pantorrillas
deben estar giradas hacia el interior y los talones ligeramente hacia el exterior.
Si los talones parecen estar «flotando», debes deshacer la postura y doblar la
manta por el extremo que está más lejos de ti para formar un rodillo que te
sirva de soporte para los tendones de Aquiles, es decir, la parte posterior de
los tobillos. Las espinillas deben estar paralelas al suelo.

Las piernas estarán mejor sostenidas si los muslos se encuentran en un
ángulo de 45 grados, y no verticales. Las corvas (parte posterior de las rodillas) también deben estar completamente apoyadas. Esta postura es muy
agradable cuando todos los elementos son correctos; se la identifica con el
sobrenombre de instante Maui, porque produce la sensación de haber sido

repentinamente transportado a una isla desierta en la que las olas del océano llegan suavemente a la orilla.

Comprueba la posición que adopta la modelo en la figura 11.1. Quizás puedas pedirle a un amigo o a un miembro de tu familia que compruebe si tienes el abdomen plano, el coxis relajado (y no elevado), el pecho redondeado sobre el borde del cojín de manera que la clavícula forme una línea diagonal y la parte posterior del cuello está separada del suelo, en particular a la altura de la vértebra C7. Es mucho más fácil relajarse si alguien te cubre los pies con una manta para mantenerlos abrigados. Túmbate, tápate los ojos y déjate llevar.

PERMANECER EN LA POSTURA

Muchas personas consideran que esta es su postura restaurativa preferida porque en ella suceden varias cosas a la vez. Las piernas están elevadas, el pecho se abre para aliviar el estrés de permanecer sentado e inclinarse hacia delante con frecuencia y la cabeza se encuentra más baja que el corazón, lo que garantiza una relajación prácticamente inmediata. Al inicio de la postura olvídate de tus planes o preocupaciones y de tu necesidad de controlar. Abandónate al momento presente.

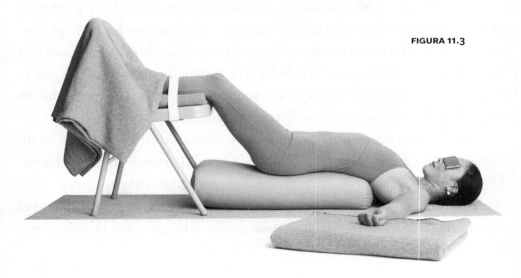

FIGURA 11.3

Concéntrate en el ritmo de tu respiración y comprueba que esto puede ser muy entretenido. Tú eres tu mejor regalo. Todo va mejor cuando estás descansado y presente. Renuncia a tu trabajo de contratista general del universo y bebe pequeños sorbos de quietud y silencio. Todo estará allí cuando retornes, y cuando te sientas centrado todo te parecerá posible. Disfruta de este mágico retiro en tu propia isla privada de descanso. Permanece en la postura entre quince y veinte minutos.

VOLVER

A nadie le apetece regresar de unas vacaciones perfectas, de modo que al hacer esta postura puede resultar muy útil utilizar un temporizador. Cuando el tiempo se acabe, no tengas prisa por moverte. Primero respira. Luego retira la almohadilla de los ojos y siéntate despacio para retirar la correa. Lo mejor de esta postura es que otra persona se ocupe de soltar la correa, pero si eso no es posible, intenta mover suavemente las piernas para liberarlas. Una vez que lo hayas conseguido, puedes deslizarte sobre el cojín hasta que los hombros vuelvan a tomar contacto con el suelo. A continuación rueda suavemente hacia uno de los lados. Descansa en esa posición mientras respiras conscientemente varias veces. Abre los ojos y siéntate muy despacio, utilizando las manos y los brazos como apoyos.

PARA LOS PROFESORES

A los alumnos suele resultarles un poco complicado encontrar la posición correcta de la silla, el cojín y su propio cuerpo para acoplarse adecuadamente a los apoyos. Por eso es importante dedicar unos momentos a observarlos mientras están en la postura y comprobar si es armónica o si es preciso hacer correcciones.

Yo pienso en esta postura como si fuera una cascada. La parte inferior de las piernas es como un estanque que está paralelo al suelo; la energía de ese estanque fluye sobre los muslos hacia el lago de la pelvis para bañar los órganos abdominales. A continuación la energía sigue fluyendo para inundar la región del pecho. Finalmente, se desplaza a través de la cabeza para abandonar el cuerpo por la parte superior del cráneo.

Esto puede sonar un poco raro, pero un profesor experimentado puede «ver» o sentir si la armonía de una postura física crea y a la vez refleja una armonía energética en el cuerpo de los practicantes. Observa (observa *realmente*) a los alumnos mientras están en la postura. Y lo que es más importante, míralos con indulgencia. Intenta descubrir cómo *te sientes tú* cuando observas la postura. ¿Tu diafragma está relajado, respiras suavemente y tu abdomen está libre de tensión? ¿O notas que estás reteniendo ligeramente la respiración?

Otra prueba: además de limitarte a mirar las proporciones físicas de la postura, tienes que observar hacia dónde se dirige tu mirada. Si miras reiteradamente a una zona particular del cuerpo de un alumno, podría ser que la energía no estuviera fluyendo muy bien en ese punto y tal vez sería preciso realizar algunos ajustes. Si por el contrario la energía fluye sin impedimentos, tu mirada no se sentirá atraída por ninguna zona en particular, simplemente percibirás la postura en su conjunto, la quietud del alumno y el silencio del momento. Practica observar la postura utilizando todos tus sentidos.

12 | LA CABEZA MÁS BAJA QUE EL CORAZÓN
Viparita Karani
Postura con las piernas elevadas sobre la pared

BENEFICIOS

- Ayuda a reducir la fatiga muscular de las piernas después de haber realizado deporte o haber permanecido mucho tiempo de pie.
- Ayuda a eliminar el exceso de líquido de las piernas.
- Aquieta el cerebro y calma la mente.
- Abre el pecho y los pulmones.
- Estimula los órganos abdominales.

- Alivia los síntomas del desfase horario (*jet lag*).
- Puede ayudar a reducir el cansancio y el agotamiento.
- Puede contribuir a aliviar la ansiedad y la depresión.

PRACTICAR CON PRECAUCIÓN

- Si quieres utilizar un soporte para el cuello, *no* coloques una toalla ni una manta enrollada bajo la curva más pronunciada de la región cervical. Lo que debes hacer es verificar el grosor de la manta doblada una vez que la has colocado debajo de la espalda. Quizás necesites aumentar un poco la altura, pero recuerda que debes incrementarla paulatinamente para evitar que el soporte esté demasiado alto.
- Evita esta postura si te genera un dolor en la espalda que no se alivia inmediatamente al bajar la altura de los apoyos.
- Evita esta postura si te han diagnosticado espondilolisis o espondilolistesis, o si estás embarazada de más de tres meses.
- No comiences a practicar esta postura al menos hasta tres meses después de haber dado a luz.

FIGURA 12.1

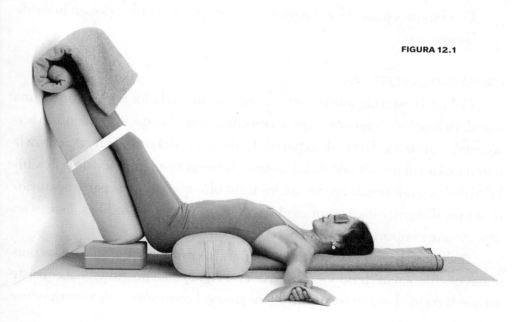

- Debes esperar dos horas después de haber comido para practicar la postura.
- Evita esta postura si sufres reflujo gastroesofágico.
- Evita esta postura si estás resfriado o sufres una infección en los senos nasales.

ACCESORIOS

- Una esterilla antideslizante.
- Dos cojines.
- Un bloque.
- Cuatro o cinco mantas para añadir altura al cojín, servir de soporte para la cabeza y las muñecas, y cubrir tu cuerpo.
- Una correa de yoga con una anilla en forma de D, de 1,80 m de largo y 5 cm de ancho.
- Una almohadilla o una toalla de mano para taparte los ojos.
- Dos almohadillas para los ojos que usarás para apoyar las manos (también se pueden utilizar dos toallas de mano).
- Dos bloques para elevar las muñecas (es opcional utilizarlos en lugar de las mantas).

PREPARAR LA POSTURA

Coloca la esterilla sobre el suelo, con uno de los lados cortos contra una pared. Reúne los accesorios y coloca un cojín sobre la esterilla en sentido horizontal, a unos 25-30 cm de la pared. La distancia del cojín con respecto a la pared variará dependiendo de la longitud de tu cuerpo y también de la flexibilidad de los tendones de las corvas, los músculos que hay en la parte posterior de los muslos entre los isquiones y la parte posterior de las rodillas. Este es un aspecto muy importante que se debe tener en cuenta.

Viparita Karani no es recomendable para los principiantes ni para las personas que tienen los tendones de las corvas rígidos. La postura ideal consiste en que la región lumbar forme un ligero arco y el coxis sobresalga ligeramente del borde del almohadón. Si eres principiante, o los tendones de tus corvas están demasiado rígidos como para que se forme este arco suave sin mover el cojín más de 25-30 cm de la pared, te recomiendo practicar *Ardha Viparita Karani* en lugar de esta postura.

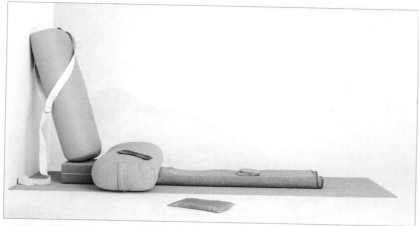

FIGURA 12.2

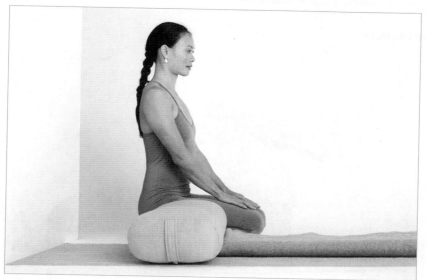

FIGURA 12.3A

Coloca una manta doblada una sola vez sobre la esterilla a 90 grados exactos del cojín. Ahora pon un bloque bajo contra la pared o a poca distancia de ella, tal como se muestra en la figura 12.1; eso dependerá de tu altura y de la longitud de los tendones de tus corvas. Pon el otro cojín en sentido vertical sobre el primer bloque. La mayoría de los alumnos necesitan el bloque, pero quizás tú puedas hacer la postura colocando el cojín directamente sobre el suelo; esto también dependerá de la longitud de tus piernas. Este cojín debe

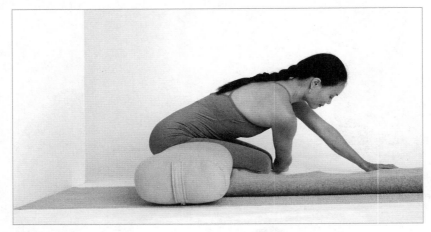

FIGURA 12.3B

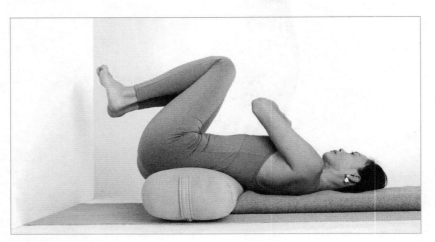

FIGURA 12.3C

servir de soporte a los músculos de la pantorrilla y cubrir toda la zona que está justo por debajo de las rodillas cuando permaneces de pie. Esto impide la hiperextensión (un estiramiento exagerado) de las articulaciones de las rodillas. Coloca una almohadilla para los ojos a cada lado de la parte central de la esterilla, aproximadamente en el sitio donde se apoyarán las manos.

La manera más simple de iniciar la postura es sentarte sobre los talones en un extremo del cojín, de cara al centro de la habitación. La parte exterior de la cadera debería estar alineada con una línea imaginaria que recorre el centro exacto del cojín y une sus dos extremos cortos.

Si el cojín está a tu derecha, como se muestra en las figuras 12.3A y 12.3B, inclínate hacia delante, llevando el pecho hacia los muslos, y desliza el brazo derecho en sentido lateral pasándolo por delante del pecho. (También puedes comenzar la postura con el cojín a tu izquierda; solo tienes que invertir los lados mencionados en estas instrucciones). Inhala, y al exhalar rueda sobre la espalda (como cuando te das la vuelta en la cama) mientras al mismo tiempo colocas las piernas sobre la pared. Presta atención para no «empujar» el cuerpo hacia delante (en dirección al centro de la habitación) cuando comienzas a rodar. Lo que debes hacer es limitarte a rodar en el sitio; de este modo podrás situarte en el lugar exacto del cojín. Quizás debas probar una o dos veces para hacer correctamente este movimiento, pero en cuanto lo logres te parecerá simple y placentero.

Una vez que estés tumbado sobre el cojín, asegúrate de estar cumpliendo «la regla de la costilla», lo que significa que la parte posterior de las últimas dos o tres costillas también están apoyadas sobre el cojín, de manera que estás haciendo una ligera flexión hacia atrás y *tu cuerpo no se encuentra en una posición inclinada en la que el hueso púbico está más alto que el ombligo.* De hecho, el abdomen debe estar en una posición que permita que el hueso púbico y el ombligo estén casi paralelos, o incluso que el hueso púbico esté ligeramente «caído».

Este pequeño arco permitirá que las costillas inferiores de la parte frontal del cuerpo se ensanchen hacia los lados, lo cual es un signo de que estás haciendo una flexión hacia atrás. Esta flexión hacia atrás es en gran parte la causa de que esta postura sea tan beneficiosa para estimular los órganos abdominales, en especial los que se encuentran en la parte inferior del abdomen. La apertura que estás creando en la parte delantera de la pelvis favorece que esta se convierta en una «laguna» que baña los órganos abdominales.

Ahora flexiona las rodillas y colócate sobre los pies una manta doblada de la manera estándar, luego estira las piernas y descansa los talones contra la pared, como se indica en la figura 12.1. La manta debe servir de apoyo para los talones; de este modo la presión que ejercen sobre la pared no se convierte en una distracción incómoda al permanecer en la postura.

Sujeta la correa alrededor de las espinillas por debajo de las rótulas (presta atención para no colocarla alrededor de los muslos). Los hombros deben estar ligeramente apoyados sobre la manta doblada a lo largo.

Es importante decir unas palabras sobre el cuello. A estas alturas de la preparación de la postura algunas personas prefieren colocar una almohadilla para los ojos en sentido vertical debajo de la vértebra C7, de manera que quede directamente debajo de la columna vertebral para que la parte inferior

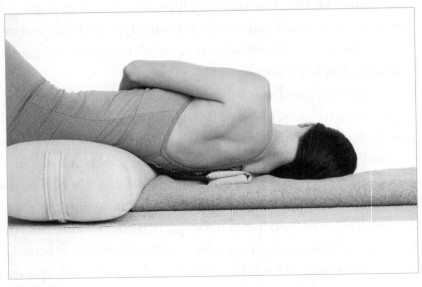

FIGURA 12.4

del cuello esté levemente elevada, lo que resulta muy agradable. Esto es útil si eres muy flexible por naturaleza, y en esta postura tu barbilla cae hacia abajo.

Tápate los ojos y coloca una almohadilla para los ojos en las palmas de las manos dejando los pulgares libres (como se muestra en la figura 12.1) o debajo de las muñecas para elevarlas ligeramente y mantenerlas apoyadas. Permanece en la postura entre cinco y veinte minutos. Respira con un ritmo natural.

PERMANECER EN LA POSTURA

Cuando consigues practicar cómodamente *Viparita Karani*, entras en otro mundo. Enfoca tu atención hacia el interior mientras estás quieto y en silencio, y te olvidarás de todas las listas y obligaciones que están dando vueltas en tu mente. Respira varias veces y limítate a disfrutar de la sensación que la respiración genera en tu cuerpo. Confía en los apoyos, en la pared, en la postura, en el momento. *Viparita Karani* tiene el poder de transportarte y transformarte más que ninguna otra postura restaurativa.

Disfruta de esta deliciosa experiencia sin impacientarte y sin sentirte culpable. Descansar en *Viparita Karani* cambiará el día que tienes por delante y todas las actividades que has de realizar una vez terminada la sesión de yoga. ¡Qué regalo para ti y para el mundo poder cultivar la presencia y la paciencia!

En algún momento todos los practicantes comienzan a sentir una pequeña sensación en los pies, parecida a un *hormigueo* o *cosquilleo*. Esto se debe a que la presión sanguínea cae prácticamente hasta cero en los pies cuando están elevados. Algunas personas perciben esta sensación muy rápidamente; otras tardan un poco más. Cuando experimentes esa sensación, tal vez te apetezca abandonar la postura, o también soltar la correa y flexionar las rodillas para poner las plantas de los pies juntas y hacer la postura *Baddha Konasana* (ver cómo se colocan los pies en posición sedente en la postura 2). Deja los pies juntos durante uno o dos minutos, ejerciendo presión sobre la pared con las rodillas separadas, y después estira las piernas durante unos instantes. En cuanto sientas que ya es hora de abandonar la postura, puedes deshacerla.

VOLVER

Al terminar de hacer la postura, toma conciencia de tu respiración. Cuando estés preparado, retira la almohadilla de los ojos, flexiona las rodillas y suelta la correa. Puedes girar hacia uno de los lados, tal como hiciste para adoptar la postura, o bien empujar con los pies sobre la pared y deslizarte del cojín en dirección al centro de la habitación. Cualquiera que sea la versión que elijas, quédate tumbado durante unos momentos saboreando la sensación que experimentas. Luego siéntate muy despacio e inicia tu jornada con la mente fresca y el cuerpo renovado.

PARA LOS PROFESORES

Esta es una de las posturas más eficaces para calmar la mente y descansar el cuerpo; sin embargo, muchos practicantes no tienen la capacidad de hacerla porque tienen los tendones de las corvas muy rígidos. Te sugiero que en tus clases enseñes primero *Ardha Viparita Karani* y te asegures de que los alumnos han comprendido perfectamente la postura antes de pasar a *Viparita Karani*.

Hay dos importantes diferencias entre las posturas 11 y 12. En la primera versión las rodillas están flexionadas, lo que significa que los tendones de las corvas no suponen ninguna limitación para que el practicante haga la postura. Por tanto, los alumnos pueden disfrutar de sus tres beneficios: la cabeza está más baja que el corazón, el pecho está abierto y las piernas se elevan mucho más fácilmente.

La segunda diferencia es que en la postura 11, la pelvis está plana sobre el cojín. Observa detenidamente las figuras 11.1 y 12.1 para comprender las dos posiciones diferentes de la pelvis. Una vez que los alumnos entiendan esta primera postura, les resultará más fácil comprender la segunda.

Por último, sugiere a los alumnos que practiquen *Ardha Viparita Karani* en el salón de su casa, tumbados junto al sofá con un par de almohadones debajo de la pelvis y dejando descansar la parte inferior de las piernas sobre el sofá. Todo esto puede ser mucho más fácil si se retiran los almohadones que sirven de asiento y las piernas se apoyan directamente sobre la estructura del sofá. No es necesario utilizar accesorios ni ropa especial. Esto puede ayudar a desmitificar la práctica del yoga restaurativo y, por lo tanto, motivar a tus alumnos para que lo conviertan en una práctica más frecuente en este mundo acelerado y exigente en el que vivimos.

Dobla la almohadilla para los ojos y colócala debajo de la vértebra C7, tal como se muestra en la figura 12.4. A todos los alumnos que experimentan una ligera opresión en la garganta durante la postura puedes sugerirles que usen la almohadilla de este modo. Esto es algo bastante frecuente en las personas que tienen los ligamentos muy flojos. La almohadilla para los ojos sirve de apoyo para la zona, y libera la tensión de la garganta. Las almohadillas de ojos que se utilizan en yoga se venden en una gran variedad de tamaños, de manera que puedes probar diferentes alturas y ubicaciones hasta encontrar las que se adaptan mejor a la anatomía de cada uno de los alumnos. Cuando el apoyo es adecuado puede marcar una gran diferencia, y no solamente por la sensación agradable que proporciona al practicante sino también porque facilita que la parte anterior de la garganta se abra y se relaje.

13   LA CABEZA MÁS BAJA QUE EL CORAZÓN
Salamba Sarvangasana
Postura sobre los hombros con apoyo

BENEFICIOS

- Ayuda a reducir la fatiga muscular de las piernas después de haber realizado deporte o haber permanecido mucho tiempo de pie.
- Ayuda a eliminar el exceso de líquido en las piernas.
- Calma el cerebro y relaja la mente.
- Abre el pecho y los pulmones.
- Estimula los órganos abdominales.
- Alivia los síntomas del desfase horario (*jet lag*).

- Puede ayudar a reducir el cansancio y el agotamiento.
- Puede contribuir a aliviar la ansiedad y la depresión.

PRACTICAR CON PRECAUCIÓN

- Esta postura se debe aprender con un profesor.
- Si padeces hipertensión o has recibido tratamiento para este trastorno, consulta con tu médico de familia antes de practicar la postura. En su lugar puedes hacer la postura 10, *Salamba Setu Bandhasana*.
- Evita esta postura si tienes problemas con la columna cervical (el cuello), como puede ser un nervio pinzado; un dolor neurálgico en un brazo (o en ambos) o en una mano (o en las dos); si te han diagnosticado una enfermedad discal o una hiperextensión cervical (conocida como latigazo cervical), o si experimentas dolor crónico y disfunción en esta zona.

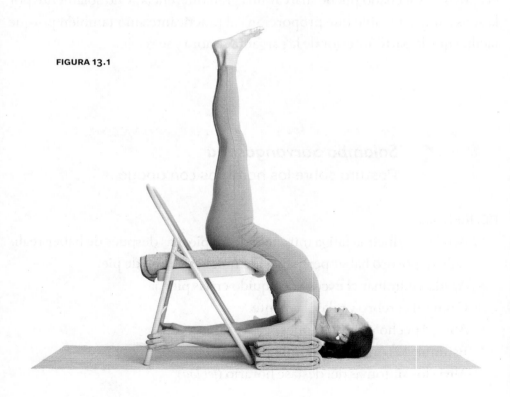

FIGURA 13.1

- Debes esperar por lo menos dos horas después de haber comido para practicar la postura.
- Evita esta postura si sufres reflujo gastroesofágico.
- Evita esta postura si estás resfriado o sufres una infección en los senos nasales.
- Evita esta postura si te han diagnosticado espondilolisis o espondilolistesis, o si estás embarazada de más de tres meses.
- No comiences a practicar esta postura al menos hasta tres meses después de haber dado a luz.
- Esta postura no es aconsejable para niños menores de doce años.

ACCESORIOS

- Una esterilla antideslizante.
- Una silla de yoga. Nota: es importante que utilices este tipo de silla porque está diseñada para que ofrezca estabilidad, y además el respaldo no tiene travesaño.
- Un cojín.
- Un bloque.
- De dos a cuatro mantas.

PREPARAR LA POSTURA

Extiende la esterilla sobre un suelo uniforme y donde haya un espacio amplio a tu alrededor. Coloca la silla sobre la esterilla; si la silla es de metal, asegúrate de que las patas estén protegidas para que no rompan la esterilla.

Coloca el cojín, las mantas o una combinación de ambos sobre la esterilla frente a las patas delanteras de la silla. Antes de proseguir, localiza el occipucio. Pon los dedos de una mano detrás de la cabeza para encontrar la parte sobresaliente que hay en el centro de la parte posterior de la cabeza. Es el occipucio, y en él se insertan los músculos trapecios y también otras estructuras de tejidos blandos. Ahora desplaza lentamente los dedos desde el occipucio hacia abajo hasta tocar la zona blanda que hay inmediatamente por debajo de él.

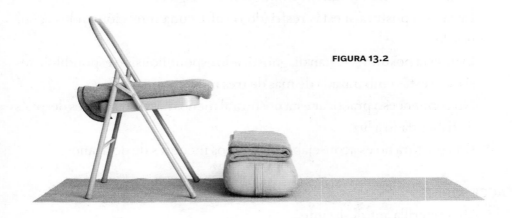

FIGURA 13.2

La cabeza debe descansar sobre esa zona plana cuando adoptes esta variación de *Sarvangasana* (postura sobre los hombros). Si ya estás en la postura y la cabeza no se encuentra en la posición indicada, añade una manta plegada de forma estándar sobre el cojín, o sobre las demás mantas, para aumentar la altura del apoyo. Si la cabeza está apoyada sobre el occipucio, o incluso un poco más arriba, debes deshacer la postura y bajar la altura del apoyo para los hombros retirando las mantas, o utilizar solamente un cojín hasta encontrar la altura más conveniente para ti. La modelo que se muestra en la figura 13.1 mide 1,60 m; por esta razón un cojín es demasiado alto para ella. Comprueba que la altura sea adecuada para ti, independientemente de que uses solo mantas o un cojín con una o dos mantas adicionales. Es fundamental que las mantas sean firmes y estén meticulosamente apiladas de forma que todos los bordes coincidan, para que los hombros queden apoyados tal como se muestra en la figura 13.1. Es bastante habitual que los alumnos no coloquen las mantas de manera uniforme, con la consecuencia de que la postura no solo resulta más incómoda sino que además es menos segura para el cuello.

Lo ideal es que la cabeza esté en un ángulo de 45 grados y la barbilla ligeramente orientada hacia arriba, y que todo el peso corporal recaiga sobre la parte superior de los hombros, como se muestra en la figura 13.1. Es muy posible que tengas que probar un par de veces antes de encontrar la combinación correcta de los cojines o las mantas, ya que tienen diferente grosor.

Si nunca antes has practicado *Salamba Sarvangasana, no la practiques como primera postura sobre los hombros.* Debes aprender esta postura con un profesor experimentado antes de practicarla por tu cuenta. Si estás familiarizado con *Sarvangasana* pero nunca has practicado esta variante, es aconsejable que lo hagas con la ayuda de un instructor o un compañero que te guíe mientras te inclinas hacia atrás para apoyarte sobre el cojín o las mantas. Las mantas deben estar meticulosamente dobladas y los bordes firmes para que el apoyo para los hombros sea consistente. También es importante que la barbilla esté un poco más alta que la frente, la vértebra C7 esté separada del suelo, y la parte posterior del cuello se encuentre relajada y suave al tacto.

Coloca una manta plegada de la forma estándar sobre el asiento de la silla. Cuando bajes el cuerpo para adoptar la postura, probablemente esta manta se deslizará contigo, y así debe ser. Siéntate sobre la silla pasando las piernas

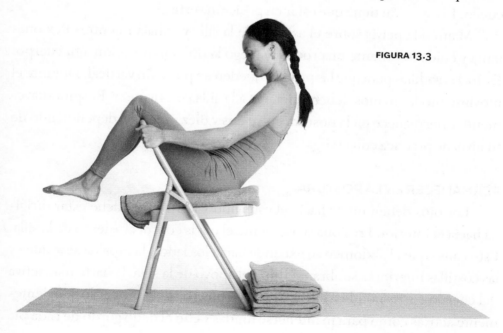

FIGURA 13.3

por encima del respaldo. Las rodillas flexionadas deben estar activas, ejerciendo presión sobre la silla para sujetarte mientras te desplazas lentamente hacia atrás alejándote del borde de la silla y dejas caer suavemente los hombros sobre el borde más distante del cojín o de las mantas. Utiliza los brazos, las manos y las rodillas como soporte para moverte gradualmente hacia abajo y hacia atrás. En este momento sería muy útil que un amigo o tu profesor te ayudara sujetándote la parte posterior de la cabeza y de los hombros mientras bajas, para que te sientas seguro mientras aprendes a confiar en que tus piernas tienen la fuerza suficiente para sostenerte durante el movimiento.

En cuanto toques el cojín, o las mantas, pasa primero una mano y después la otra a través de las patas delanteras de la silla para sujetar las patas traseras con las palmas orientadas frente a frente y los pulgares hacia arriba. Mueve primero un hombro y luego el otro, hasta sentir que estás prácticamente apoyado sobre las clavículas en lugar de sobre los hombros. Dedica unos instantes a comprobar si la cabeza y el cuello están en una posición cómoda. En la postura correcta te apoyas sobre la parte superior de los hombros, y no sobre el cuello. El esternón tiene que estar en posición vertical.

Mantén la pelvis sobre el asiento de la silla y exhala mientras flexionas lenta y cuidadosamente una rodilla y luego la otra en dirección a tu cuerpo. Estira las rodillas para que las piernas queden en posición vertical. Durante el movimiento las manos deben sujetarse a la silla con firmeza. Respira suavemente y permanece en la postura entre dos y diez minutos, dependiendo de tu nivel de práctica con el yoga.

PERMANECER EN LA POSTURA

Los ojos deben mirar hacia el esternón y la atención debe estar dirigida hacia el interior. Presiona suavemente el coxis contra el asiento de la silla. Esto causa que el abdomen se expanda hacia los lados, la espalda se arquee y las costillas inferiores se abran. Utiliza el apoyo de la silla; la parte más activa del cuerpo corresponde a los brazos, y las piernas deben estar lo suficientemente activas como para mantenerse unidas y con el dedo gordo de cada pie levantado. Siente la progresiva tranquilidad que se abre paso en tu cerebro y deja que tu mente descanse en esta posición. Lo único que tienes que hacer es estar receptivo a la postura.

VOLVER

Cuando hayas terminado de hacer la postura, inspira suavemente y durante la exhalación flexiona las rodillas y coloca los pies sobre el respaldo de la silla. Suelta las patas de la silla y comienza a deslizar el cuerpo hacia abajo hasta que la pelvis descanse sobre el cojín o las mantas, la parte inferior de las piernas se acomode sobre el asiento de la silla y los hombros y la cabeza estén sobre el suelo. Quédate en esa posición entre cinco y diez respiraciones, o incluso más. Cuando estés preparado, desliza el cuerpo suave y lentamente hacia uno de los lados y reposa en esa posición mientras respiras varias veces conscientemente. Abre los ojos y siéntate muy despacio, utilizando las manos y los brazos como soporte. La mayoría de los estudiantes manifiestan que esta postura es profundamente relajante; por esta razón te recomiendo que le dediques unos minutos adicionales antes de pasar a la siguiente postura o de comenzar la jornada o reincorporarte a ella.

PARA LOS PROFESORES

Salamba Sarvangasana es la postura más agradable y al mismo tiempo la más difícil de organizar correctamente. Estimula a tus alumnos para que la prueben al menos tres veces antes de renunciar a hacerla. Tres es el número mágico; la primera vez el practicante se siente tenso, quizás porque le inquieta el hecho de tener que inclinarse hacia atrás para apoyarse sobre el cojín. El segundo intento es un poco mejor, pero en la tercera ocasión los alumnos realmente se resistirán a abandonar la postura.

En cuanto los practicantes consideren que *Salamba Sarvangasana* se ha convertido en una vieja amiga, puedes enseñarles a adoptar la postura con los pies sobre la pared y las pantorrillas apoyadas sobre el respaldo de la silla. Si les gusta esta variación, mientras se preparan para hacer *Salamba Sarvangasana* deberían poner una manta doblada de la manera estándar sobre el respaldo de la silla, para que las pantorrillas se apoyen en una superficie más acolchada y la postura les resulte más cómoda cuando el peso de las piernas descanse completamente sobre la silla.

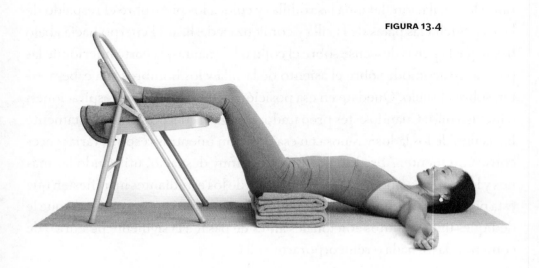

FIGURA 13.4

Recuerda indicar a tus alumnos que adopten y deshagan esta variante de la postura moviendo siempre primero una pierna y después la otra. Es especialmente importante que los practicantes muevan las piernas de una en una, flexionando primero la rodilla y colocando luego el pie sobre el respaldo de la silla, cuando quieran retirarlas del respaldo para volver a colocarlas en posición vertical. Una vez que los dos pies estén sobre el respaldo, el alumno debe elevar una pierna hasta la posición vertical y después la otra. Esta es la forma correcta de deshacer la postura, sin generar tensión en la parte baja de la espalda.

14

LA CABEZA MÁS BAJA QUE EL CORAZÓN
Salamba Halasana
Postura del arado con apoyo

BENEFICIOS

- Dirige la atención hacia el interior.
- Abre la parte posterior del cuerpo y estimula ligeramente los órganos pélvicos.
- Aminora el ritmo cardíaco.
- Relaja la parte baja de la espalda.
- Estira la parte posterior del cuello con suavidad.
- Cambia la perspectiva.

PRACTICAR CON PRECAUCIÓN

- Es muy importante que antes de practicar esta postura te sientas cómodo realizando *Salamba Sarvangasana* (postura 13).
- Evita esta postura si estás menstruando o estás embarazada de más de tres meses.
- No practiques esta postura al menos hasta tres meses después de haber dado a luz.

FIGURA 14.1

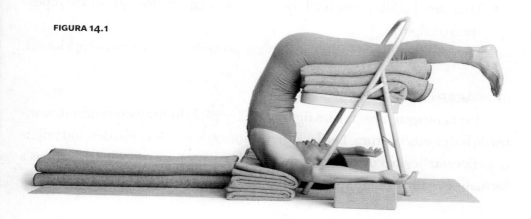

- Después de comer, debes esperar al menos dos horas para practicar la postura.
- Evita esta postura si sufres reflujo gastroesofágico.
- Evita esta postura si sientes entumecimiento o cosquilleo en los brazos o las manos.
- Evita esta postura si estás resfriado o sufres una infección en los senos nasales.
- No practiques esta postura hasta que hayas aprendido la versión activa tradicional de *Halasana* (postura del arado).

ACCESORIOS
- Una esterilla antideslizante.
- Cinco o seis mantas, dependiendo de su grosor.
- Una silla de yoga. Nota: es importante que utilices este tipo de silla porque está diseñada para que ofrezca estabilidad, y además el respaldo no tiene travesaño.
- Uno o dos cojines (opcional; en lugar de utilizar mantas coloca un cojín debajo de los hombros y, si lo deseas, otro cojín para poner sobre el suelo debajo de la espalda. Si fuera necesario, puedes poner mantas dobladas sobre el cojín que usas de soporte para los hombros).
- Dos bloques (opcional).
- Una almohadilla o una toalla de mano para taparte los ojos (no se muestra en la figura).
- Una almohadilla de arena para la parte posterior de los muslos (opcional).

PREPARAR LA POSTURA
Para empezar, observa las figuras 14.1 y 14.2 durante unos minutos antes de hacer esta postura. Lee las instrucciones de esta sección detenidamente para estar seguro de que comprendes los aspectos específicos relativos a las mantas, y tu posición sobre ellas, o sobre el cojín, en relación con la silla.

Reúne los accesorios y extiende la esterilla sobre una superficie uniforme y con un amplio espacio a tu alrededor. Coloca la silla sobre la esterilla; si la silla es de metal, asegúrate de que las patas estén protegidas de manera que no dañen la esterilla. Observa el ángulo del asiento de la silla. Si está inclinado y la parte delantera del asiento es más alta que la trasera, utiliza una o dos mantas para nivelar la superficie. En la foto verás que las mantas que están sobre el borde anterior del asiento se han doblado hacia abajo y ese lado parece mucho más alto que el borde posterior de las mantas. Esto es intencional; una vez que las piernas descansen sobre la silla, ejercerán presión sobre las mantas y la superficie ofrecerá un apoyo uniforme. Tómate tu tiempo para asegurarte de que el asiento está firme y nivelado de manera que las piernas puedan estar cómodamente apoyadas sobre él.

Dobla varias mantas o utiliza una combinación de un cojín y todas las mantas que necesites. Luego colócalos cerca de la parte frontal de la silla como se muestra en la figura 14.1. Comprueba si estás alineado con el lado más redondeado y grueso de las mantas colocadas exactamente una sobre la otra. No utilices los bordes que han quedado sueltos para apoyar los hombros porque no proporcionan un apoyo adecuado. Puedes probar la postura una o dos veces antes de identificar cuál es la altura correcta de las mantas dobladas o del cojín para ti, de modo que los hombros estén completamente apoyados y la garganta abierta, y el cuello no soporte ningún peso.

No hay una forma perfecta de ayudarte a elegir la altura ideal de las mantas o del cojín para apoyar el cuello. Se trata básicamente de la técnica de ensayo y error. Los alumnos tienden a utilizar menos mantas de las realmente necesarias. Recuerda que aunque tal vez te parezca que las mantas están un poco altas mientras preparas la postura, una vez que la hayas adoptado el peso de tu cuerpo ejercerá presión sobre ellas y, dependiendo del material del que estén hechas, la altura puede reducirse hasta la mitad mientras permaneces en la asana. Es recomendable practicar por primera vez esta postura acompañado por un profesor, o un practicante de yoga experimentado, que realice esta postura con frecuencia y pueda ayudarte a encontrar la combinación exacta de mantas y cojín.

Por último, coloca un cojín o mantas contra las mantas que tienes debajo de los hombros, de manera que el borde corto del cojín o las mantas forme una T en relación con el apoyo para los hombros. Este cojín (o estas mantas adicionales, como se muestra en las figuras 14.1 y 14.2) es muy importante para que tengas una superficie uniforme sobre la que puedas tumbarte antes de incorporarte, y también para rodar sobre ella mientras deshaces la postura. El cojín o las mantas evitarán que te «caigas» del soporte que usas para los hombros mientras abandonas la postura.

Para adoptar *Salamba Halasana*, túmbate sobre los accesorios de modo que los hombros estén a varios centímetros de los bordes de la esterilla y la cabeza por debajo de la silla. Los hombros rodarán naturalmente hacia el borde de las mantas o del cojín mientras te incorporas, y si estás lo suficientemente cerca del borde, podrás rodar completamente para salir de las mantas.

Flexiona las rodillas durante una exhalación, coloca los pies en el suelo y sujétate de las patas traseras de la silla a la altura del asiento. Sujétate firmemente y tira hacia abajo con fuerza para estabilizar la silla. A continuación pasa primero una pierna y luego la otra por encima del asiento. Ahora desliza las piernas sobre el asiento de la silla.

En este momento hay que recordar dos cosas muy importantes. En primer lugar, mueve las piernas a través de la silla lo más lejos que puedas para que el borde superior de cada muslo descanse sobre el asiento. Como puede verse en la figura 14.1, no hay espacio entre el tronco de la modelo y las mantas. Ella se ha movido cómodamente hasta llegar a las mantas, y los muslos están completamente apoyados desde la cresta de las caderas hasta las rodillas.

Una vez que hayas llegado a esta posición, gira los muslos hacia el exterior para que las rodillas se separen. Se trata de una rotación externa creada por las articulaciones de las caderas. Este movimiento es imperativo para que los muslos estén cómodos en la postura, porque en esta posición descansas sobre los cuádriceps (los músculos que están en la parte frontal de los muslos), que normalmente son bastante fuertes y pueden soportar mejor el peso de tu cuerpo en una posición de rotación externa.

El segundo aspecto que se debe tener en cuenta es que la parte superior de los muslos, la zona donde se unen con el tronco, debe sobrepasar el nivel de los hombros. En esta postura *no* estás alineado como cuando realizas *Halasana* sin apoyos. En ese caso, cuando se mira el cuerpo desde uno de los lados, se ve que los hombros y las caderas forman una línea recta vertical. Pero esto *no* es lo que sucede en *Salamba Halasana*. Mira detenidamente la posición de la modelo en la figura 14.1; las articulaciones de sus caderas están un poco más adelante que los hombros; en efecto, está colgando de la silla. Si fuera posible, es aconsejable que alguien te mire mientras adoptas la postura para indicarte si las articulaciones de las caderas están en la posición correcta. Una vez que te hayas asentado en la postura y te sientas a gusto, coloca los brazos a los lados del cuerpo y utiliza los bloques como soporte de la forma que te resulte más natural y cómoda.

FIGURA 14.2

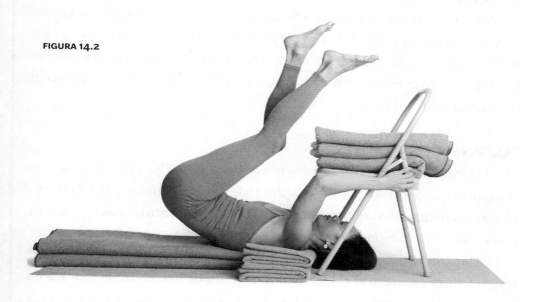

Uno de los retos que propone *Salamba Halasana* es encontrar las proporciones de los accesorios que se adaptan mejor a tu cuerpo. No esperes acertar con el número correcto de mantas, la altura perfecta de los cojines o la distancia exacta que debe haber entre las mantas y la silla la primera vez que adoptes la postura.

Debes tomarte tu tiempo y estar dispuesto a probar distintas alturas con las mantas, tanto sobre la silla como sobre el suelo, y también probar hasta descubrir cuál es la posición correcta de la silla. Como ya he mencionado, las articulaciones de las caderas deben estar más adelante que los hombros, y te puede llevar un poco de tiempo alcanzar esta posición. La curva suave que se forma en la postura es tan diferente a la que se produce en la postura activa de *Halasana* que al principio puede parecer un poco rara. Después de tres intentos es muy probable que encuentres tu «hogar» personal en *Salamba Halasana*, que posiblemente se convertirá en una de tus posturas favoritas.

Hay que destacar que la espalda *no* forma una línea recta, sino todo lo contrario. Cuando adoptas *Salamba Halasana*, tu espalda está suavemente redondeada. No debes confundir la indicación de redondear suavemente la espalda con dejar que se «hunda». Si has adoptado la posición adecuada, notarás que la mayor parte del peso corporal recae en las piernas, y no en los hombros ni el cuello. Piensa la postura como si en ella estuvieras colgando de las piernas, y *no* como si estuvieras tratando de elevarlas con el peso corporal recayendo sobre los hombros.

PERMANECER EN LA POSTURA

Una vez que te has acomodado en la postura, cierra los ojos y abandónate al soporte que te ofrece la silla. Respira fácil y fluidamente, sin que la respiración sea demasiado profunda. Quizás empieces a sentirte más ligero, casi ingrávido, lo que proporciona una sensación deliciosa.

Si la postura es correcta, tu atención se dirigirá naturalmente hacia el interior. Este es en realidad el efecto de la práctica de *pratyahara*, la retirada de la energía de los sentidos. Es probable que descubras que has perdido interés en lo que está sucediendo a tu alrededor. Me gusta decir que *Salamba Halasana* consigue que todos seamos introvertidos. Disfruta de tener el cuerpo elevado sin esfuerzo, sereno sin restricciones, callado sin proponértelo. Esta postura es especialmente buena para calmar la agitación de una mente que vive en un mundo de frenética actividad.

Cuando hagas por primera vez esta postura, solo debes permanecer en ella de tres a cinco minutos. Con el paso del tiempo, o si eres un practicante con experiencia, quizás te apetezca mantenerla entre diez y quince minutos.

VOLVER

Para abandonar la postura, respira profundamente varias veces, estírate para sujetar las patas posteriores de la silla y comienza a deslizar el cuerpo muy despacio hasta que estés completamente tumbado sobre las mantas y el cojín, prácticamente en *Salamba Setu Bandhasana*. Descansa en esa posición durante varias respiraciones más, luego empuja la silla para alejarla de ti y retira los hombros de las mantas deslizándote hacia el suelo. Reposa durante unos instantes si te apetece, después rueda sobre uno de los lados del cuerpo y a continuación utiliza las manos para sentarte muy lentamente. Tómate tu tiempo mientras pasas a la siguiente postura o te incorporas al resto del día.

PARA LOS PROFESORES

Como ya he indicado en la sección dedicada a preparar la postura, esta variación de *Halasana* es muy diferente a la versión activa de la postura que se practica sin usar la silla. En la versión activa, el alumno aprende a mantener la columna vertebral firmemente erguida, empujar activamente hacia abajo con los brazos rectos y los dedos entrelazados y luego liberar las manos, flexionar los codos y colocar las manos en la espalda, para elevarse activamente. La versión con apoyo tiene una forma diferente que no requiere la participación activa de los brazos y puede parecer un poco extraña para la mirada del profesor.

Recuerda que el yoga restaurativo consiste en descansar completamente sobre los apoyos. En *Salamba Halasana* el alumno está «colgando» de la silla.

Por este motivo es importante que la manta tenga la altura suficiente. Las piernas soportan el peso corporal; y el peso que soportan los hombros es mucho menor que el de la versión activa. Mira la figura 14.1; la parte superior de los muslos, la más cercana al abdomen, está completamente apoyada. De hecho, los muslos están completamente apoyados y los pies de la modelo *no* están *más altos* que las articulaciones de las caderas. Cuando se crea este efecto de «estar colgado», la garganta y el cuello están completamente libres y sobre esta zona del cuerpo recae una mínima parte del peso corporal. Además, aunque la parte superior de los hombros ejerce presión contra las mantas, no están comprimidos sobre el apoyo.

También es importante tener en cuenta que la *forma* que adopta la espalda es muy diferente en las dos posturas. Cuando los alumnos adopten *Salamba Halasana*, observa su postura desde uno de los lados. La columna debe formar una curva larga y suave, *y no debe estar recta*. Además, en la alineación correcta la parte lateral de la articulación de la cadera del practicante, específicamente la zona del trocánter mayor del fémur, debe estar alineada con el lateral de la silla.

Una de las razones que existen para formar esa curva es el efecto que tiene sobre los órganos abdominales. Creo que cuando se hace *Halasana* con apoyos, los órganos están más relajados energéticamente que cuando se adopta la versión activa. En otras palabras, cuando se practica la versión activa

FIGURA 14.3

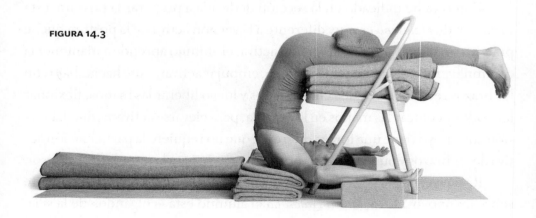

de *Halasana*, los hombros y las articulaciones de las caderas forman una línea vertical, lo que no sucede en esta variación. El practicante debe sentir que está colgando de la silla, sin tener que hacer ningún tipo de esfuerzo para mantener la postura.

También existe la opción de sugerir a los alumnos más experimentados que coloquen un saco de arena de cinco kilos sobre la parte posterior de la región central de los muslos.

La organización de la postura tiene como objetivo relajarse, y no activarse. Recuerda que existe una diferencia entre «hundirse» en la postura y dejar que el cuerpo se relaje completamente formando una curva larga, uniforme y suave con la columna vertebral de modo que los órganos abdominales se acomoden en el cuerpo.

15

LA CABEZA MÁS BAJA QUE EL CORAZÓN
Urdhva Paschimottanasana
Flexión hacia delante orientada hacia arriba

BENEFICIOS

- Calma los órganos abdominales.
- Relaja la parte inferior de la espalda (región lumbar).
- Puede aliviar algunos síntomas de prolapso uterino, o de la vejiga, en las mujeres.
- Dirige la atención hacia el interior.
- Ayuda a reducir la fatiga muscular en las piernas después de practicar deporte o permanecer mucho tiempo de pie.

PRACTICAR CON PRECAUCIÓN

- Evita esta postura si te han diagnosticado una enfermedad discal o tienes un dolor que se irradia hacia una pierna o las dos.

- Evita esta postura si tienes un dolor de espalda que no se alivia inmediatamente al bajar la altura de los accesorios.
- No impulses bruscamente las piernas por encima de la cabeza para iniciar la postura.
- Evita esta postura si estás resfriado o sufres una infección en los senos nasales.
- Evita esta postura si estás embarazada de más de tres meses.
- No practiques esta postura al menos hasta tres meses después de haber dado a luz.
- Debes dejar pasar por lo menos dos horas después de comer para realizar la postura.
- Evita la postura si sufres de reflujo gastroesofágico.

ACCESORIOS

- Una esterilla antideslizante.
- Un cojín.
- Una manta muy fina, enrollada (opcional).
- Una almohadilla o una toalla de mano para taparte los ojos.

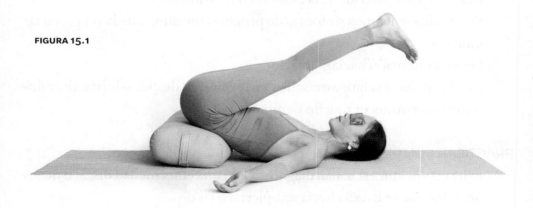

FIGURA 15.1

PREPARAR LA POSTURA

Extiende la esterilla sobre un suelo que te resulte cómodo; puede ser encima de una moqueta o de una alfombra que no se deslice. Hay dos formas de prepararse para esta postura. El primer método consiste en tumbarte a lo largo de la esterilla teniendo el cojín a mano. Luego flexiona las rodillas, eleva la pelvis igual que en *Setu Bandhasana* (postura del puente) y desliza el cojín hasta colocarlo debajo de la pelvis y de la parte baja de la espalda mientras permaneces sobre los hombros.

FIGURA 15.2

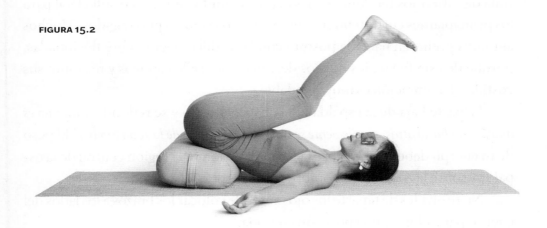

El segundo método para preparar la postura consiste en colocar el cojín a lo ancho de la esterilla. Siéntate en el borde delantero del cojín y luego túmbate hacia atrás hasta que los hombros queden apoyados sobre el suelo. Ahora flexiona las rodillas y acércalas al pecho, primero una y después la otra. Continúa con el resto de las instrucciones.

Trata de ubicar el cojín de manera que el sacro esté bien apoyado desde la parte media hasta la superior y la parte más alta de la parte posterior de la pelvis esté orientada hacia el suelo. Recuerda que en esta postura se realiza una flexión lumbar, al igual que en todas las flexiones hacia delante. Sentirás que la parte inferior de la espalda (región lumbar) y las dos o tres costillas inferiores «caen» hacia el suelo. Mientras exhalas flexiona una rodilla y después la otra, para acercarlas al pecho. Estira las piernas y luego llévalas hacia el pecho. No dejes que el sacro se separe del cojín; la mayor parte del peso de la pelvis permanece sobre el apoyo mientras el resto recae sobre la zona dorsal.

Recuerda que las piernas deben estar como «colgando». Quizás prefieras colocar una manta fina enrollada (también puede ser una toalla de baño ligera) bajo la cresta ilíaca (parte que sobresale en la zona anterior de la cadera) para que las articulaciones de las caderas *no se flexionen demasiado*. Recuerda que el yoga restaurativo consiste en abrir, y no en estirar. En esta postura no se trata de estirar los tendones de las corvas y, por lo tanto, no resulta fácil para los principiantes cuyos tendones de las corvas están un poco rígidos. Muchos alumnos prefieren hacer la postura con las rodillas ligeramente flexionadas, porque de esta forma los muslos descansan sobre los apoyos y no sobre sus costillas. La sensación es muy agradable.

La parte baja de la espalda «cae» hacia el suelo y se redondea. *Esto no es una flexión hacia atrás; simplemente se trata de una flexión de la zona lumbar.* El peso de tu cuerpo debe recaer sobre la parte superior de la región central de la espalda y sobre la zona de los hombros, nunca sobre el cuello.

No te olvides de taparte los ojos antes de colocar los brazos a los lados del cuerpo para adoptar una posición cómoda.

PERMANECER EN LA POSTURA

Una vez que hayas encontrado el punto de equilibrio, puedes abandonarte a la postura. Si no tienes una almohadilla para los ojos, simplemente ciérralos y déjate llevar por tus sensaciones. Puedes llegar a experimentar la sensación de estar flotando. Observa que en la parte inferior del abdomen hay una mayor presión. Esta presión puede ayudar a aliviar el prolapso de útero, o de vejiga, y el estreñimiento. No es necesario realizar ningún esfuerzo para mantener la postura. Respira lenta y suavemente, y permanece en la asana entre dos y cinco minutos.

VOLVER

Para deshacer la postura, exhala y retira los apoyos que has colocado debajo de la parte superior de los muslos. Flexiona las rodillas y baja los pies suavemente hasta apoyarlos en el suelo. Desliza el cuerpo en dirección a la cabeza para abandonar el cojín y descansa sobre la espalda con las piernas apoyadas sobre el cojín durante uno o dos minutos. Luego rueda hacia un lado y siéntate muy despacio.

FIGURA 15.3

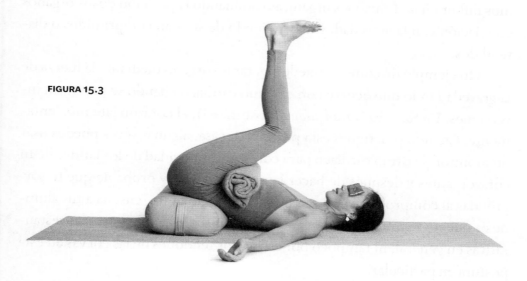

PARA LOS PROFESORES

Aunque esta postura pueda parecer simple y fácil de organizar, es un poco engañosa. Los practicantes asumen invariablemente que el objetivo es llevar las piernas por encima de la cabeza lo más lejos posible. Y no se trata en absoluto de eso. Observa a los alumnos cuidadosamente y recuérdales que deben mantener la parte superior del sacro firmemente apoyada sobre el almohadón para ejercer la presión adecuada sobre los órganos de la parte inferior del abdomen.

Las mujeres que sufren de prolapso de útero, o de vejiga, deben consultar con su médico de familia antes de practicar esta postura. Es muy probable que al colocar una manta enrollada junto a la cresta ilíaca sientan una presión muy agradable en la parte inferior del abdomen. Algunas mujeres han comentado que esta postura alivia sus síntomas hasta cinco días después de haberla practicado.

Uno de los principios del yoga restaurativo es que la salud general procede de la salud de los órganos. Podemos ejercer influencia sobre el sistema nervioso estimulando el sistema nervioso parasimpático, y también podemos influir en las funciones orgánicas cambiando la posición de los órganos en relación con la gravedad, y dependiendo de si están comprimidos o distendidos.

Un ejemplo de cómo se puede afectar un órgano mediante la fuerza de la gravedad es lo que ocurre con el ritmo cardíaco cuando se practican inversiones. En *Salamba Sarvangasana* (postura 13), el corazón late más lentamente. Cuando practiques esta postura en casa, algunas veces puedes usar un monitor de ritmo cardíaco para conocer la velocidad de los latidos de tu corazón antes y después de hacer la postura. Es muy probable que te sorprendas al comprobar cómo se ralentizan. Por lo tanto, enseña a tus alumnos a que no se preocupen por estirar los músculos en las posturas restaurativas en general, ni tampoco por estirar los tendones de las corvas en esta postura en particular.

Un ejemplo de cómo se puede incidir sobre un órgano mediante la práctica tradicional de «comprimir o distender» los órganos es usar posiciones corporales que afectan a la hemodinámica (el flujo sanguíneo) en el mismo órgano, o alrededor de él. El flujo sanguíneo es esencial para que los nutrientes lleguen a los órganos; transporta hacia ellos las enzimas u hormonas que aumentan o reducen sus funciones y los libera de residuos. Por otra parte, la sangre lleva oxígeno a las células de los órganos y retira el dióxido de carbono. En una postura como *Urdhva Paschimottanasana* hay una gran presión sobre los órganos de la región inferior del abdomen, lo que constituye el tradicional efecto de «comprimir». Por ejemplo, la presión de las piernas puede conseguir que el útero se mueva hacia atrás y hacia arriba, aliviando el dolor del prolapso. Lo opuesto a esta postura sería distender (es decir, relajar) los órganos abdominales inferiores mediante una flexión hacia atrás con apoyo. Se cree que la apertura que causan las flexiones hacia atrás aumenta los movimientos peristálticos, y parece tener un efecto estimulante sobre los órganos de la pelvis.

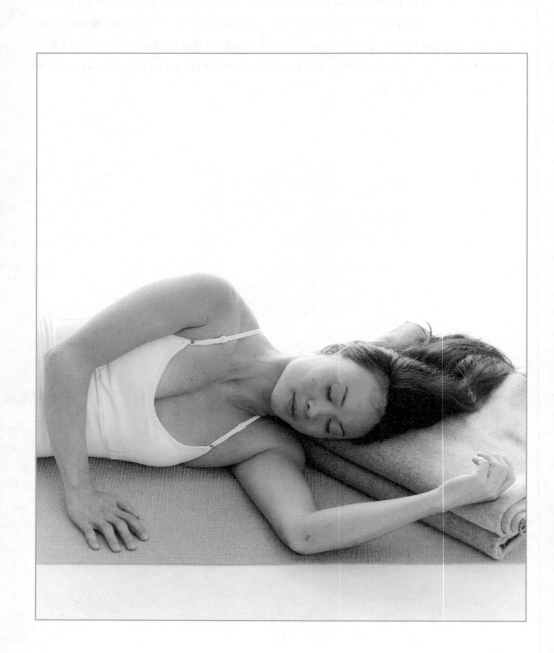

16 | LA CABEZA A LA MISMA ALTURA QUE EL CORAZÓN
Savasana 1
Postura básica de relajación

BENEFICIOS

- Es una postura familiar para casi todos los practicantes de yoga.
- Crea el potencial para alcanzar un estado de relajación muy profundo.
- Puede practicarse de varias formas, sin apoyos o con muchos apoyos, dependiendo de las circunstancias.
- Es la postura básica de yoga restaurativo y, en consecuencia, la más importante.
- Reduce la tensión sanguínea.
- Ralentiza los latidos del corazón y el ritmo respiratorio.
- Es una buena opción para los practicantes que no tienen problemas de consideración en la región lumbar.

PRACTICAR CON PRECAUCIÓN

- Evita esta postura si no puedes tumbarte en el suelo ni incorporarte fácilmente.
- Evita esta postura, así como otras que se realicen en posición prona, durante los primeros tres meses del embarazo. Sustitúyela por *Supta Baddha Konasana* 2 (postura 2) o *Savasana* 5 (postura 20).

FIGURA 16.1

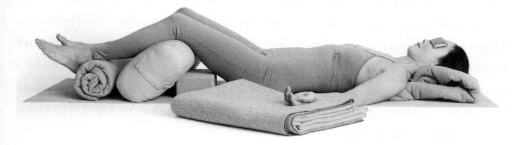

- Esta postura puede ser difícil si el hecho de estar tumbado en el suelo en una posición vulnerable te hace revivir algún trauma y te produce ansiedad.

ACCESORIOS
- Una esterilla antideslizante.
- Un cojín.
- Un bloque (si utilizas un cojín cilíndrico, no necesitas un bloque).
- Cinco mantas, incluyendo una para taparte (no se muestra).
- Una almohadilla o una toalla de mano para taparte los ojos.
- Dos almohadillas grandes para los ojos, una para cada mano (opcional, no se muestra).

PREPARAR LA POSTURA
Reúne los accesorios y extiende la esterilla en una habitación en la que sepas que nadie va a molestarte y sobre una superficie uniforme con un espacio amplio a tu alrededor. Para empezar, enrolla una manta a lo largo para que te sirva de soporte para los tobillos, así tendrás los tendones de Aquiles apoyados. Ahora coloca sobre la parte central de la esterilla un bloque bajo para apoyar los muslos y un cojín rectangular, de lado y en un ángulo de 45 grados, para apoyar la parte inferior de las piernas. Asegúrate de que el bloque no presione la parte posterior de los muslos puesto que eso obstaculizaría el proceso de relajación.

No necesitarás el bloque si utilizas un cojín cilíndrico, como se muestra en la figura 16.3. De todos modos, los cojines cilíndricos tienden a ser mucho más gruesos que los rectangulares. Por este motivo, en el caso de utilizar uno cilíndrico te aconsejo que primero lo pruebes para saber si necesitas un apoyo más alto para los tendones de Aquiles. Si ese fuera el caso, enrolla una manta a lo largo y agrégala al cojín para aumentar la altura del apoyo. *Es muy importante que la proporción de la altura de las rodillas y la altura de los tobillos sea 2:1*; las rodillas deben estar dos veces más altas que los tobillos para que la postura sea lo más cómoda posible.

Siéntate sobre la esterilla y coloca las piernas sobre el cojín de manera que las corvas (la parte posterior de las rodillas) estén bien apoyadas. El cojín debe estar centrado con el fin de sostener las piernas desde la parte posterior de las pantorrillas hasta la parte posterior de los muslos. Si lo colocas muy por debajo de los muslos, elevará la parte superior de los fémures en dirección a la parte anterior de los muslos, y esto no resulta relajante. Por el contrario, cuando el cojín está en el sitio correcto, la parte superior de los muslos que está cerca de las articulaciones de la cadera «cae» hacia el suelo, y esto favorece la relajación, especialmente en la región abdominal y la parte baja de la espalda.

Dobla tres mantas de la forma indicada detalladamente en la sección «La importancia especial de los apoyos para la cabeza y el cuello» de la primera parte, para utilizar como soporte para la cabeza.

Coloca dos mantas a ambos lados del cuerpo para apoyar las muñecas, tal como se muestra en la figura 16.2, y utiliza uno de los pliegues para cubrirte las manos. Asegúrate de que los apoyos para las muñecas se encuentren un poco sepa-

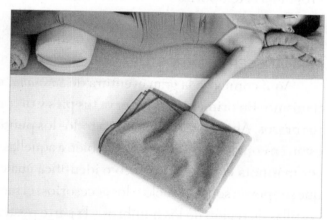

FIGURA 16.2

rados de los bordes del cuerpo. Cuando las manos estén apoyadas sobre las mantas, los codos permanecerán en contacto con el suelo; los antebrazos estarán lo suficientemente alejados del cuerpo como para que la parte interior de los brazos no toque el tronco y los omóplatos estén planos sobre el suelo y lo suficientemente bajos como para quedar un poco orientados hacia la cintura. *No* los comprimas uno contra otro, deja que se expandan de forma natural y que descansen cómodamente sobre la esterilla.

Ubica la tercera manta debajo de la cabeza. Comprueba que el borde más largo se encuentre debajo de la espalda junto a la parte superior de los omóplatos, y luego agarra los dos pliegues siguientes de la parte superior de la manta y enróllalos hasta que se sitúen por debajo de la vértebra C7. A continuación dobla hacia abajo las capas exteriores de la manta y empújalas contra los laterales del cuello para rellenar el espacio donde el cuello forma un arco natural y para cubrir la garganta y la cabeza por ambos lados.

Tal vez también te apetezca enrollar los bordes de la manta que están debajo de la parte exterior de los hombros y los antebrazos para producir en ellos un efecto de presión. *Es importante mantener la barbilla ligeramente más baja que la frente.* Después de que la cabeza esté en una posición cómoda, debes cubrirte con una manta, taparte los ojos y colocar las muñecas sobre los apoyos. Programa el temporizador en veinte minutos, como mínimo. Ya estás preparado para comenzar.

PERMANECER EN LA POSTURA

Aquí comienza la gran aventura de *Savasana*, el viaje hacia el interior de ti mismo. En primer lugar observa tus pies y tus piernas, y luego tus manos y tus brazos. Ahora presta atención a todos los puntos de las extremidades que están en contacto con el suelo y también a aquellas zonas que no lo están. Una vez más nota el peso del tronco e identifica cuáles son las zonas corporales que se apoyan sobre el suelo o los accesorios: el sacro, la parte posterior de las costillas, la región de los hombros y la parte posterior de la cabeza. Deja que los órganos abdominales «caigan» hacia el interior de la pelvis con cada exhalación. Separa los dientes pero mantén los labios ligeramente en contacto. Libera la tensión de la mandíbula y de la parte interna de las mejillas. Tu respiración debe ser cada vez más lenta, hasta que sea casi imperceptible.

Dirige conscientemente la atención hacia la cabeza, en dirección al centro mismo del cerebro. Imagina una ola que se aleja de la orilla y retira tu energía de la periferia de tu cuerpo para desplazarla hacia el centro de tu conciencia. Esta es la práctica que se conoce como *pratyahara*, y que ya mencioné en la postura 14.

Quizás oigas el canto de los pájaros detrás de la ventana o el suave tono de voz de tu profesor, pero nada de eso te perturba. Has perdido toda curiosidad por lo que sucede a tu alrededor. Has perdido toda ambición de moverte o comprender lo que ocurre fuera de ti. Sientes el cuerpo caliente, y no puedes distinguir sus diferentes partes, como los brazos y las piernas. Ahora el cuerpo es simplemente el asiento de tu conciencia, y tú estás reposando en el centro más profundo y más sereno de ti mismo. Permanece en la postura durante veinte minutos como mínimo, y si fuera posible media hora.

VOLVER

Cuando el temporizador anuncie que se ha agotado el tiempo, o escuches que suena la campana en la clase de yoga, en principio no hagas nada. Absolutamente nada. Deja que tu conciencia flote paulatina y suavemente hacia arriba y hacia fuera. Comienza a formar parte de lo que llamamos el mundo exterior. Observa que mientras produces este cambio también tu respiración se modifica de forma espontánea. Respira varias veces larga y pausadamente. Mientras exhalas desplaza el sacro completa y firmemente hacia abajo hasta que toque el suelo y luego mantenlo en esa posición. Flexiona las rodillas, una por una, en dirección al pecho y rueda hacia uno de tus lados. Muchos profesores sugieren rodar hacia la derecha, pero a mí me gusta dejar que el practicante decida cuál es el lado que más cómodo le resulta.

Respira unas cuantas veces en esa posición. No hay ninguna prisa. Gira el cuerpo hasta que el ombligo quede orientado hacia el suelo. Utiliza los brazos para apoyarte y elevar el cuerpo hasta sentarte sobre las rodillas, o hasta una postura que sea más natural y cómoda para ti. Deja caer la barbilla hacia el pecho mientras haces este movimiento, para que la cabeza sea la última parte del cuerpo en subir. Muévete muy lentamente para disfrutar de la absoluta ausencia de ansiedad, tensión y agitación que sientes en este momento. Es fisiológicamente imposible estar ansioso y relajado al mismo tiempo. Deléitate con el suave efecto que *Savasana* ha creado en tu sistema nervioso.

PARA LOS PROFESORES

Una variante de esta forma de *Savasana* es añadir uno o dos saquitos de arena. *No* deben utilizarlos las mujeres que tienen la menstruación ni las que están embarazadas, las personas que están recuperándose de una intervención quirúrgica abdominal ni los alumnos a quienes sencillamente no les apetezca.

Para colocar el saco de arena sobre la región abdominal, sujeta los lados cortos del mismo y observa la respiración del alumno. Pon la parte central y más pesada sobre el ombligo del practicante mientras exhala. Tal vez te comunique que le resulta un poco pesado, pero debes asegurarle que esa sensación desaparecerá en cuanto se relaje.

Ahora coloca el lado más corto de un bloque lo más cerca posible de la parte superior de la cabeza del alumno, sin que llegue a tocarla. Deja caer la mayor parte del peso del segundo saco de arena sobre el bloque y el resto sobre la frente, pero ¡no sobre los ojos! La barbilla del practicante debe estar ligeramente orientada hacia abajo (nunca hacia arriba) mientras mantiene la postura.

Cuando quieras retirar el saco de arena del cuerpo del alumno, sujétalo con ambas manos por sus bordes más cortos y levántalo lentamente mientras cuentas hasta tres. Antes de colocar o retirar un saco de arena, el profesor debe adoptar una posición estable.

Cuando di mi primera clase de yoga, no me gustó *Savasana*. Ni siquiera un poco. Había disfrutado de las posturas activas de estiramiento, y cuando al final me indicaron que me tumbara sobre mi esterilla, no tenía claro qué era lo que estábamos haciendo ni por qué lo hacíamos. Tenía prejuicios sobre el hecho de «estar allí tumbada perdiendo el tiempo».

Parece innecesario decir que pronto comprendí el valor absoluto de no hacer nada. Ahora viajo a todas partes del mundo enseñando a la gente a no hacer nada. Ofrece a tus alumnos un regalo que ninguna otra persona les dará en su vida: el regalo de no hacer nada y simplemente ser durante al menos veinte minutos.

Este tiempo de reposo en *Savasana* refuerza en los alumnos la idea de que no valen por lo que hacen sino sencillamente porque existen. También les permite comprender algo que es fundamental: *ellos no son sus pensamientos*. Tienen pensamientos, pero no son sus pensamientos; y pueden aprender a observarlos, pueden verlos elevarse y caer como si fueran nubes en el lejano cielo. La capacidad de liberarse de la tiranía de los propios pensamientos, aunque solo sea ligeramente, es el comienzo de *moksha*, o la única verdadera libertad.

FIGURA 16.3

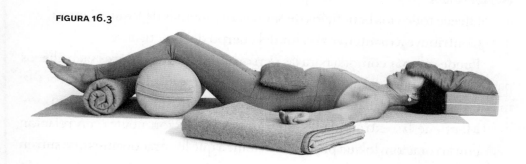

Cuando los miembros de la clase estén preparados, puedes iniciarlos en la postura con algunas imágenes verbales. Tan pronto como puedas, deja de hablar. Medita, lee los *Yoga Sutras*, comienza a tejer o haz lo que sea para evitar caer en la trampa de creer que no estás ofreciendo suficiente instrucción a tus alumnos si simplemente te sientas en silencio junto a ellos, participas en el espacio sagrado de la seguridad y el descanso y creas un puerto seguro para una vida agotadora donde impera el estrés. Confía en el silencio. Confía en la postura. Confía en tus alumnos. Pero, sobre todo, confía en ti mismo y en el proceso de transformación que *Savasana* nos ofrece al llevarnos directamente al interior de nosotros mismos.

Y por último, y lo más importante, *practica tú mismo Savasana veinte minutos diarios como mínimo*. Así, tus palabras serán más veraces mientras enseñas la postura y, por tanto, tendrán más poder. Tu dedicación y tu servicio influirán de una manera positiva en tus alumnos y en el mundo.

17 | LA CABEZA A LA MISMA ALTURA QUE EL CORAZÓN
Savasana 2
Postura de relajación con el cuerpo "envuelto"

BENEFICIOS

- Ofrece todos los beneficios de *Savasana* 1, además de los siguientes:
- Contribuye a mantener el calor del cuerpo del practicante.
- Puede ser más cómoda para las personas que sufren dolores sacroilíacos a las que puede resultarles incómodo tumbarse en el suelo.
- Calma la ansiedad de los practicantes (por la presión de las mantas).
- Mantiene las extremidades inferiores en posición neutra, en relación con la rotación, lo que puede contribuir a que los practicantes que sufren dolores sacroilíacos, o en las caderas, se sientan a gusto mientras están tumbados en *Savasana*.

PRACTICAR CON PRECAUCIÓN

- Evita esta postura si no puedes tumbarte en el suelo ni incorporarte fácilmente.
- Evita esta postura, así como otras que se realicen en posición prona, después del primer trimestre del embarazo. Sustitúyela por *Supta Baddha Konasana* 2 (postura 2) o por *Savasana* 5 (postura 20)
- Esta postura puede ser difícil de adoptar si el hecho de estar tumbado en el suelo en una posición vulnerable te hace revivir algún trauma.

ACCESORIOS

- Una esterilla antideslizante.
- Seis mantas, incluida una para taparte (no se muestra en la figura).
- Una almohadilla o una toalla de mano para taparte los ojos.
- Una manta ligera para taparte los pies si están fríos (opcional, no se muestra en la figura).
- Una manta pesada para colocar sobre el abdomen con el fin de tener sensación de peso (opcional, no se muestra en la figura).

PREPARAR LA POSTURA

Reúne los accesorios y extiende la esterilla sobre un suelo que te resulte cómodo y en un sitio donde nadie pueda perturbarte. Dobla la primera de las mantas de la forma indicada para usar como apoyo para la cabeza. Quizás prefieras volver a leer la sección «La importancia especial de los apoyos para la cabeza y el cuello» de la primera parte para recordar las indicaciones. Cuando tengas claro cómo has de doblar la manta, colócala en el extremo de la esterilla donde se apoyará la cabeza cuando estés tumbado.

Coloca dos mantas más (dobladas de la misma forma) a ambos lados de tu cuerpo para apoyar las muñecas, como ya expliqué para la postura 16 (estas mantas no se muestran en la figura 17.1).

Siéntate en la esterilla y dobla una manta a la manera estándar para envolver la parte inferior de las piernas con ella. Mete los bordes de la manta por debajo de las piernas para que quede bien colocada y las piernas estén cómodas. Recuerda que el hecho de meter las mantas debajo de las piernas en esta

FIGURA 17.1

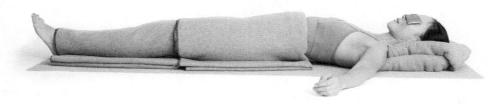

postura tiene como objetivo evitar que se desplacen hacia fuera y mantenerlas en una posición neutra. Presta especial atención a las articulaciones externas de las rodillas; deben estar totalmente apoyadas.

Ahora utiliza otra manta para cubrir el abdomen y la parte superior de las piernas, desde la parte anterior de las costillas inferiores hasta las rodillas. Asegúrate de que también esta manta esté bien colocada, lo que significa que mantiene las articulaciones externas de la cadera en su sitio. Las dos mantas deben quedar superpuestas con el propósito de que la sección de tu cuerpo que va desde las costillas inferiores hasta lo más cerca posible de los tobillos esté bien arropada. A algunos de mis alumnos les gusta llamar «burrito* *Sava-sana*» a esta versión de la postura, porque al ejecutarla tienen una sensación de estar envueltos que les resulta muy placentera.

Ahora túmbate sobre la espalda, coloca correctamente el apoyo para la cabeza, tápate los ojos y apoya las manos sobre las mantas que has doblado con ese fin. Verifica si tu cuerpo está bien arropado. Algunos alumnos prefieren colocar sobre el abdomen otra manta doblada de la manera estándar, porque su peso les da una sensación de seguridad que los ayuda a relajarse más profundamente.

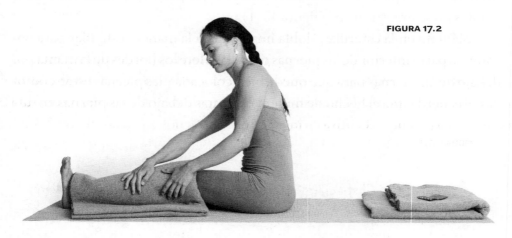

FIGURA 17.2

---

* N. de la T.: La autora se refiere al burrito mexicano, una tortilla de harina de trigo enrollada en forma cilíndrica que se rellena de carne asada y frijoles refritos.

PERMANECER EN LA POSTURA

Respira varias veces suave y prolongadamente, mientras dejas que tu cuerpo se «hunda» en el suelo. Abandónate al apoyo firme que te ofrecen las mantas y que te ayudan a mantenerte en esta posición. Al practicar una asana activa, tú eres el actor y la postura es el receptor. Sin embargo, en el yoga restaurativo sucede lo contrario: la postura actúa y tú recibes. El «trabajo» no lo realizas tú, sino los accesorios. Tu única tarea es dejarte llevar por la sensación de calma que impera en tu cuerpo y tu mente. Flota en el océano de la quietud y permanece en la postura durante veinte minutos, o incluso más.

VOLVER

Cuando desees deshacer la postura, primero debes respirar profundamente, y luego deslizar la parte inferior de las piernas fuera de la manta. Mientras mantienes la parte baja de la espalda firmemente contra el suelo para no perder la estabilidad, dobla una rodilla y luego la otra para colocar las plantas de los pies sobre el suelo. Luego rueda suavemente hacia uno de los lados y descansa en esa posición durante varias respiraciones. A continuación, siéntate utilizando las manos y los brazos como apoyo. Permanece sentado en silencio unos instantes mientras reflexionas sobre el efecto de *Savasana 2*.

PARA LOS PROFESORES

Permanecer tumbado sobre el suelo en *Savasana 1*, con los ojos cerrados, los brazos y las piernas abiertos y sin poder ver qué es lo que está sucediendo a nuestro alrededor, puede considerarse un acto de valentía. Estamos recostados en una postura receptiva en lugar de encontrarnos en una posición donde podemos ejercer nuestro poder, como cuando estamos de pie y miramos a alguien a los ojos.

Por este motivo, especialmente si existe algún trauma personal, algunos practicantes experimentan diferentes grados de ansiedad al adoptar *Savasana 1*. Si esto es lo que le sucede a alguno de tus alumnos, puedes indicarle que la sustituya por *Savasana 2*. Tener el cuerpo envuelto con las mantas, y sentir su peso, no solamente puede ser muy reconfortante y consolador sino también promover que el practicante disfrute y se beneficie de esta postura tumbada sobre el suelo que favorece la relajación.

Si *Savasana* 2 suscita resistencias en alguno de los alumnos, puedes indicarle que practique *Supta Baddha Konasana* 1 (postura 1) con la cabeza cerca de la pared. También puedes sugerirle que mantenga los ojos entrecerrados mientras adopta la postura. La posición medio vertical de la postura 1 es una forma ideal de que el practicante comience a confiar en el proceso y logre abandonarse y relajarse en clase con otras personas a su alrededor.

18 | LA CABEZA A LA MISMA ALTURA QUE EL CORAZÓN
Savasana 3
Postura de relajación «Stonehenge»

BENEFICIOS
- Ofrece todos los beneficios de *Savasana* 1, además de los siguientes:
- Ayuda a reducir el cansancio muscular de las piernas debido a la práctica de deportes o al hecho de permanecer mucho tiempo de pie.
- Ayuda a eliminar el exceso de líquido en las piernas.
- Es fácil organizar la postura.
- Requiere muy pocos accesorios.

FIGURA 18.1

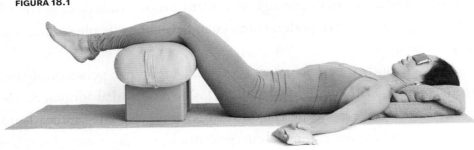

PRACTICAR CON PRECAUCIÓN

- Evita esta postura si no puedes tumbarte sobre el suelo ni incorporarte fácilmente.
- Evita esta postura, así como también otras que se realizan en posición prona, después del primer trimestre del embarazo. Sustitúyela por *Supta Baddha Konasana* 2 (postura 2) o por *Savasana* 5 (postura 20).
- Esta postura puede ser difícil si el hecho de estar tumbado en el suelo en una posición vulnerable te hace revivir algún trauma.

ACCESORIOS

- Una esterilla antideslizante.
- Dos bloques.
- Un cojín (uno rectangular es más efectivo que uno cilíndrico).
- Dos mantas.
- Una almohadilla para los ojos o una toalla de mano para cubrirlos.
- Un pequeño saco de arena (opcional).

PREPARAR LA POSTURA

A esta versión de *Savasana* la denomino «Stonehenge» porque la organización recuerda a la disposición de las piedras gigantes prehistóricas halladas en Wiltshire (Inglaterra). Antes de practicarla debes reunir los accesorios y extender la esterilla sobre un suelo cómodo y en un espacio donde nadie pueda molestarte. Coloca sobre la esterilla los dos bloques paralelos entre sí y apoyados sobre su lado más largo y luego pon el cojín encima de los bloques. En las figuras 18.1 y 18.2 utilizamos un bloque de tamaño mediano porque nuestra modelo no es alta. *La altura de los bloques no es lo más importante.* Lo fundamental es que los talones estén ligeramente más bajos que las rodillas, como se muestra en la figura 18.1. Prueba con bloques altos y medianos hasta encontrar la altura que sea más adecuada para ti.

Ten cuidado de no colocar los bloques demasiado juntos, pues de lo contrario el cojín superará los bordes exteriores de estos. También debes prestar atención para no colocarlos demasiado alejados, porque en este caso la parte central del cojín puede hundirse. Si fuera posible, escoge un cojín que no sea blando para hacer esta postura.

Siéntate sobre la esterilla para crear el apoyo para la cabeza. Dobla una manta de la manera estándar, aproximadamente a un tercio de distancia de uno de los lados cortos y en dirección hacia el otro. Coloca la manta de manera que el lado más largo y más fino sirva de apoyo para los primeros 0 a 15 cm de tu espalda, pero debes asegurarte de que no sobrepase la parte media de los omóplatos. Túmbate y a continuación levanta un brazo para agarrar el borde doblado de la manta; enrolla las primeras dos o tres capas de ese borde (los extremos sueltos) alejándolo de tu cuerpo y en dirección a la cabeza y al mismo tiempo presiona firmemente este pliegue debajo de la vértebra C7. Por último, enrolla *hacia dentro* los bordes exteriores de los lados largos de la manta para arropar los hombros y ambos lados de la cabeza.

Comprueba que la manta esté en el sitio correcto y que las piernas lleguen fácilmente hasta el cojín. Apoya la parte inferior de las piernas sobre el cojín de manera que se cumplan las siguientes condiciones: los muslos deben estar en un ángulo de 45 grados (nunca en posición vertical), las corvas (parte posterior de las rodillas) completamente apoyadas sobre el cojín y los pies más bajos que las rodillas.

Acomoda la manta perfectamente debajo del cuello y de la parte superior externa de los omóplatos. Tápate los ojos con la almohadilla. Cúbrete el cuerpo desde las caderas hasta el cuello con otra manta. Programa el temporizador en veinte minutos y relájate.

Si quieres utilizar un pequeño saco de arena para relajar más profundamente el abdomen, puedes colocarlo a la altura de las caderas mientras preparas la postura. Sin embargo, no debes utilizarlo durante la menstruación, si estás embarazada o si estás recuperándote de una intervención quirúrgica abdominal. Cuando estés preparado para iniciar la postura, túmbate sobre la espalda y luego toma el saco de arena. Exhala y colócalo sobre el ombligo una vez concluida la exhalación. El saco no debe llegar hasta las costillas ni dificultar la respiración. Cuando quieras deshacer la postura, aparta el saco de arena hacia uno de los lados de tu cuerpo (nunca lo levantes en el aire) y apóyalo suavemente sobre el suelo. Observa cómo se ha relajado el abdomen.

PERMANECER EN LA POSTURA

No hay nada que se asemeje a la aventura de simplemente ser. Comienza esta variación de *Savasana* particular prestando especial atención a la región lumbar y a la parte inferior de las últimas costillas. Al practicar la postura clásica de *Savasana* (postura 16 de este libro), la parte inferior de la espalda mantiene su curvatura normal y no toca el suelo. Sin embargo, en *Savasana* 3 la parte inferior de la espalda está en flexión debido a la posición de las piernas y, por lo tanto, firmemente apoyada sobre el suelo. Las últimas costillas también están en contacto con el suelo. Esta posición puede ser muy relajante cuando sientes dolor en la parte baja de la espalda o tienes dolor de espalda crónico.

Deja que la región lumbar y las costillas se fundan con el suelo. Presta atención en primer lugar a la posición del cuerpo, luego a la respiración y finalmente al centro del cerebro. Deja que la postura te encuentre a ti; asume una actitud introvertida para lograr que los ruidos o la actividad exteriores caigan sobre ti como el agua de la ducha. Has abandonado el flujo normal de tu vida cotidiana y ahora reposas profundamente dentro de ti mismo.

FIGURA 18.2

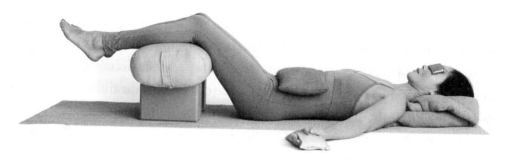

VOLVER

Cuando el temporizador se detenga, considera la posibilidad de programarlo diez minutos más. Si esto no fuera posible, simplemente permanece tumbado unos instantes sin deshacer la postura. Siente tu cuerpo con una conciencia nueva y serena. Mantén la región lumbar y la pelvis estables durante la exhalación y luego acerca las rodillas al pecho, primero una y después la otra. Rueda hacia uno de los lados y descansa en esa posición durante varias respiraciones antes de sentarte utilizando los brazos como apoyo.

Ahora quizás te parezca que el mundo ha cambiado, pero en verdad no lo ha hecho. Lo que ha cambiado es el estado de tu sistema nervioso, y por eso tu percepción del mundo es diferente. Intenta conservar este nuevo estado todo el tiempo que puedas mientras vuelves a ocuparte de tus actividades cotidianas.

PARA LOS PROFESORES

Uno de los desafíos más importantes del yoga restaurativo es trabajar con los accesorios. Los alumnos a veces se sienten agobiados y confusos cuando intentan reproducir en su casa las posturas que han realizado contigo en clase.

Si esto es lo que les sucede a algunos de tus alumnos, es muy conveniente aconsejarles que practiquen esta variante de *Savasana*. Cuando les enseñes por primera vez esta postura, dedica unos minutos a explicarles que es muy sencillo organizarla y que pueden utilizar un sofá o una silla baja en lugar de los bloques y el cojín. Una parte importante de nuestro trabajo como profesores es conseguir que la práctica de todos los niveles del yoga sea accesible al mayor número posible de personas. Utiliza tu imaginación mientras les ofreces sugerencias prácticas: colocar una almohada pequeña debajo de la cabeza, reemplazar el saco de arena por una bolsa de cinco kilos de alubias o arroz, o utilizar una toalla de mano en lugar de una almohadilla para los ojos.

No olvides que *Savasana*, en cualquiera de sus versiones, es la postura más beneficiosa para la salud física, mental e incluso espiritual de todos nuestros alumnos, independientemente de su nivel de experiencia. Las sensaciones que experimentan al practicar *Savasana* es el primer acercamiento de los alumnos a un estado muy semejante al de la meditación. Esta postura puede abrir las puertas de la autorreflexión y de una conciencia que ellos nunca antes habían experimentado.

Te envío mis bendiciones mientras estás al servicio de tus alumnos en una clase de yoga, y muy especialmente para los momentos en los que les enseñas esta versión de *Savasana* porque es algo que ellos pueden introducir en su vida cotidiana de una manera fácil y simple. Esta postura es muy poderosa; si la practican durante veinte minutos de forma regular, no solamente puede ayudarlos a modificar su día a día, sino también a producir un cambio en su vida. Compártela libremente.

19

LA CABEZA A LA MISMA ALTURA QUE EL CORAZÓN
Savasana 4
Postura de relajación tumbada de lado

BENEFICIOS

- Ofrece todos los beneficios de *Savasana* 1, además de los siguientes:
- Es especialmente relajante para la sensación de ansiedad, agotamiento o agobio.
- Es favorable para la función digestiva, y en especial para tratar trastornos estomacales.
- Es perfecta para las mujeres embarazadas que comienzan el segundo trimestre.
- Puede ser una postura muy relajante para que las nuevas madres amamanten a sus bebés.
- Puede ser una excelente opción para favorecer la relajación de aquellos que sufren el trastorno de estrés postraumático, especialmente cuando

la postura se realiza con la espalda del practicante apoyada firmemente contra la pared.

FIGURA 19.1

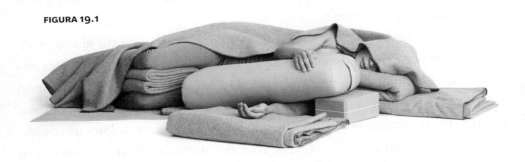

PRACTICAR CON PRECAUCIÓN

- Evita esta postura si no puedes tumbarte sobre el suelo ni incorporarte fácilmente.
- Esta postura puede resultarte incómoda si no puedes estar tumbado dejando caer el peso del cuerpo sobre la articulación del hombro izquierdo. En este caso puedes tumbarte hacia el lado derecho, aunque siempre es preferible hacerlo hacia el lado izquierdo.
- Esta postura puede resultarte complicada si el hecho de estar tumbado en el suelo en una posición vulnerable te hace revivir algún trauma.
- Ten en cuenta que esta postura debe practicarse sobre el lado izquierdo por la sencilla razón de que facilita la digestión, y también que es recomendable para las mujeres embarazadas.
- Quizás quieras practicar esta postura colocando la esterilla sobre una alfombra gruesa para evitar la incomodidad o la presión de las partes óseas del cuerpo contra el suelo, como pueden ser el trocánter de la cadera y la parte exterior del hombro.

ACCESORIOS

- Una esterilla antideslizante.

- Entre seis y ocho mantas.
- Un bloque.
- Dos cojines.
- Una toalla de mano para taparte los ojos.
- Una almohadilla grande para los ojos que colocarás en el lado derecho del cuello (opcional).
- Un saco de arena para sujetar firmemente el cojín contra la espalda (opcional).

PREPARAR LA POSTURA

Como sucede con todas las posturas de yoga restaurativo, la clave para esta versión de *Savasana* fundamentalmente es estar cómodo. Prepara los accesorios y extiende la esterilla sobre un suelo que te parezca confortable y en un espacio en el que nadie pueda interrumpirte. Para empezar crea tu «nido» extendiendo una o dos mantas sobre la esterilla para arropar tu cuerpo desde los hombros hasta las caderas. Luego dobla una manta por la mitad, de la manera estándar, para usarla como apoyo para la cabeza.

La posición de la cabeza es primordial para la relajación. La altura estará principalmente determinada por el ancho de los hombros. Debes tener en cuenta que algunas personas que no son altas pueden tener hombros anchos y, por el contrario, algunas personas altas pueden tener hombros estrechos. En consecuencia, asegúrate de probar cuál es la altura adecuada para ti sin asumir de antemano que una sola manta será suficiente. La mayoría de los practicantes tienden a subestimar (más que sobrestimar) la altura apropiada para el apoyo de la cabeza. Cuando el soporte es correcto, la parte superior del cuello está totalmente relajada y la parte superior de la cabeza ligeramente orientada *hacia arriba*. Bajo ningún concepto la cabeza debe estar «colgando» hacia abajo. Además, recuerda llevar la barbilla hacia el pecho mientras te asientas en la postura.

A continuación, prepara los accesorios para las rodillas, doblando dos mantas a lo largo para colocarlas debajo de las piernas, de modo que estén apoyadas desde las rodillas hasta los pies. El pie que está más arriba no debe sobresalir de las mantas. Probablemente quieras tener a mano la manta que usarás para apoyar las muñecas y la toalla de mano para taparte los ojos (esto se muestra en la figura 19.3). También debes tener una manta a tu alcance para cubrirte.

Túmbate sobre el lado izquierdo, apoyando la cabeza y el resto del cuerpo sobre las mantas que has preparado. Coloca las dos mantas que servirán de apoyo para las piernas en medio de la parte inferior de ambas. Las rodillas deben estar dobladas en el ángulo que te resulte más cómodo; algunas personas prefieren tenerlas completamente flexionadas, mientras que otras se sienten más a gusto con una ligera flexión. Coloca un cojín detrás de ti. Tu profesor, o un amigo, puede ayudarte colocando el lado corto de un saco de arena contra el cojín para mantenerlo en su sitio. Esto resulta especialmente agradable si estás haciendo la postura cerca de una pared y el cojín está bien sujeto entre la pared y tu espalda. El beneficio adicional que ofrece practicar la postura cerca de una pared es que tú mismo puedes colocar el cojín y no necesitas que nadie te ayude.

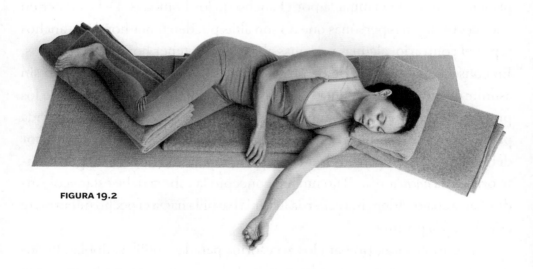

FIGURA 19.2

Pon un bloque bajo cerca de la parte superior de la manta que sirve de apoyo para el brazo y coloca uno de los bordes del segundo cojín sobre el bloque; el otro borde queda sobre el suelo cerca de los muslos. Así, el brazo que pasa por debajo del cojín y a través de la abertura creada por el bloque no tiene que soportar ningún peso. Por lo general, en esta postura es mejor utilizar un almohadón rectangular.

Tápate los ojos con la toalla de mano, coloca la almohadilla para los ojos en la parte lateral del cuello y orientada hacia el cielo raso y cúbrete con otra manta. Desliza por debajo de la parte delantera del cojín el brazo que está abajo y, si te apetece, mete la mano en el pliegue de la manta que sirve de soporte para las muñecas. Desplaza la muñeca del brazo que está más arriba hasta colocarla en una posición cómoda encima del cojín que está delante. Si todas las partes del cuerpo están perfectamente apoyadas, tu atención se dirigirá únicamente hacia el interior.

PERMANECER EN LA POSTURA

Tal como sucede al practicar todas las versiones de *Savasana*, esta postura requiere que empieces por respirar varias veces y enfoques tu atención en tu interior. Cabe destacar que puede ser un poco más fácil para algunas personas abandonarse en esta versión particular de *Savasana* con el fin de alcanzar un estado de relajación verdaderamente profundo, debido a que la postura es tan cómoda que se parece a la posición que adoptamos para dormir.

Comienza la relajación concentrándote en los pies; recorre conscientemente todo tu cuerpo en sentido ascendente: los pies, las piernas, la pelvis y el abdomen, el pecho, los brazos, las manos, el cuello y la cabeza. Hay algunas zonas específicas que tal vez sigan estando tensas: la parte superior de los hombros, la lengua, la mandíbula y el cuero cabelludo. Presta particular atención a esas partes donde comúnmente se acumula la tensión inconsciente.

Es muy probable que al principio tengas problemas para concentrarte. Si tu mente sigue dispersa después de pasar un rato en esta posición, vuelve a traerla al centro mismo de tu cerebro. Esta acción consciente contribuirá

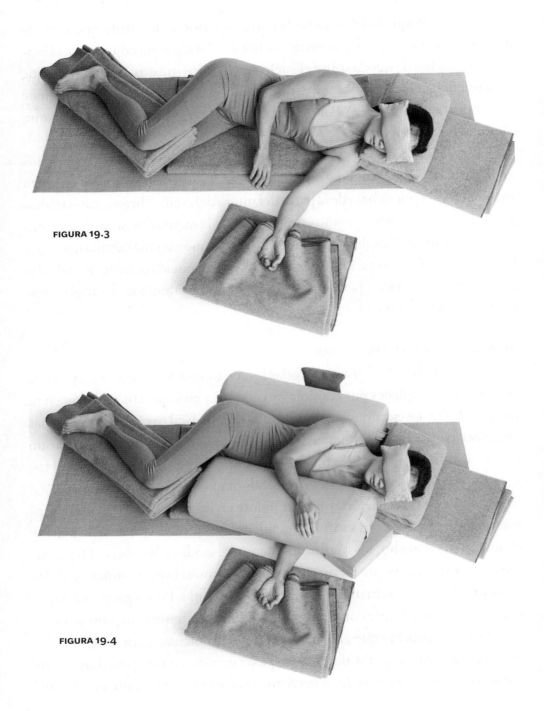

FIGURA 19.3

FIGURA 19.4

a que tu atención se enfoque en el interior. Y a su vez, eso te ayudará a que el sistema nervioso parasimpático se convierta gradualmente en el sistema dominante; de ese modo, la respuesta de relajación comenzará a extenderse por todo tu cuerpo.

Cuando estés relajado, dedícate a percibir la sensación de estar flotando, cómoda y relajadamente, que estás experimentando. Este es el verdadero estado de *Savasana*, en el que estamos totalmente presentes, relajados y despreocupados. Mantén la postura durante al menos veinte minutos, e incluso media hora si fuera posible.

VOLVER

Cuando hayas terminado de hacer la postura, no te des prisa por recuperar la movilidad. Observa la increíble sensación de alivio y bienestar que se ha instalado en tu sistema nervioso. Respira lentamente varias veces, y cuando te sientas preparado, utiliza los brazos como apoyo para sentarte muy lenta y suavemente. Dedica unos momentos a reflexionar sobre tu nueva forma de experimentar el mundo antes de reincorporarte a tu jornada cotidiana.

PARA LOS PROFESORES

Esta postura requiere un gran número de accesorios y por ello a veces es imposible enseñarla a todos los alumnos de una misma clase. No obstante, puede ser bastante útil en una sesión privada con un alumno o para una o dos personas específicas de tus clases grupales. *Savasana* 4 es una postura muy adecuada para calmar a un alumno que está inquieto. Sin embargo, también es una postura poderosa para un practicante que llega a tu clase en un estado de completo agotamiento.

El agotamiento es una clase de agitación. Cuando estamos agotados nos resulta prácticamente imposible dejarnos llevar hasta el punto que es necesario para recuperarse. De hecho, cuando estamos extenuados y consumidos, y lo único que queremos es relajarnos, a veces para conseguirlo necesitamos primero experimentar y reconocer una sensación física casi dolorosa al iniciar la postura. Y cuando estamos absolutamente exhaustos, esta fase un poco incómoda del proceso de relajación es la motivación inconsciente que nos empuja a *eludir* la relajación profunda, que es precisamente lo que necesitamos. Pero si perseveramos, lograremos superar este breve y desagradable momento y podremos volver a conectar con nuestra quietud interior.

Y aun cuando no seas capaz de utilizar esta postura con tus alumnos en clase, debes experimentar frecuentemente la potencia que tiene *Savasana* 4 en tu propia práctica. A veces, los efectos son realmente sorprendentes. También te aconsejo que enseñes esta postura a las personas de tu vida que quizás no practiquen yoga, pero que seguramente necesitan aprender una forma segura y sencilla de relajarse y enriquecerse cada día.

20 LA CABEZA A LA MISMA ALTURA QUE EL CORAZÓN
Savasana 5
Postura de relajación con apoyo y coordinada con la respiración

BENEFICIOS

- Ofrece todos los beneficios de *Savasana* 1, además de los siguientes:
- Puede ser muy útil para los que están resfriados o tienen una indigestión.
- Es favorable para los alumnos que se quedan dormidos muy fácilmente en *Savasana*.

FIGURA 20.1

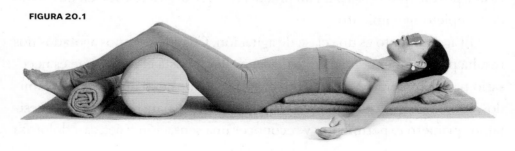

- Las mujeres embarazadas pueden practicarla en los primeros dos trimestres del embarazo.
- Es una forma cómoda de que muchos alumnos comiencen a aprender la práctica de *pranayama*, sin tener que esforzarse por mantener la espalda erguida mientras están sentados en el suelo con la columna estirada y los pulmones abiertos durante un periodo de tiempo prolongado.

PRACTICAR CON PRECAUCIÓN

- Evita esta postura si no puedes tumbarte sobre el suelo ni incorporarte fácilmente.
- Esta postura puede resultarte complicada si el hecho de estar tumbado en el suelo en una posición vulnerable te hace revivir algún trauma.
- Si tienes dolor crónico en la parte baja de la espalda (región lumbar), quizás necesites otra manta para elevar un poco más el pecho y reducir así el ángulo de la flexión hacia atrás que se realiza en esta postura.

ACCESORIOS

- Una esterilla antideslizante.
- Siete mantas, incluida una para taparte.
- Un bloque.
- Una almohadilla o una toalla de mano para taparte los ojos.

PREPARAR LA POSTURA

Extiende la esterilla sobre un suelo que te resulte cómodo, preferiblemente sobre una alfombra, y en un espacio donde nadie pueda molestarte. Ahora dobla dos de las mantas a lo largo. Coloca una de ellas encima de la otra, y dobla hacia abajo el borde superior de la manta que está arriba para que haya una separación de 10 a 15 cm entre ellas, tal como se muestra en la figura 20.2.

Prueba la forma de preparar la postura sentándote sobre la esterilla (y no sobre la manta), moviendo la pelvis hacia atrás para que esté firmemente apoyada sobre la manta de abajo. No debe haber ninguna separación entre tu cuerpo y la manta. Túmbate sobre las mantas. Notarás que la parte baja de tu espalda forma un ligero arco. Si esto te resulta incómodo, cambia ligeramente la organización de las mantas, moviendo la que está encima varios centímetros en dirección a la cabeza o los pies, para que haya más espacio entre ellas. También puedes agregar una tercera manta si crees que estarás más a gusto.

FIGURA 20.2

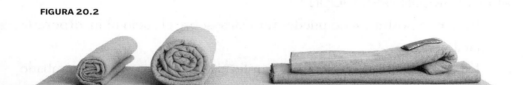

Ahora túmbate y prueba la posición de la cabeza. Es posible que te encuentres cómodo, pero también puede ser que prefieras doblar hacia abajo el borde superior de la manta que está encima y bajarlo hasta la parte superior de los hombros. O quizás te apetezca utilizar otra manta doblada para apoyar la cabeza y el cuello, como expliqué en la sección «La importancia especial de los apoyos para la cabeza y el cuello» de la primera parte. Antes de continuar, asegúrate de que la región lumbar, la cabeza y el cuello estén cómodos, y también de que la barbilla esté ligeramente más baja que la frente, como se muestra en la figura 20.1.

Una vez que hayas cumplido con todas estas condiciones, rueda hacia un lado, siéntate y coloca un rollo debajo de los tendones de Aquiles para que los talones «floten» por encima de la esterilla. Utiliza un cojín, o una manta enrollada de manera que parezca un almohadón, para apoyar las corvas (parte posterior de las rodillas) y la parte inferior de las piernas.

Programa el temporizador en quince minutos. Cúbrete con otra manta, túmbate, tápate los ojos y coloca las manos sobre el suelo a ambos lados del cuerpo. Algunas veces utilizo mantas para apoyar las muñecas, pero lo más frecuente es que deje simplemente que el brazo descanse sobre el suelo, como se muestra en la figura 20.1. Verifica que la parte interior de los brazos no esté en contacto con el tronco para que los pulmones y las costillas puedan moverse sin limitaciones.

PERMANECER EN LA POSTURA

Abandona tu cuerpo a los apoyos y presta atención a tu comodidad. No te dejes distraer por ninguna asimetría de tu cuerpo, como por ejemplo que las piernas estén separadas de forma desigual o que la almohadilla para los ojos no los cubra correctamente.

Comienza a prestar atención a tu respiración. Al hacerlo llegarás a percibir que *la profundidad y el ritmo de la respiración comienzan a cambiar de inmediato.* Cuando tu respiración se regularice, ve alargándola lentamente, hasta conseguir que las inhalaciones y las exhalaciones tengan exactamente la misma duración. No intentes prolongar la respiración lo máximo posible desde el principio; respira varias veces de forma gradual utilizando el aire para abrir y calentar suavemente los pulmones.

A continuación dedícate a mejorar tu conciencia. No solo debes inhalar y exhalar con la misma profundidad y duración, también debes empezar a crear una sensación similar tanto al principio como al final de cada inhalación. Y del mismo modo, al comenzar a exhalar debes crear una sensación similar a la que tienes al final de cada exhalación. Mantén la mente concentrada en esta tarea durante varios minutos. La idea es que experimentes de forma gradual que tu respiración, que está claramente dividida en dos partes (inhalación y exhalación), es como un largo río que fluye suave y uniformemente.

Durante la inhalación concentra toda tu atención en que la respiración llegue a todas las partes de los pulmones, especialmente a la zona posterior. Aproximadamente un sesenta por ciento de los pulmones se encuentra en la mitad posterior del cuerpo, de manera que trata de inhalar y exhalar desde allí. Debes mover las costillas laterales y llevar la respiración hacia los pulmones y por debajo del esternón. El abdomen debe permanecer pasivo; recuerda que los pulmones no están allí. Allí donde están las costillas, están los pulmones, de manera que asegúrate de utilizarlos plenamente al respirar.

Ahora cambia nuevamente la respiración: primero una inhalación larga y luego una exhalación larga y uniforme. Después respira de forma natural una o dos veces, como si fueran en cierto modo respiraciones superficiales «de descanso». A continuación inhala largamente una vez y exhala de la misma forma, luego respira de forma normal una o dos veces. Mantén este patrón respiratorio de diez a quince minutos. Cuando el temporizador se apague, deja que la respiración encuentre su propio ritmo pero sigue siendo consciente de ella durante varias respiraciones. Luego olvídate de ese objetivo y encuentra un espacio de serenidad en lo más profundo de ti mismo donde puedas descansar. Percibe y disfruta del efecto que la práctica de *pranayama* ha dejado en tu cuerpo y tu mente. Si sigues sintiéndote cómodo en esta postura, permanece en ella por lo menos diez minutos más. De lo contrario, exhala, flexiona las rodillas, rueda hacia uno de los lados y luego siéntate. Acomoda los accesorios hasta encontrar una posición de *Savasana* que te resulte cómoda y túmbate sobre la espalda durante diez minutos.

VOLVER

Una vez más, toma conciencia de tu respiración. Inhala y exhala largamente un par de veces. Lleva la parte baja de la espalda hacia el suelo durante la segunda exhalación y mantenla en esa posición mientras flexionas una rodilla y después la otra en dirección al pecho; después rueda suavemente hacia uno de los lados. Apóyate en las manos y los brazos para sentarte lenta y suavemente antes de reincorporarte al resto de tu jornada diaria.

PARA LOS PROFESORES

Ayudar a tus alumnos a encontrar una práctica simple de *pranayama* para que la integren en las sesiones que realizan en su casa, puede ayudarlos a concentrarse y favorecer que tengan una vida más relajada. Esta versión de

Savasana y el uso de *Sama Vritti Pranayama* (respiración equitativa) son muy propicios para lograr ese objetivo.

Después de que tus alumnos se familiaricen con esta práctica y se sientan cómodos al ejecutarla, puedes enseñarles la siguiente variación. Una vez que los practicantes tengan suficiente experiencia con el patrón respiratorio que he descrito, puedes pedirles que se detengan a medio camino durante la exhalación y que cuenten lentamente hasta tres antes de continuar con la exhalación. A continuación deben respirar dos veces normalmente para recuperarse, y luego iniciar la práctica otra vez.

Me gusta guiar a mis alumnos en clase durante los primeros cinco minutos de *pranayama* y después indicarles que continúen por sus propios medios, porque todos tenemos un ritmo de respiración diferente. Les pido que continúen practicando hasta que haga sonar una vez mi campana (antes de comenzar la práctica les explico los motivos de este cambio). Esta señal les indica que pueden relajarse en la postura tal como están, dejando que la respiración encuentre su propia inteligencia, y que pueden practicar *Savasana* 5.

Al agotarse el tiempo dedicado a *Savasana* hago sonar la campana tres veces, porque en la filosofía hindú el tres se considera el número de la conclusión. Los ejemplos son el inicio, la mitad y el final, el nacimiento, la vida, y la muerte, y el padre, la madre y el hijo. También está Brahma, el Creador; Vishnu, el Protector, y Shiva, el Destructor. Introducir un poco de filosofía en la práctica física del yoga enriquece y profundiza la experiencia de enseñar, y al mismo tiempo instruye a los alumnos.

PARTE 3

Secuencias de la práctica

Esta sección del libro incluye secuencias sugeridas que te servirán de ayuda para cuando practiques las posturas en tu propia casa. En la primera sección presento prácticas basadas en el tiempo; en la segunda, prácticas que se ocupan de determinadas condiciones o circunstancias.

La magia de estas posturas no funciona si no las practicas. Experimenta libremente para encontrar los movimientos o las posturas que sean más adecuados para ti. Sin embargo, ten en cuenta que en la vida hay algunas cosas que pueden cambiar tu salud y tu conciencia en un breve periodo de tiempo, y cuyos efectos secundarios únicamente son cien por cien positivos, como por ejemplo dedicar veinte minutos a la relajación.

Te deseo mucha suerte mientras descubres los niveles más profundos del yoga restaurativo.

PRÁCTICA RESTAURATIVA DIARIA

Sesión de veinte minutos

- *Savasana* 1 (postura 16) durante veinte minutos.

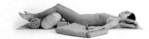

Sesión de cuarenta minutos

- *Salamba Prasarita Padottanasana* (postura 7) durante dos minutos.

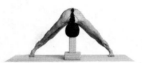

- *Supta Baddha Konasana* (variación) (postura 1) hasta un máximo de dieciocho minutos.

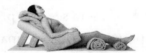

- *Savasana* 2 (postura 17) durante veinte minutos.

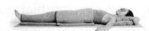

Sesión de sesenta minutos

- *Salamba Uttanasana* (postura 5) o *Salamba Prasarit Paddottanasana* (postura 7) entre cinto y siete minutos.

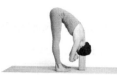
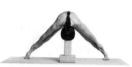

- *Salamba Adho Mukha Svanasana* (postura 6) durante tres minutos.

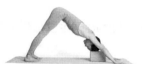

- *Salamba Setu Bandhasana* (postura 10) o *Salamba Urdhva Dhanurasana 2* (postura 9) durante diez minutos.

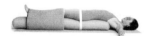
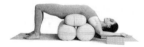

- *Salamba Sarvangasana* (postura 13) y algunos días incluir *Salamba Halasana* (postura 14) durante siete minutos en total.

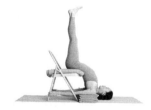
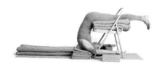

- *Urdhva Paschimottanasana* (postura 15) durante tres minutos.

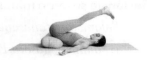

- *Savasana* 5 (postura 20) durante treinta minutos.

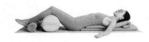

PRÁCTICAS ESPECÍFICAS

Para la ansiedad

- *Salamba Uttanasana* (postura 5).

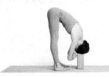

- *Salamba Prasarita Padottanasana* (postura 7).

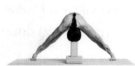

- *Ardha Viparita Karani* (postura 11).

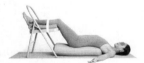

- *Savasana* 4 (postura 19).

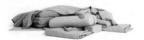

PARA NIÑOS MAYORES DE DOCE AÑOS

- *Supta Baddha Konasana* (postura 2).

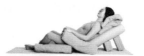

- *Salamba Urdhva Dhanurasana* 1 (postura 8).

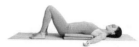

- *Salamba Balasana* 2 (postura 4).

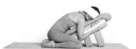

- *Savasana* 2 (postura 17).

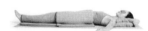

PARA LA DEPRESIÓN

- *Salamba Setu Bandhasana* (postura 10).

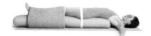

- *Salamba Urdhva Dhanurasana* 2 (postura 9).

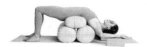

- *Viparita Karani* (postura 12) o *Ardha Viparita Karani* (postura 11).

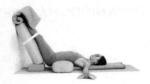

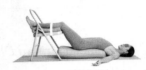

- *Savasana* 1 (postura 16).

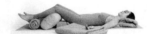

- *Savasana* 4 (postura 19).

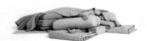

PARA EL CANSANCIO Y EL ESTRÉS

- *Salamba Prasarita Padottanasana* (postura 7).

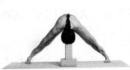

- *Salamba Adho Mukha Svanasana* (postura 6).

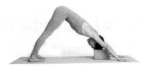

- *Salamba Setu Bandhasana* (postura 10).

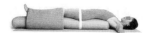

- *Savasana* 2 (postura 17).

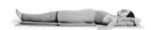

- *Savasana* 4 (postura 19).

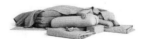

PARA EL DOLOR DE LA REGIÓN LUMBAR

- *Salamba Balasana* 1 (postura 3).

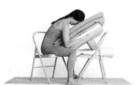

- *Salamba Adho Mukha Svanasana* (postura 6).

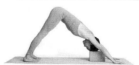

- *Salamba Urdhva Dhanurasana* 1 (postura 8).

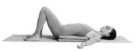

- *Savasana* 3 (postura 18).

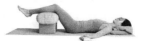

PARA LA MENOPAUSIA

- *Salamba Sarvangasana* (postura 13).

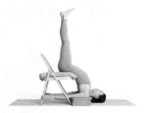

- *Salamba Halasana* (postura 14).

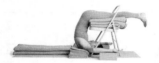

- *Urdhva Paschimottansana* (postura 15).

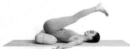

- *Savasana* 3 (postura 18) o *Salamba Setu Bandhasana* (postura 10).

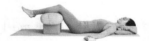

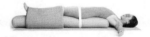

- *Salamba Sarvangasana* (postura 13).

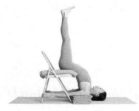

- *Salamba Urdhva Dhanurasana* 2 (postura 9).

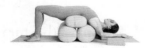

- *Savasana* 3 (Postura 18)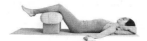

___

PARA LOS CALAMBRES DURANTE EL PERIODO MENSTRUAL

- *Supta Baddha Konasana* (variación) (postura 1).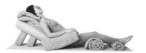

___

- *Supta Baddha Konasana* (postura 2).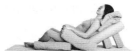

___

- *Salamba Balasana* 2 (postura 4).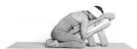

___

- *Savasana* 2 (postura 17).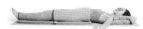

___

PARA LA SALUD GENERAL DURANTE EL EMBARAZO

- *Supta Baddha Konasana* (variación) (postura 1).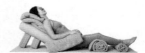

- *Supta Baddha Konasana* (postura 2).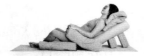

- *Salamba Balasana* 1 (postura 3).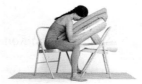

- *Savasana* 4 (postura 19).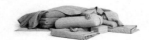

- *Savasana* 5 (postura 20).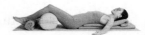

PARA EL POSPARTO

(en cuanto tu médico de familia te indique
que puedes hacer posturas de inversión)

- *Salamba Uttanasana* (postura 5).

- *Supta Baddha Konasana* (postura 2).

- *Ardha Viparita Karani* (postura 11).

- *Savasana* 1 (postura 16).

Recursos

Cojines, bloques, mantas y correas

HUGGER MUGGER YOGA PRODUCTS - www.huggermugger.com

He trabajado con esta empresa durante décadas y puedo recomendar muy especialmente sus accesorios.

La empresa comercializa cojines cilíndricos y rectangulares. Si tienes que comprar un cojín, te sugiero que empieces por uno rectangular.

En cuanto a los bloques, elige los más gruesos (se muestran en las fotos a lo largo de todo el libro) porque son más estables. Los que están hechos de gomaespuma son más cómodos y no se deslizan cuando los utilizas sobre una esterilla de yoga para sujetar un cojín en su sitio.

Mi correa favorita tiene 1,80 m de largo y 5 cm de ancho, y una anilla en forma de D. Es fácil ajustarla y soltarla.

Almohadillas para los ojos

LAUREEN LUCERO - laurluc@gmail.com

Yo prefiero las almohadillas para los ojos pequeñas y ligeras, que se comercializan en una amplia gama de bonitos colores, y las utilizo exclusivamente para los ojos. Las almohadillas grandes fueron una atención de Bija Yoga, de San Francisco (California), y son más idóneas para colocar peso sobre las palmas de las manos, la frente y, ocasionalmente, la parte posterior del cuello.

Silla de yoga

Ananda Yoga Chair - www.chairforyoga.com/shop/yoga-prop-chairs/standard-backless-chair/

Es una silla de yoga estándar sin respaldo, muy adecuada para realizar todas las posturas indicadas en este libro. Lo más importante que hay que comprobar a la hora de elegir una silla es que la parte inferior sea plana y las patas estables, para que no se mueva mientras adoptas o deshaces las posturas.

Acerca de la autora

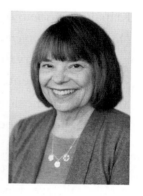

Judith Hanson Lasater, profesora de yoga desde 1971, es licenciada en Sociología y Fisioterapia por la Universidad de California (San Francisco), tiene un máster en Gobierno de la Universidad de Texas, en Austin, y un doctorado en Psicología Oriental y Occidental en el Instituto de Estudios Integrales de California (California Institute of Integral Studies). En 1974 colaboró con la fundación del Instituto para la Formación de Profesores de Yoga, que ahora es el Instituto Iyengar de San Francisco, donde se imparte un programa de entrenamiento para profesores conocido a nivel nacional con el que ya se han entrenado miles de instructores.

En 1975 fue cofundadora de la publicación *Yoga Journal*. Judith creó posturas de yoga para *Yoga Journal* y fue miembro fundadora de su consejo asesor editorial. Ideó y escribió la columna sobre asanas de la revista durante trece años, así como también docenas de artículos relacionados con las posturas, la anatomía, la quinesiología, el yoga terapéutico, los ejercicios respiratorios, y la psicología y filosofía del yoga.

Es presidenta emérita de la Asociación de Profesores de Yoga de California, la asociación independiente más antigua de profesores de yoga profesionales en los Estados Unidos. Ha formado parte de los consejos asesores de la Asociación Internacional de Estudios de Yoga (International Yoga Studies Association), la publicación médica *Alternative Therapies* y la asociación de registro nacional para profesores de yoga *Yoga Alliance*.

Judith ha dado clases de yoga como profesora invitada en convenciones nacionales e internacionales de profesores de yoga a lo largo de décadas. Durante tres años fue una destacada conferenciante en la Conferencia de Mujeres (*Governor's Women's Conference*) en Long Beach (California), y en tres ocasiones fue la ponente principal en la convención anual de yoga de *Yoga Journal*. También ha participado como oradora en la Conferencia de Yoga del Noroeste (*Yoga Northwest Conference*), en la Conferencia para la Crianza Consciente en Kripalu (*Conscious Parenting Conference*) y en la Conferencia de Yoga de Toronto (*Yoga Toronto Conference*).

Ha iniciado y formado a profesores y a alumnos sin experiencia previa de yoga en las siguientes prácticas: asanas, respiración (*pranayama*), meditación, anatomía, quinesiología, yoga terapéutico, filosofía del yoga y yoga restaurativo (una de sus especialidades). Da clases en San Francisco y también a nivel nacional y mundial. Durante su segunda visita a Rusia dirigió la producción de un vídeo sobre yoga terapéutico que posteriormente se utilizó en los hospitales militares rusos. Ha sido profesora visitante en el Programa Preventivo de Salud del Dr. Dean Ornish para pacientes cardíacos, y además colaboró en su estudio sobre la próstata; en ambos utilizó la práctica de yoga. Fue una de las ponentes invitadas en la Escuela de Medicina UC Davis bajo el auspicio del Programa de Medicina Alternativa y Complementaria (*Complimentary and Alternative Medicine Program*), y también se solicitó su participación en programas similares en la Universidad de Stanford y en la Universidad de California.

Judith es autora de:

- *Living Your Yoga* (2000).
- *Yogabody* (2009).
- *30 Essential Yoga Poses* (2003).
- *What We Say Matters* (2009).
- *Yoga for Pregnancy* (2004).
- *Relax and Renew* (segunda edición, 2011).
- *Yoga Abs* (2005).

- *Restore and Rebalance* (2017).
- *A Year of Living Your Yoga* (2006).

Asimismo, ha trabajado como asesora de salud y movimiento para diversas publicaciones nacionales, entre las que se incluyen *Shape*, *Men's Health* y *Body + Soul*. También ha sido consejera de un proyecto de los Institutos Nacionales de Salud (National Institutes of Health, NIH) que investigaba los efectos del yoga sobre el dolor lumbar para el Centro Osher para la Medicina Integrativa (Osher Center for Integrative Medicine), así como para otro proyecto de los NIH sobre la enfermedad pulmonar obstructiva crónica (EPOC), realizado conjuntamente con la Universidad de San Francisco. Fue asesora de un estudio de los NIH que utilizó el yoga restaurativo para paliar los sofocos, y de otro estudio sobre la salud del suelo pélvico y su relación con el yoga.

Para más información sobre sus clases de yoga, clases grabadas, talleres, retiros y formación de profesores, puedes visitar su página www.lasater.yoga.

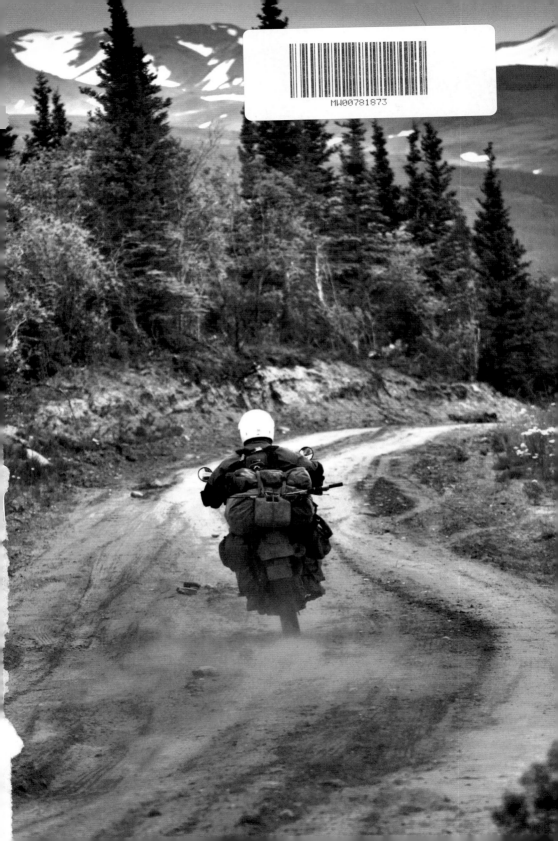

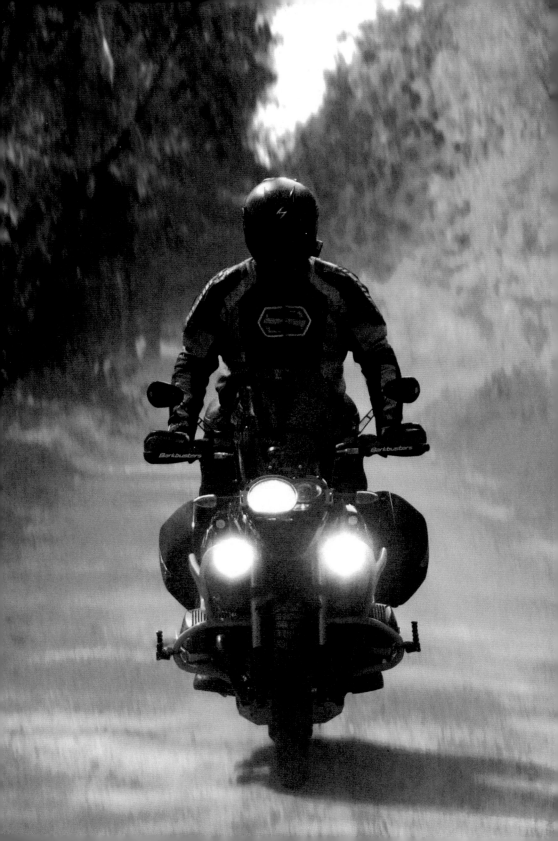

The Adventurous Motorcyclist's Guide to

Alaska

Routes, Road Food, Dive Bars and Gearhead Destinations

Lee Klancher with Phil Freeman

First Edition, July 2012

Disclaimer: Businesses in Alaska change frequently, and they may at any point close, move, burn down, get ravaged by bears, or shut down for a few weeks so the owners can go on vacation. So even if something's in the book, it might not be on the road! When you travel in Alaska, be prepared to spend the night out in the bush, eat from your saddlebags, and have some extra gas with you.

ISBN-10: 0-9829131-2-5
ISBN-13: 978-0-9829131-2-3

On the cover:
The quintessential Alaskan adventure run is the Denali Highway.
Jim Kohl

On the frontispiece:
The road calls.
Lee Klancher

On the title page:
Alaska's dirt roads offer some of the best adventure riding in the world.
Twisted Throttle

On the back cover:
The Glenn Highway just north of Anchorage is a gorgeous ride.
Lee Klancher

Copy Editing by John Koharski
Proofread by Charles Everitt
Book Design by Tom Heffron
Map Design by Hans G. Andersson

OCTANE
PRESS
www.octanepress.com
Printed in the U.S.

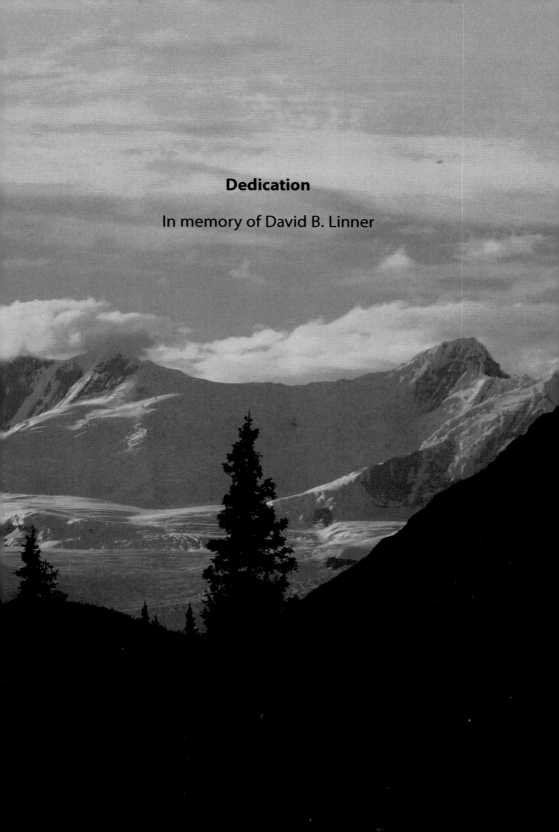

Dedication

In memory of David B. Linner

Contents

The Last Frontier

By Paul Dean

There is no place in this country like Alaska. Truth is, there is no place *anywhere* quite like our 50th state. Despite being an enormous land mass larger than Texas, California and Montana combined, it is one of the three least densely populated places on Earth—by humans, at least; in Alaska, moose, bear and caribou far outnumber *Homo sapiens.* It's also where you'll find the majestic peak of Denali, millions of lakes, chains of active

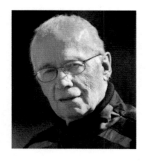

volcanoes, half of the world's glaciers, few paved roads and thousands upon thousands of miles of unadulterated wilderness. The state describes itself as "The Last Frontier," and it deserves every bit of that label.

So magnificent is Alaska's sheer, unspoiled beauty that it can only be truly appreciated by witnessing it firsthand. And not in a car, bus or plane; on a motorcycle. In those other conveyances, you just see the grandeur; on a motorcycle, you are *part* of the grandeur. You feel and sense and smell your surroundings rather than merely staring at them. You come away not just with a collection of mental and digital images but also with a much more-sensitive understanding of one of the planet's great natural wonders.

In these pages, you will see gorgeous photography and colorful descriptions of the sights this magnificent state has to offer, all accompanied by priceless information that includes routes, maps, GPS coordinates and must-see destinations, along with suggested—or in some cases, mandatory—stops for food, gas, lodging, camping and supplies. If, after you put this book down, you don't feel a powerful urge to pack a few bags, throw a leg over a motorcycle and head to this adventure paradise ... well, either you don't have much wanderlust in your psyche or you've already been there.

There might be two more-highly qualified people to collaborate on this book than Phil Freeman and Lee Klancher, but I haven't the faintest idea who they might be.

Freeman is owner and chief tour guide of MotoQuest, an Anchorage-based company that conducts motorcycle tours in Alaska and all around the world. A native Alaskan, Freeman has set foot (or tire or boat or ski) on practically every accessible square mile of the state. In his mere 41 years, he has worked as a skiing coach, a moosepacker, a kayaking instructor and a guide at hunting and fishing camps, all in Alaska.

In 1998, just a few years after discovering the joys of exploration on two wheels, Freeman formed a company called Alaska Rider Tours and began conducting motorcycle treks in his home state. By 2008, he had expanded the scope of his guided travels beyond Alaska and even to foreign lands, prompting him to rename the company MotoQuest.

After riding with Freeman in Alaska, I was awed, of course, by the non-stop splendor that state put before me. But aside from Freeman's firsthand knowledge of Alaska, I was thoroughly impressed by his relaxed, playful demeanor. That alone made the trip fun rather than the forced marches that some guided tours tend to be. It only takes a few minutes with Freeman and his friendly MotoQuest crew to begin feeling like you've known them all for a long, long time.

Which brings us to Lee Klancher, owner of Octane Press, a publishing company based in Austin, Texas. By combining his 20-plus years in journalism, his enthusiasm for adventure, his love of things mechanical and his extensive abilities as a publisher, Klancher has either written, photographed, or been the motive force behind several dozen books on a variety of fascinating subjects in the transportation niche. In addition to his considerable book publishing accomplishments, Klancher has also penned articles for a number of top-flight national magazines.

Klancher and Freeman met in 2001 and struck up a friendship that flourished during subsequent rides, including in Alaska. Given the knowledge, the backgrounds and the talents of these two men, the decision to produce a book about adventure riding in Alaska was inevitable.

What you are about to read, then, is a factual, practical, perhaps even indispensable guide to motorcycle travel in Alaska. By the time you are finished, only one question should remain: When do you leave?

Paul Dean has been at Cycle World magazine since 1984 as an editorial director and more, was heavily involved in AMA Pro Racing, and was the AMA's chairman of the board from 1991–97.

Wild Places

By Lee Klancher

"We saw the beginning of the mountains today—huge valleys and wooded hills. It looks exciting. You want to hurry up the next hill just to see what's on the other side."

—Paul Klancher, en route to Alaska on Monday, June 14, 1976

I first saw Alaska in 1976, when I piled into a 1974 Ford LTD with my father, Paul, and grandparents, Paul Sr. and Frieda. We drove north from Rice Lake, Wisconsin to Alaska pulling a pop-up camper.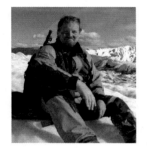

We left on June 12 and returned on July 2. Alaska's allure is a powerful one, and it called my family to spend three weeks traveling more than 6,000 miles—including more than 2,000 miles of gravel on the Alaska Highway—to spend a few days staring up at the mountains.

Nearly 30 years later, my fascination with Alaska led me to write a short piece about riding the state for my monthly adventure motorcycle column in *Dirt Rider* magazine. I looked for someone to quote, and found Phil Freeman. Phil waxed eloquently about the riding in the state, and told me how he had discovered motorcycling in Japan. He had returned to his home in Alaska, and saw the opportunity to run motorcycle tours. He scraped together a few bucks and started a company. I liked his courage, intelligence and spirit.

When I was called upon to find a place to take the *Dirt Rider Adventures* cable television show, I suggested Alaska. The producers loved the idea, and a crew of us flew to Alaska to ride with Phil. He directed our group to incredible backroads and some of the best offbeat destinations in Alaska. His knowledge of the area was impressive, his love for the state unmistakable. At the time, his fleet was tiny and held together with baling wire and duct tape. His support truck was a battered 1980s Chevy Suburban with a mural painted on the side. His buddy painted the mural for a 12-pack.

Phil's company has grown immensely since that time, and he now has modern bikes stationed all around the world. I traveled with him on several additional trips in Alaska and beyond, and found our tastes in travel complementary. His company has grown, but his soul is that guy in the beat-up truck (and that's one of his strengths). Phil loves funky, out-of-the-way places, hot springs, crazy smart people who live in backwater spots, and riding twisty mountain roads on two wheels. So do I and, now that I think about it, perhaps all of you who read this book do as well.

Phil and I discussed the idea of doing a book like this years ago. Phil knows Alaska, and I know guidebooks and motorcyclists, so it seemed logical. We finally decided to do so in the fall of 2010. I'm thrilled we did. Alaska embodies everything I love about motorcycle travel, and Phil is a great partner.

One of my favorite Alaska experiences happened when stopping for lunch at a restaurant in the middle of the interior. The waitress working the place was alone and melting down completely. The boss didn't show up and her babysitter flaked, so she had a small child to deal with and had to cook and serve the food. She complained to us when she took the order, and then disappeared in the back. We heard shouting and pans clattering as they were thrown across the kitchen, so I went in back and tried to calm her down. While she smoked cigarettes and told me about her woes with love, life and her boss, I made some food for my friend and me. After we left, she flipped the sign to CLOSED and swore she was leaving the place forever, headed to California to live with her mom, soak up the sun, and forget about her crappy job and jerk of a boss.

Alaska is vast and wild, and it attracts those who long for a world where waking up and deciding to move 1,000 miles is not terribly rare. The mountains are dramatic, lording over the landscapes like ancient kings. The streams run swift enough to sweep men to oblivion, gorges plummet deep into the earth, and mosquitoes plunder blood-bearing creatures without mercy.

I love the place deeply. I love eating the fresh fish, drinking Alaskan beers, and meeting the vagabond souls who infest the place. Most of all, I love the surprises. Life is short, and places where even lunch can be an adventure are rare beasts. Saddle up and go see for yourself.

Lee Klancher has chronicled motorcycle journeys on five continents for dozens of motorcycle and mainstream magazines including Men's Journal, Draft, and Motorcyclist. You can find more of his work—including the Motorcycle Adventure Calendar—at leeklancher.com.

Riding Dreams

By Phil Freeman

I sat in the tall grass with a moose hindquarter on my back. Blood was trickling down my back and chunks of meat were balling up in my hair from the ungulate's hind leg. I thought, "What am I going to do with my life?" Don't get me wrong—working at a hunting camp is great, but . . .

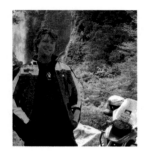

Fast-forward five years and I am riding for the fourth day of a one-week trip on the Japanese island of Hokkaido. I had just rolled up my tent and strapped it on back of an old Honda XR250. A dozen other Japanese bikers and I were camped in a grove of trees. I had not a clue where I was going that day. I was not too sure where I had been. But there was one thing for sure: I wanted to do this for the rest of my life.

Being born in Alaska has its benefits and drawbacks. Sure, we have lots of space with a wonderful backdrop of unlimited natural beauty. But we are an island, and the urge for us Alaskans to explore beyond it is huge. The motorcycle, for me, seemed to make everything possible.

I have always been drawn to hosting travelers and showing what I know. For the past 13 years I have had the opportunity to do so with the medium of the motorcycle. When Lee Klancher approached me with the idea of writing this book, I imagined the pent-up pavement warrior, somewhere in a cubicle, waiting to bust out and live their dream of riding to Alaska. They are new to "coming into the country," and though they have the right attitude, their preparations could be better.

We wanted to create the most comprehensive motorcycle touring guide in Alaska to ever hit the shelves. To the riders out there who drink up the words,

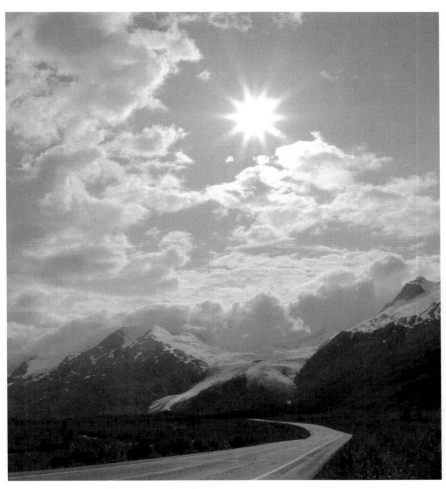

The Richardson Highway. *Lee Klancher*

maps, and photographs it screams: Make your dreams come true! You may not know what you are going to do with your life, but at least reading this book will give you direction.

Each reader should at one point stand in front of the mirror. That person in the mirror is the very inspiration of this book. We hope that it helps you in planning a great adventure. The road is calling. We'll see you out there!

Phil Freeman was born and raised in Alaska. He has lived and worked around the world, but is always drawn back to the grandeur of Alaska. He started Alaska Rider Tours in 1998 with just three used motorcycles, and a dream to share Alaska. He is the owner and founder of MotoQuest. Phil believes we all have choices in life, and motorcycling the world is the best of them.

Before You Go

This guide covers all the easily accessible paved roads in the state of Alaska, and also many of the interesting dirt roads. Note that some of the dirt roads in this book are hardcore off-road trails and should be ridden with caution (or attacked with abandon, depending on your riding skill).

This book is organized by the regions of Alaska, with each portion divided by highways. A guide to each highway is included, along with a chart to allow quick access to crucial information, an overview map to help you visualize the route, a suggested itinerary, and text and photos that describe the ride and give you the best places to sleep, eat, and visit.

The book is written by motorcyclists for motorcyclists. We understand you probably aren't going to stop for long, and that your journey's quality is determined as much by the roads and the scenery as it is by the destination. The book is designed to help you determine an itinerary that suits your riding tastes, and not to waste your time with lame stops!

That said, our suggested itineraries encourage you to stop and slow down just a little bit. You'll notice that our itineraries have fairly short mileage days designed so you can stop at places that interest you and take some time to explore those interesting side roads that beckon.

Phil and I have both ridden tens of thousands of road miles all around the world. We have come to believe that travel is best savored slowly, and that pounding pavement for 300–500 miles per day isn't the ideal way to soak up the culture of an exotic place. That said, we don't want to stop at every tourist trap. We like to ride motorcycles and explore the world, so we chose recommended stops carefully and picked only those with a high level of perspective, information, or pure entertainment value.

Using this Book

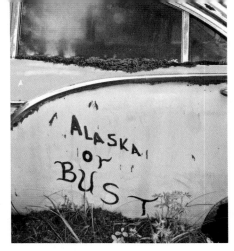

The "At a Glance" informational charts at the start of each chapter are designed to place crucial information at your fingertips. These are where you go to find out what the road is like overall, understand how long it might take to ride that highway, and get an idea of the ideal bike. We also give map and guidebook recommendations, links to online maps and resources, and additional reading suggestions for those of you so inclined.

A great sentiment painted on an old car door at Gracious House.

Lee Klancher

Bold text and icons highlight key places to stop so you can quickly find what you are looking for, whether you are planning the ride at home or finding places to stop while on the road. The icons allow you to quickly scan a page and find the information you are looking for, such as a place to get gas, camp, or walk downtown and grab a beer.

A web link, phone number, and location are listed for most places on the road. If the town is very small, you won't see addresses because finding the place referenced is dead simple once you are in the town—just look around! In cities, intersections or addresses are listed, while milepost markers are listed for locations on the highway.

Introduction

Key to Icons

 hotel

 fuel

 dirt road or trail

 don't miss—great stop!

 danger!

 restaurant

 campground

 local color

 tip

Alaskan and western Canadian highways are marked with numbered mileposts or kilometer posts. Learn to watch them to understand your location on the highway—they are spaced from 1–3 miles apart on most roads, and they help you find places quickly and easily. Note that highways have been rerouted over the years and mileposts may no longer be 100 percent accurate.

We also provide links to great places and resources in the book, and list some of the best in the "At a Glance" informational charts near the front of each chapter. For more links, visit the book's web site at alaskamotobook.com. These will be updated in the coming years, so be sure and check them before you head out on your trip.

Getting to Alaska

Ride, fly, rent, or ship? Riding from the lower 48 is a romanticized journey that thousands undertake each year. If you have several months for your trip, or your primary love when you travel by motorcycle is seat time, by all means ride to Alaska. For those who prefer to experience the place they visit, and/or those who have only a few weeks to visit the state, flying up is highly recommended.

Consider this: You could spend five days on the 500-mile trip from Fairbanks to Prudhoe, which would allow time to visit the Arctic Ocean, take a flight tour over (or hike into) the Brooks Range, linger when you spot a caribou herd, or poke around the wilderness ghost town of Wiseman. Or you could spend two days hammering out miles to Prudhoe so you can spend another two weeks hammering out miles to and from the lower 48.

Riding to Alaska

Riding the Alaska Highway used to be quite an adventure, as the bulk of the road was gravel. The surface was paved in the 1980s and it is hardly pristine—the chipseal has degraded to gravel in spots and is rugged and brutal on tires. Stretches of the highway are incredibly gorgeous, while others cross long stretches of open land and forests.

The Alaska Highway route from Seattle to Anchorage is 2,466 miles. Given the fact that road conditions are not great and you often encounter road construction, that's five hard days of riding 10–12 hours per day to do the trip one way. If you want to stop at all, allow seven days to ride to Alaska, and seven more to return to the lower 48, plus travel time to Washington State.

If you'd like to really slow down and see the road, allow 7–10 days each way. Done right, just riding to Alaska takes about three weeks.

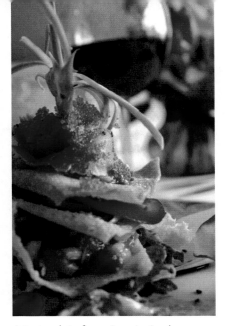

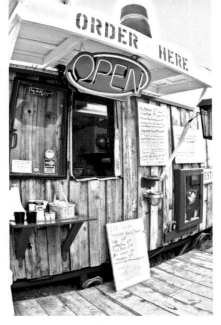

A tasty plate from Jens in Anchorage. *Cathryn Posey*

The Hot Spot Café on the Dalton Highway. *Lee Klancher*

You can also rent a motorcycle from **MotoQuest** (motoquesttours.com) in Seattle or Los Angeles, ride the bike to Alaska, and drop it off in Anchorage when you're done.

If you are going to ride to Alaska, an ideal way to do one leg is via the Alaska Marine Highway. You can book a ferry from Bellingham, Washington, to one of the ports in Alaska. The trip takes about four days and the cost for you and your motorcycle is $1,282. You can sleep in a tent on the deck or in the solarium, or rent a berth. Berth prices start at $130 for a two-bunk room with no window or facilities, and go up to more than $400 for a room with a bathroom and a window. See the Alaska Marine Highway section later in this introduction for more details.

You can also spend just a portion of your trip on a ferry by booking a leg on **BC Ferries** (bcferries.com, 888-223-3779), which run from the Vancouver area to Prince Rupert, British Columbia.

Fly and Ride

For the traveler with 2–3 weeks available, flying to Anchorage and riding from there is the recommended option. Great riding can be found within about 45 minutes of the city, and you'll have time to visit some of the great remote destinations in Alaska such as Manley Hot Springs, Eagle, and McCarthy.

Motorcycle Shipping and Transport

Shipping your motorcycle either back home or both ways is a good way to allow yourself more time for riding in Alaska. You can ship via air, boat, or truck. The easiest route is to use a company that provides this service. In Anchorage, **Classic Motion** (classicmotionak.com) specializes in shipping motorcycles. "We refer everyone to them and they do a top-notch job," Phil says. Alaska Car Transport and JC Motors are two established companies that also offer this service.

You can also book the freight with a carrier yourself, but you will need to fill out the paperwork necessary to become an approved shipper. This takes 2–4 weeks, so allow time if you go that route.

Allow 2–3 weeks for delivery from the lower 48 to Anchorage. The fuel tank needs to be empty. Some companies require the bike be mounted on a pallet, and others pick up only at a loading dock. You also should allow a bit of extra time to repair the motorcycle in case it is damaged during shipment. This doesn't happen often, but it does occur.

Motorcycle Rentals and Tours

Renting a motorcycle has many advantages for the motorcycle traveler. For those intending to ride the Dalton or other northern gravel roads, the gravel and calcium chloride is hard on the machine. Wear parts such as chains, tires, and sprockets get chewed up, and the paint will take a beating as well. Also, the calcium chloride that typically covers the gravel roads becomes slimy when wet. If you don't rinse the goo off the bike the day of your ride, it will harden and become a permanent addition to your machine.

You can rent adventure and cruiser motorcycles in Anchorage (see listings in chapter one). Anything from a BMW GS to a Kawasaki KLR650 is available.

Guided tours have a set agenda and a tour guide. A support truck is included, and most of the meals and all of the lodging are arranged in advance. You travel with a group, and the guide is knowledgeable about the culture and history of the area. Typically you can put your gear in the support truck and ride only with what you need for the day (check in advance how much gear space is available). This is the quickest, easiest way to do a motorcycle trip. You essentially book the trip; all the logistics are arranged. Some tour operators allow you to ride on your own during the day and meet in the evening. Others keep their groups together.

Self-guided tours offer prearranged lodging and a set route, but you have no guide. These are increasingly popular offerings, allowing the freedom to set your own pace and the convenience of a prearranged schedule.

Motorcycle rentals give you a bike and a time period. The rest is up to you. Book in advance for these, and remember to inquire about the machine's equipment, particularly the luggage accommodations.

Route Planning

In Alaska, planning a route is key if you want to sleep in hotels or cabins, as lodging books up in the summer. You should make hotel reservations, ideally, 2–3 months in advance. Tent campers have a bit more flexibility to change their plans from day to day. If you favor the "show up and ride" form of planning, load up the tent and off you go. A pair of Phil's favorite customers did just that, and ended up spending more than a week camped out in McCarthy. One of the guys even bought land out there!

Even if you plan your trip well in advance, allow for layovers to explore the backcountry on your motorcycle, hike, flightsee, fish, or simply poke around an interesting town. Read this book carefully, do a little research, and pick the places that suit your tastes. You can plan your own itinerary or pick from the list we've put together in this section.

Books

The best informational resource for the highways in Alaska and western Canada is *The Milepost* (Morris Communications, $29.95). This book of nearly 800 pages provides mile-by-mile listings including accommodations, meals, services, attractions, natural features, and side roads. The book has numerous advertisements, but even these provide information about lodging and other attractions on the road. *The Milepost* has been the bible for Alaska roadgoing travelers since 1949. The book is updated annually, and a purchase now includes access to an online edition as well as a great overview map of Alaska and western Canada. We highly recommend *The Milepost*—it's a priceless tool for planning your trip. If *The Milepost* is too big to fit into your luggage, photocopy pages for the highways you plan to travel and bring those along.

For motorcycle campers, the *Traveler's Guide to Alaskan Camping* (Rolling Home Press, $21.95) is a worthwhile resource. The book is oriented toward RV travelers, but the level of detail on each campground is outstanding. Like *The Milepost*, this 480-page book is a bit thick and heavy for your saddlebags, so is best used in advance. Again, photocopy pages from the areas you plan to camp and bring those.

Maps

The best map for planning an overall route is *The Milepost Plan-a-Trip Map*. This resource gives a terrific overview of Alaska and western Canada, and is the best tool for plotting loops that go into Canada. The map comes with the purchase of *The Milepost*.

If your trip takes place primarily in Alaska, the easiest map to use for a general overview is the state highway map. You can request a free copy at dot. state.ak.us/pop_request_map.shtml. You can also download a free PDF of the map at this site.

The *Alaska Atlas & Gazetteer* is the essential guide to Alaska's backroads. The 156-page oversized atlas features nearly every road and trail in Alaska as well as topographic markings, mountain ranges, rivers, lakes, and streams. It's a bit large and unwieldy, but make room for it if you plan to explore the backcountry at all.

If you go on ORV trails or other off-highway, unmarked systems, you will need better maps. In each chapter, you will find map recommendations. In general, topographic maps for the region you intend to explore are ideal. You can find many of these for sale in Anchorage at **The Map Store** (alaskageographic.org/static/1032/the-map-store, Alaska Science Center, 4210 University Dr., Rm. 208, 907-786-7011)

Do not venture deep into backcountry without a quality topographic or other detailed map, compass, food, water, clothing, and gear to over-night in the wilderness.

Alaska.org has quality online maps (alaska.org/maps/homer-anchorage-driving-map.htm), and the Bureau of Land Management (BLM) has nicely done guides to the highways. Google Maps has a street-view available for many Alaska roads, including the Dalton Highway.

Butler Motorcycle Maps (butlermaps.com), which makes high-quality motorcycle maps that show backcountry and on-road routes, is developing an Alaskan adventure map.

For information about road conditions, go to 511.alaska.gov/alaska511/mappingcomponent. Live views from weather cameras all over the state can be seen at akweathercams.faa.gov/index.php and camera.touchngo.com/index.html.

Information about Alaskan Off-Road Vehicle (ORV) trail systems is generally hard to find. The best resource found during the course of writing this book was a listing on outdoorsdirectory.com, which we linked to at bit.ly/ORVTrailsAlaska.

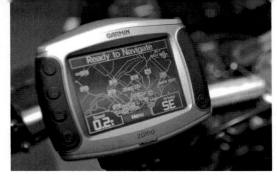

A GPS unit mounted on the bars makes navigation simpler. But don't substitute a GPS for a good map and a compass. If the unit fails, you need to be ready. *Lee Klancher*

GPS Units

A GPS unit has become standard kit for adventure riders. Those developed for motorcycling function quite well and are wonderful tools for both navigation and route planning.

Garmin units are quite popular. The Zumo model developed for motorcycling is a good choice for general use, and works well for on-road navigation, but isn't effective for route planning. For many years, the Garmin 276C was the gold standard for adventure riders, mainly due to the route-planning interface. The Garmin GPSmap 640 is a promising replacement for the 276C, though not a cheap choice by any means. The Garmin Montana 650t is a color, handheld unit that is great for off-road use.

GPS units have decent maps built into them, and you can load topoographical maps as well. Always plan to have paper maps, however, so that if the device fails you can still navigate. Never plot your course into the backcountry with only a GPS!

Cycoactive (cycoactive.com, 206-323-2349) offers a good selection of mounts for your GPS, and also makes recommendations on which units might work best for you. You can find a guide to downloading GPS waypoints for Alaskan and Canadian highways at bit.ly/WaypointAlaska. Bear in mind the words of longtime Alaska rider Jack Gustafson: "Learn to read—you won't need a GPS!"

Forums and Clubs

Another great resource for route planning and much more is the adventure motorcycle community. The **ADVrider website** (advrider.com) has a slick interface and an active community that refers to themselves as "inmates." You can share riding stories and ask questions about routes, gear, bikes, and more, check out amazing photo galleries, and shop for bikes in the classifieds. The forum hosts ADVrider annual meetings, and many informal groups post their adventure bike rallies and rides to the board. By the way, this is probably the best place on earth to find a used adventure bike—the inmates are absolutely

Before You Go

obsessed with gear, and the bikes for sale are typically equipped with all sorts of good bits.

Horizons Unlimited (horizonsunlimited.com) is another online adventure motorcycling community, this one run by world travelers Grant and Susan Johnson. The focus leans a bit more heavily toward those going on extended trips around the world, and the "ezine" features travelers' reports from hundreds of people on journeys of many months to multiple countries and continents. You can receive the ezine as an email or browse the postings on the site. The travelers' reports are inspiring, informative, and sometimes overwhelming as there are hundreds of them.

The Horizons Unlimited bulletin board (HUBB) is another incredible resource, with more than 20,000 adventure riders posting questions and comments about routes, logistics, gear, motorcycles, and more. This is a great way to get questions answered, but be sure to search before you post questions: Most questions have been answered multiple times on the boards.

Horizons Unlimited has extensive trip-planning information online and promotes the books and videos sold by the Johnsons. The forums also have a service you can join to offer travelers a bed or couch in your home, and to find a kindred soul to crash with as well. Lastly, Horizons Unlimited hosts several travelers' meetings, typically at great places to ride. At these events, presentations by world travelers are mixed with informative, informal seminars and day rides.

The Marine Highway

The adventurous traveler can add Marine Highway legs to their trip. Alaska is stunning from the sea, and if scenery or photography is a passion, a ferry trip is well worth the considerable expense.

While the most common use of the Marine Highway is bypassing the drive through British Columbia and the Yukon with a ferry ride from Vancouver to an Alaskan port, travel within Alaska is also an interesting option. You can book ferries with the Alaskan Marine Highway (ferryalaska.com, 907-465-3941) or BC Ferries (bcferries.com, 888-223-3779).

Overnight travelers can book a berth on the ferries for an additional cost, typically $80 or more, depending on the length of the trip. The ferries are quite comfortable and have food, lounges, and sometimes show documentary films on board. See bit.ly/MarineHwyInfo for details. You can also camp in the boat's heat lamp–equipped solarium. There are a few couches you can stake out for the duration of the trip, but these are first come, first serve. If you are riding with

The Marine Highway System

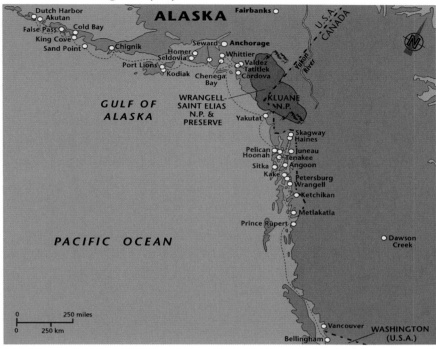

another passenger, send them to the solarium directly so they can stake out couches. Camp spots are available on the upper deck, weather permitting, but you have to duct-tape your tent to the decking to prevent it from blowing away.

Note that different Alaskan ferries have varying levels of amenities—check carefully when you book your ferry. Also bear in mind that the ferries don't always run directly between your two favored destinations—you may need a transfer. One of the most attractive crossings for the motorcyclist is from Valdez to Whittier. The cost is relatively reasonable at less than $200. Two ferries service this crossing. The *Aurora* takes about six hours to cross, and the *Chenega* crosses in about 3 hours.

✓ If you know you will be riding the ferry system, have at least one cam strap or similar to tie to your bike and pull it tight to the deck; wave motion en route can knock it over if it's unsecured. Two straps are better than one. Generally, the ferries will have these for your use, but many times they won't, so it is best to come prepared.

Suggested Itineraries

The easy way to plan your trip is pick an itinerary from the list below and modify it to suit your tastes.

Kenai Peninsula / 4 days
The best short ride in Alaska is a quick run down the Kenai.

Day 1   Anchorage to Hope / Seward & Hope Hwys / 87 miles
Day 2   Hope to Homer / Seward & Sterling Hwys / 167 miles
Day 3   Homer Free Day
Day 4   Homer to Seward / Seward & Sterling Hwys / 168 miles
Day 5   Seward to Anchorage / Seward Hwy / 127 miles

Dirt Adventure Week / 9 days
Catch two of the world's best dirt road destinations: the Denali Highway and McCarthy Road.

Day 1   Anchorage to Independence Mine / Parks Hwy & Fishhook-Willow Road / 60 miles
Day 2   Independence Mine to Cantwell / Hatcher Pass Road & Parks Hwy / 173 miles
Day 3   Cantwell to Gracious House / Denali Hwy / 52 miles
Day 4   Gracious House to Paxson / Denali Hwy / 82 miles
Day 5   Paxson to Chitina / Edgerton & Richardson Hwys / 135 miles
Day 6   Chitina to McCarthy / McCarthy Road / 60 miles
Day 7   McCarthy to Copper Center Lodge / McCarthy Road, Richardson & Edgerton Hwys / 111 miles
Day 8   Copper Center Lodge to Matanuska Glacier Area / Richardson & Glenn Hwys / 100 miles
Day 9   Matanuska Glacier Area to Anchorage / Glenn Hwy / 97 miles

Alaskan Sampler / 9 days
Scenery and a tour of the state's best paved roads are the priority in this tour.

Day 1   Anchorage to Seward to Girdwood / Seward Hwy / 250 miles
Day 2   Girdwood to Talkeetna / Seward & Parks Hwys / 160 miles
Day 3   Talkeetna to Fairbanks / Parks Hwy / 273 miles
Day 4   Fairbanks Free Day / optional 400-mile ride to Arctic Circle and back
Day 5   Fairbanks to Paxson / Richardson Hwy / 165 miles
Day 6   Paxson to Valdez / Richardson Hwy / 200 miles
Day 7   Valdez to Matanuska Glacier Area / Richardson & Glenn Hwys / 190 miles
Day 8   Matanuska Glacier Area Free Day
Day 9   Matanuska Glacier to Anchorage / Glenn Hwy / 130 miles

Dalton Highway Dream / 10 days
If you want to ride to the northernmost point in North America, a ride to Prudhoe is just the ticket.

Day 1   Anchorage to Fairbanks / Parks Hwy / 359 miles
Day 2   Fairbanks to Coldfoot / Dalton Hwy / 254 miles
Day 3   Coldfoot to Prudhoe Bay / Dalton Hwy / 245 miles

Day 4   Prudhoe Bay to Coldfoot / Dalton Hwy / 245 miles
Day 5   Coldfoot to Manley Hot Springs / Dalton & Elliot Hwys / 252 miles
Day 6   Manley Hot Springs Free Day
Day 7   Manley Hot Springs to Paxson / Elliot & Richardson Hwys / 331 miles
Day 8   Paxson to Cantwell / Denali Hwy / 125 miles
Day 9   Cantwell to Talkeetna / Parks Hwy / 126 miles
Day 10   Talkeetna to Anchorage / Parks Hwy / 113 miles

Alaska Backcountry / 2 weeks
The funkiest off-the-beaten-path destinations, plus the stunning Richardson Highway.
Day 1   Anchorage to Talkeetna / Parks Hwy / 113 miles
Day 2   Talkeetna to Fairbanks / Parks Hwy / 273 miles
Day 3   Fairbanks to Manley Hot Springs / Elliot Hwy / 156 miles
Day 4   Manley Hot Springs Free Day
Day 5   Manley Hot Springs to Chatanika Lodge / Elliot & Steese
          Hwys / 161 miles
Day 6   Chatanika Lodge to Tok / Steese & Richardson Hwys / 229 miles
Day 7   Tok to Dawson City / Richardson, Taylor & Top of the World (TOW)
          Hwys / 185 miles
Day 8   Dawson City to Slana / TOW & Taylor Hwys, Tok Cutoff / 249 miles
Day 9   Slana to Devil's Mountain Lodge / Nabesna Road / 42 miles
Day 10   Devil's Mountain Lodge to Copper Center Lodge / Nabesna Road &
          Richardson Hwy / 130 miles
Day 11   Copper Center Lodge to McCarthy / Richardson & Edgerton Hwys &
          McCarthy Road / 111 miles
Day 12   McCarthy to Valdez / McCarthy Road, Edgerton & Richardson
          Hwys / 179 miles
Day 13   Valdez to Matanuska Glacier Area / Richardson &
          Glenn Hwys / 203 miles
Day 14   Matanuska Glacier Area to Anchorage / Glenn Hwy / 97 miles

Surf and Turf / 2 weeks
*Ride dirt and scenic pavement, stay in great lodges, and finish off your trip with a ferry
ride through Prince William Sound.*
Day 1   Anchorage to Cantwell / Parks Hwy / 212 miles
Day 2   Cantwell to Paxson / Denali Hwy / 135 miles
Day 3   Paxson to Devil's Mountain Lodge / Richardson & Glenn Hwys / 156 miles
Day 4   Devil's Mountain Lodge to Tok / Tok Cutoff / 104 miles
Day 5   Tok to Dawson City / Taylor & Top of the World Hwys / 185 miles
Day 6   Dawson City Free Day
Day 7   Dawson City to Whitehorse / Alaska Hwy / 331 miles
Day 8   Whitehorse to Skagway / Klondike Hwy / 109 miles
Day 9   Skagway to Haines / AMHS Ferry / 69-minute ferry ride
Day 10   Haines to Haines Junction / Haines Hwy / 148 miles
Day 11   Haines Junction to Tok / Alaska Hwy / 290 miles
Day 12   Tok to Valdez / Richardson Hwy / 254 miles
Day 13   Valdez to Whittier / AMHS Ferry / 6-hour ferry ride
Day 14   Whittier to Anchorage / Sterling Hwy / 61 miles

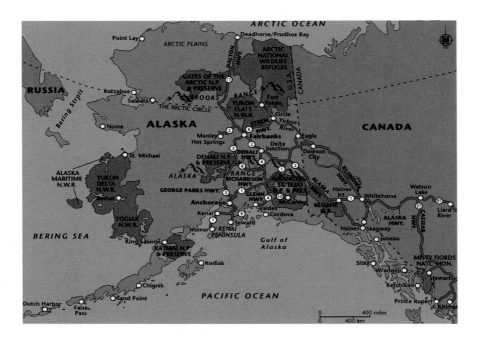

Where to Stay

Alaska lodging tends to be a mix of luxurious and funky. In Fairbanks and Anchorage, you can find pretty much any type of lodging. The smaller the community, the more limited your choices. Also, the places in remote locations such as Coldfoot on the Dalton Highway and McCarthy on the Edgerton tend to book up long in advance. Make reservations early if you want a room. In each chapter, the recommended places to stay are noted, with contact information included.

If you want to ride Alaska without advance reservations at hotels, you'll need to camp. You can almost always find an open spot to pitch a tent in the state, even during high season. Alaska has a pretty plentiful supply of camp-grounds, and some areas have free public camping on roadside stops and along waterways. Check the recommendations in this book for the best spots. You

DRY TOWNS

In Glennallen and Prudhoe Bay, you can't purchase liquor. In Prudhoe Bay: Bring your own and keep it on the down low. No drinking in public, or in the hallways of the hotel. The buzz needs to stay in the room.

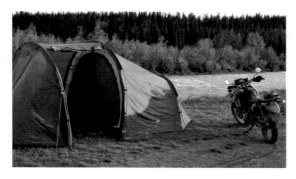

If you camp, you can travel without advance reservations. Hotels book up quickly, so your flexibility is limited, but you can always find a place to pitch a tent. *MotoQuest*

can also pick up *Traveler's Guide to Alaskan Camping* (Rolling Home Press, $21.95) for additional detail on campgrounds.

Also, if you intend to ride the Dalton Highway or other remote dirt roads, camping gear is a must. If your bike breaks down on the highway, you could easily be stranded overnight. A warm sleeping bag and a tent or bivy sack will make an overnight stay comfortable on most days, and survivable if you encounter freezing temperatures or wet weather.

Mosquitoes and Grizzlies

Mosquitoes are prevalent in most of Alaska, and absolutely horrific in the bush. They are large and ravenous. The first time I stopped on the Dalton Highway, I was shocked at how quickly the bugs swarmed. Within 1–2 minutes, we were enveloped in a black could. In fact, when I came home, I found black dots on many of my photographs—these were not dirt on the lens, but bugs in the air.

Bring good mosquito repellent. Forget that citronella garbage or anything that comes in an aerosol can or is advertised as "all-natural." The good stuff is 100 percent DEET (or close), and comes as liquid in a bottle that you can smear on heavily. Sawyer Jungle Juice and Repel 100 are two good brands.

A mosquito net is necessary for camping. Coghlan's makes a decent one for less than $10, and you can find them in most outdoor aisles at places like Walmart and Target. They are light and make your life bearable when the bugs come out in force.

Bears are another resident of the Alaskan wilderness. Grizzly bears generally want to stay away from

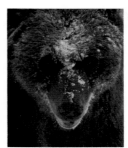

Take proper precautions, and you won't have to tangle with one of these. *Jody Overstreet*

THE ADVENTUROUS MOTORCYCLIST'S CAMPING LIST

Sleeping
- Backpack tent, ultra-compact
- Ground cloth
- Sleeping bag, zero-degree
- Waterproof compression sack
       for sleeping bag
- Therm-a-Rest NeoAir with
       Trekker Chair
- Collapsible pillow, down

Cooking
- Stove
- Fuel
- Waterproof matches
- Pot to boil water
- Frying pan
- Plastic plate
- Plastic cup
- Plastic fork and spoon

- Leatherman or Swiss Army knife
- Salt and pepper
- Dish soap
- Dish cloth
- Dish towel
- Cooking oil
- Potable water treatment pills
- Coffee, tea, and/or hot cocoa
- Freeze-dried meal(s)
- Granola bars or other packaged,
  high-fat snack

Miscellaneous
- Headlamp with spare batteries
- Water bottle
- Sunscreen
- DEET mosquito repellent
- Mosquito net
- Lightweight rope

people, and rarely bother large, noisy groups of folks. Motorcycles are inherently noisy, so bears you encounter on the road or trail will be getting out of your way, fast.

If you do spot a bear, give them a wide berth and don't corner or chase them. Also, don't get between a mother bear and her cub. Cornered bears that feel threatened or mother bears that sense a danger to their progeny are extremely dangerous.

Just steer clear of any bear you spot. Odds are high you won't see one at all.

At night when you camp, you must use good wilderness etiquette. Put all food and other smelly objects like toothpaste in a bear-proof container (typically found at campsites) hung up in a tree or stored far away from your campsite. Don't count on aluminum panniers stopping a hungry bear—they can easily tear them apart.

"A trick I sometimes use when camping in unimproved sites along a highway is to place my food and other attractively scented substances 1/4 mile or so from my sleeping area and mark it with surveyor's tape (a roll of which I always carry on my travels) so I can find it again easily in my pre-coffee stupor," said Jack Gustafson (aka Alcan Rider). Garbage should also go into the garbage cans provided on-site or away from your tent for the night. If you go for a hike in bear country, carry a bell or talk loudly in order to avoid surprising a bear on the trail.

 NEVER put food in your tent while camping. If your tent smells like food, you are advertising yourself as dinner.

Communication

Cell-phone service is spotty on the Alaskan highways. Larger towns generally have decent service, and the highways only rarely have good service. Remote roads in most cases have service only in the towns at the ends.

If you plan to ride the Dalton Highway to Eagle or to any other remote Alaskan locations, we recommend a rented satellite phone or emergency transponder.

Satellite phone rentals have become quite reasonably priced, and several online vendors offer them for $30-$40 per week and will ship them anywhere in the world. The per-minute charges are quite high, but the phone will be invaluable if you have a breakdown or medical emergency in one of the more remote parts of Alaska. Globalcom and Mobal are two big players in this market, but there are a number of well-established companies online.

In Anchorage, you can rent satellite phones from **Surveyors Exchange** (tse-ak.com, 907-561-6501) for $75 per week and up. Their phones are backed in hard plastic, foam-lined cases, and you can add a solar charger or external antenna.

Spot also offers several satellite-communication products priced economically. The Spot Personal Tracker ($100) allows you to send an SOS and communicate an OK signal and your location to friends and family. With Spot Connect and a cell phone, you can send email and text messages as well. These are for emergencies only—they don't allow you to call a tow truck or reserve a hotel room, but they are a reasonable option for emergency situations, and much better than having no service at all.

Bikes

The main thing you should keep in mind when riding to or around Alaska is road construction. They say there are two seasons in Alaska: winter and construction. The region's extreme freeze-and-thaw cycle buckles the best of

SMALL ADVENTURE MOTORCYCLES

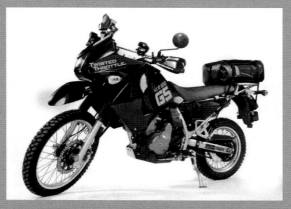

Kawasaki KLR650
The KLR is the Swiss Army knife of motorcycles. It does everything capably and nothing terribly well. *Twisted Throttle*

Honda XR650R
The XR650R is a large and a bit dated off-road motorcycle that makes a solid adventure machine. The bike is heavy but very capable off-road, and can be geared to cruise easily on the highway. They are not street legal, and must be equipped with a dual-sport kit and licensed. *Twisted Throttle*

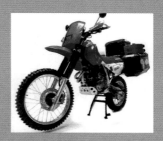

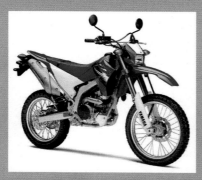

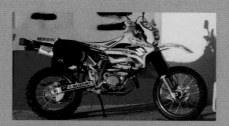

Yamaha WR250R
Small 250cc dual-sports such as the WR250R and the KLX250S are reasonably capable off-road but not terribly comfortable at highway speeds. *Yamaha Motor Corporation*

Suzuki DRZ400S
The DRZ400S is a balanced, easy-to-ride dirt-oriented dual-sport. Lighter and a bit easier to handle off-road than the Honda 650, the DRZ is uncomfortable to ride on the highway. *Lee Klancher*

MID-SIZED ADVENTURE MOTORCYCLES

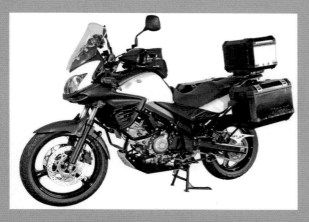

Suzuki DL650 V-Strom
The V-Strom 650 (affectionately dubbed the Weestrom) blends modest weight, comfort, fuel mileage, and luggage capacity. These qualities make the bike a great street-oriented adventure bike. *Twisted Throttle*

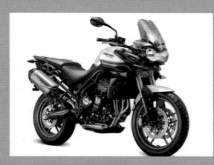

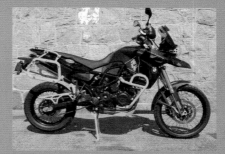

Triumph Tiger 800XC
The 800cc Tiger is essentially a more powerful, modern, and sexy version of the V-Strom. The bike is a wonderful choice if road comfort and fuel mileage are most important to you. *Triumph*

BMW F800GS
The 800 BMW is quite comparable to the Triumph, and offers a good compromise of power, comfort, and fuel mileage. *Twisted Throttle*

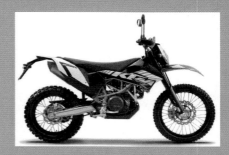

KTM 690 Enduro R
The KTM 690 offers heavy-duty off-road capability with less comfort than the Weestrom or 800s.
KTM/Mitterbauer

LARGE ADVENTURE MOTORCYCLES

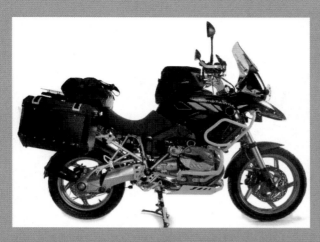

BMW R1200GS

The big GS is the grandfather of adventure touring, and the 1200cc bike is powerful and capable of handling long days with ease. Big bikes are capable off-road, but awkward. *Twisted Throttle*

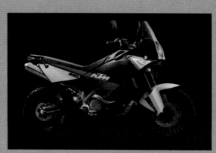

KTM 990 Adventure

The KTM 990 is a powerful machine with all-day comfort and more off-road capability than the GS or Yamaha. *KTM/Mitterbauer*

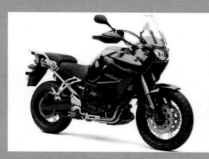

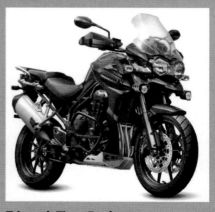

Yamaha XT1200Z Super Ténéré

The 1200cc Yamaha is quite comparable to the BMW. These bikes are great for touring and are capable off-road, if large and awkward. *Yamaha Motor Corporation*

Triumph Tiger Explorer

The Tiger Explorer is powered by a three-cylinder 1215cc engine and features a built-in screen showing system status, tire pressure, and more. *Triumph*

roads and makes road construction a priority. Even paved roads may have up to 70 miles that consist of two-inch-deep goo. When planning your trip, ask yourself what you want to be riding when you encounter 700 yards of terror.

With this in mind, you can ride the paved roads with anything from a BMW R1200GS to a Ninja 250. Your choice.

Adventure riders have roughly three different types of bikes to choose from.

First, there are the big bikes such as the BMW R1150GS and R1200GS, Yamaha Super Ténéré, KTM 990 Adventure, Triumph Tiger Explorer, Vstrom 1000, and comparable machines.

The mid-sized bikes include the BMW F800 GS, Triumph Tiger 800, and Suzuki V-Strom 650.

The small adventure bikes include the Kawasaki KLR650, BMW F650GS (twin) and G650GS (single), KTM 690, and Suzuki DRZ400S and DR650.

Street-legal off-road motorcycles are occasionally preferred, as well. These are off-road bikes equipped with license plates so you can ride from one off-road trail to another. Examples are the KTM 450 EXC and Husqvarna TE450. Motorcycles such as the Yamaha WR450 and Honda XR650R that have been converted to be street legal also fit into this category. These motorcycles are not suited to touring and travel, but are ideal for exploring very rugged mining roads and ORV trail systems.

For riding to Alaska, a large adventure bike is the most comfortable option and typically offers the most luggage capacity. On the backroads, however, you'll want a smaller bike.

The mid-sized adventure bikes offer more comfort than the light bikes and are easier to handle off-road than the big R1200GS and its brethren.

The backroads vary in roughness and challenge. Pretty much all of the dirt highways such as the Dalton and the Denali can be done on a large (1000–1200cc) adventure bike. In heavy rain, and when dodging haul-road truckers, such bikes are more difficult to maneuver. The soft shoulders on these dirt roads are surprisingly hazardous,

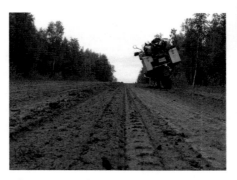

Whatever you ride to Alaska, the road surfaces on the dirt highways such as the Dalton and Denali can turn to slick, nasty muck when wet. Small bikes are easier to handle in these conditions. *MotoQuest*

and every summer a number of R1200GS riders tip over when they pull off the main road onto the shoulder to take a photograph or a leak.

The KLR650's magic is its simplicity and flexibility. You can comfortably ride single-track and freeway with the bike. The motorcycles last forever with minimal maintenance, have decent fuel capacity, and get good mileage. A KLR can be outfitted with tons of luggage space, and a backwoods mechanic with a grinder and a brain can fix the things when they finally do break. Due to these factors, a large percentage of people who ride into South America do so on KLRs.

That said, this book is about where you ride, not what you ride.

Gear for Your Body

Alaska can get cold and wet at any time of year. A good-quality waterproof jacket and pants are essential for motorcycle travel. Make sure the jacket is breathable and waterproof. Ditto for your pants.

The Aerostich Darien jacket and pants last forever and are priced reasonably but not cheaply. And their lack of fashion consciousness is a statement. BMW Rallye clothing is pricey, well-made, and tells the world you choose the Right Stuff. The Klim Adventure Rally is high-tech, good-looking and equally pricey. The Olympia Moab offers a ton of features and quality for the price, while the Tour Master Epic is more affordable and nearly as well-made.

Whatever you choose, make sure it's waterproof and large enough so you can wear plenty of clothes underneath.

The single-most important piece of clothing underneath is mid-weight long underwear. These need to be a breathable, polyester material that wicks away sweat and retains heat even when damp. NO COTTON, as it cools your body when damp. Capilene is a good material, and high-performance wool long underwear is wonderfully warm and comfortable.

You'll need a top and a bottom piece. I like the tops with zip turtlenecks, but choose whatever suits your fancy. In addition to long underwear, regular boxers or briefs made of breathable material (rather than cotton) will also keep you dry and comfortable.

Over that, you'll want a warm fleece layer. Aerostich makes some wonderful underjackets, as do most of the manufacturers. You can also use any heavyweight fleece pullover or jacket you already own.

Electrical gear is really nice to have in Alaska. Heated vests and grips are the most useful, and will keep your body warm and toasty in the worst of conditions. I first used one on a shoot on the Dalton Highway. I was wearing an

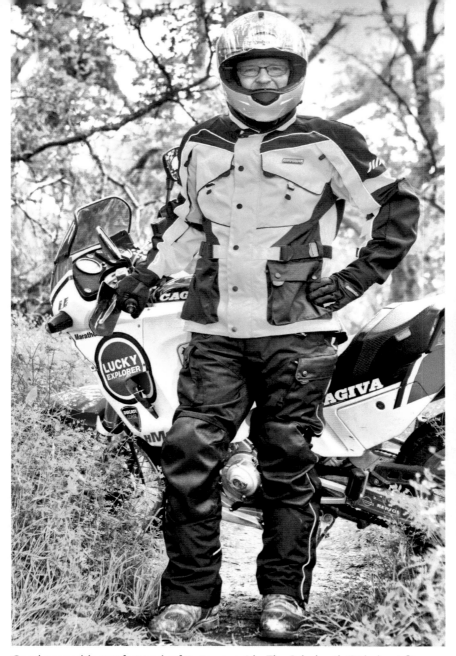

Good gear adds comfort and safety to your ride. The Schuberth C3 helmet flips open, has a snug, comfortable fit, and has a built-in flip-down sun visor. The Olympia Moab jacket and pants are waterproof, have warm removable liners, and are well-vented. Tourmaster DriMesh gloves are waterproof and vented. The Sidi Adventure Gore-Tex boots offer heavy-duty off-road protection in a waterproof leather boot. *Lee Klancher*

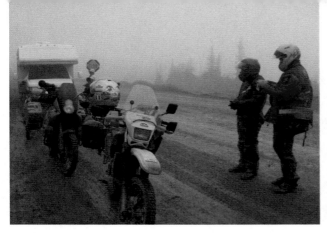

Weather in Alaska changes suddenly and can be severe even in midsummer. Come prepared to deal with heavy rain and freezing temperatures. *MotoQuest*

unlined set of gear made by Moose for dirt biking, which is great for racing in the rain and snow but has no lining whatsoever. In cold weather, it's like wearing a rain suit. The temperature dropped to 40 degrees and a steady all-day rain pelted our group as we rode into Gracious House. I cranked up an electric vest, and it kept me warm and cozy despite the fact that I had on only a sweatshirt and a waterproof jacket and pants.

I find electric grip heaters even more useful and vital. On a ride from Deadhorse to Manley Hot Springs, I started the day in light snow flurries that turned into a nonstop downpour. I didn't even use my electric vest, as I had on heavy clothes under an Aerostich Darien. I did, however, run an electric grip heater all day long. I was able to wear light gloves, and my hands blistered from the heat but never got cold.

Aerostich, Gerbing, and Warm & Safe are the key players in the electric gear market, and all have strong reputations for building high-quality heated clothing. I've always used gear with a simple on and off switch, but you can also get a heat regulator so you can fine-tune the temperature.

Be sure you have enough warm clothes to be comfortable without your electric gear in case it fails or you can't use it due to electrical problems. A mantra worth repeating in Alaska is that you need to be self-sufficient and prepared. You often will be on roads where help is hundreds of miles away.

You also need a helmet. Passengers have to wear one by law, and riders will want one, too. It gets cold in Alaska, and it rains. Put on a bucket—you'll be more comfortable and you'll probably live if you crash. I favor the flip-up sort, which allow me to take photos without removing them. Phil appears to like them because he can quickly flip it up and start telling stories about local history. Shoei and Schuberth make the best-quality flip-up helmets.

Warm, waterproof gloves are also key. I like light leather gloves used with electric grip warmers and hand guards. Phil likes waterproof gloves made by

SealSkinz. There are tons of other good options—pick a pair you like and be ready to deal with wet weather. An extra pair of dry gloves is vital on an Alaska trip. You will be cold and wet at some point, and dry gloves make such days much more pleasant.

Waterproof boots are another key piece of kit. My current favorite is the Sidi Adventure Gore-Tex boots, which offer the protection of an off-road boot and are waterproof as well. Gaerne and Alpinestars also have adventure boots with similar characteristics. Dry feet = happiness, so plan accordingly.

Gear for Your Bike

The fine art of farkling is a part of the fun of motorcycling. To "farkle" your bike means to add aftermarket bits. The typical farkler obsesses over catalogs and posts on ADVrider until his or her bike has the best performance-enhancing bit available for every single system. Such behavior is fun if you have the time and money. Personally, I believe the real trick to farkling is to identify which modifications will make the bike fit you and your riding style. I tend to go for comfy seats, GPS mounts, hard luggage so I can lock my stuff, and mountain bike racks so I can go for a ride far from home if my wife has the car. Figure out your sweet spots and modify to suit.

ADVrider is a good source for information, as the denizens of the board (the "inmates") love to obsess over their bikes. Search the board and you'll find some pointers. A number of places sell these parts. Some of the best-known are Aerostich, Twisted Throttle, Best Rest Products, and Touratech.

Farkle your bike however you like, but here are a few vital bits that will improve the quality of your riding time in Alaska.

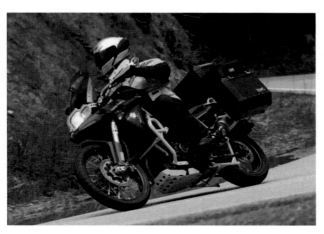

The fine art of farkling means to add aftermarket goodies to your bike. Smart additions make the bike perform better, and suit your needs. *Twisted Throttle*

Gas Can: Gas stations are open a bit sporadically in Alaska, and several highways require more range than the average bike can handle. The best emergency kit is a 2-gallon plastic gas can strapped to the back of your bike. If you'd rather build a fancy auxiliary tank or buy a 6-gallon aftermarket tank for your bike, great. You can also solve the problem with a $9 plastic can and a 50-cent bungee.

Tires: Dual-sport tires are the best for an Alaskan adventure tour. Phil swears by Avon Distanzias, while I favor Pirelli MT21s. Whatever you use, be ready to wear them out quickly in 3,000 miles or so. If you expect you'll need to change a tire, you may want to make an appointment at a dealership in advance, and either ship the tires to them or make sure they put a set aside for you. There is no guarantee that an Alaska retailer will have the tires you need in stock.

Tire-Change Kit: Bring all you need to change and repair a tire. Flats are pretty common on the Dalton and other dirt side roads. Tire irons, front and rear tubes, a patch kit, and a hand-operated or foot-operated pump are vital bits of kit.

You'll want two or three good-quality tire irons, and those with spoon-shaped ends (like the Motion Pro Spoon Tire Iron) are easier on tubes. You

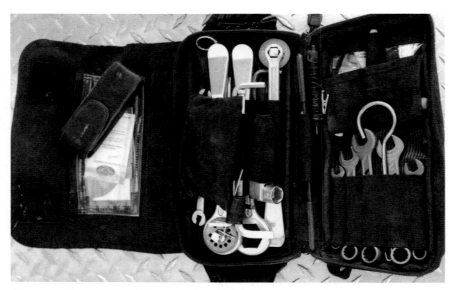

A proper adventure tool kit is vital for anyone traveling in remote regions. A good butt-pack filled with the proper tools will save you. This tool pack is carried by Robert Pandya, and it is a refined piece of kit. *Lee Klancher*

can break most beads with your sidestand. If you want to get professional about it, a trailside bead breaker is a good addition, particularly if your tires haven't been changed for a long time or if you use tubeless tires. Motion Pro and Happy Trails make good-quality units.

Motion Pro, Moose Racing, and Aerostich offer ready-made tire changing kits. The TireIron BeadBrakR kit incorporates an interesting system that uses the tire irons as the bead breaker.

Inflation can be accomplished with CO_2 cartridges, foot- or hand-operated pumps, or pumps that use engine compression. The foot-operated

TOOLS AND SPARES

Essential Tools
- Combination wrenches (8/10mm, 12/14mm, 17/19mm)
- Reversible screwdriver
- Allen wrenches (2mm, 2.5mm, 3mm, 4mm, 5mm, 6mm, 8mm, 10mm)
- Plug wrench (specific to bike)
- Axle wrenches (specific to bike)
- Tire irons
- Leatherman with wire cutters
- Small vise grip (doubles as shift lever in a pinch)
- Small file
- Spoke wrench
- Air pressure gauge

Essential Repair Stuff
- Zip-ties, various sizes
- Tire-patch kit
- Tire pump, hand- or foot-operated
- Ziploc freezer bags (work for transferring gas)
- Small can silicone lube

Bonus Repair Stuff
- Duct tape
- Safety wire
- Tow rope
- Small hose clamps
- JB Weld or ProPoxy

Spares
- Front inner tubes (works for rear)
- Master link
- Brake and clutch lever
- Shift lever
- Cables (clutch and brake)
- Quart of crankcase oil
- Bolt selection (varies by bike)
- Axle nut
- Oil drain bolt
- Magnetic probe
- Spark plug
- Fuses
- Pre-oiled air filter

pumps are the simplest and most reliable—Phil never leaves home without one. Cycle Pump makes a reliable simple electric air compressor; the Aerostich Mini Compressor is also a good choice. Xplorermoto and Aerostich both offer complete tubeless repair kits.

Tool Kit: Bring a good set of tools. Several manufacturers make kits worth considering. CruzTOOLS, Xplorermoto, and Motion Pro come to mind. You can also roll your own by assembling the tools in the list (see sidebar) and putting them into a good-quality fanny pack or tool pouch.

A popular way of carrying tools is to cut a length of PVC pipe that is 4 to 5 inches in diameter and about two feet in length and strap it low on the bike with hose clamps, just in front of the foot pegs. Your portable tool box is water proof, accessible, and light. Not to mention cheap.

Spares: The right spares list can make the difference between a tow and riding your bike home. When you are 250 miles from anything, that part might dramatically change the quality of your day. The key spares are on the list in the tools sidebar (page 39). Add to the list to suit your bike.

Luggage Systems

A good luggage system makes life on the road more comfortable. The best are hard-side, lockable side-mounted panniers that open from the top. SW-MOTECH, Happy Trails, Jesse Luggage Systems, Givi, Metal Mule, Zega, BMW, KTM, and a few others make high-quality products.

You can go with a top case for more lockable storage, or leave the back rack open and flat so you can strap on more gear. A wide, flat rear rack is ideal for strapping on wide things like camp chairs and tripods.

If you do strap on gear, waterproof bags will keep it dry. Quality bags are available from Ortlieb, Wolfman, Givi, Twisted Throttle, and Giant Loop. The most secure waterproof fasteners roll down and clip.

Fasten the bags to your bike with high-quality fasteners. ROK Straps are the established brand, but several other manufacturers make good products. Bungee cords tend to stretch and eventually break. Avoid them and use good-quality tie-downs or cam straps.

Cameras for Motorcyclists

Want to take nice photos with a camera that offers creative control and will fit in your pocket? The Canon G12 and Panasonic LX5 are two of the best in this niche as of 2012. Both have built-in flashes, plenty of megapixels, and all the creative control you could want. Pair them with an off-camera flash and

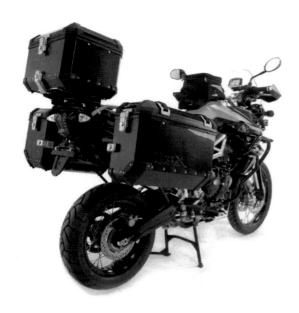

Good-quality luggage makes your trip safer and more pleasant. Hard aluminum panniers are lockable, durable, and expensive. These are TraX panniers made by SW-MOTECH.
Twisted Throttle

a cable or remote trigger, and you can take pro-quality images with a setup that can be tucked into your jacket pocket.

✓ Warning: when carrying a camera in a pocket, keep in mind that if you fall on it, it can do considerable damage to your body. Phil Freeman once had to helicopter a rider to the hospital who broke all of his ribs on one side due to falling on his camera, which was in his breast pocket.

BEST NAP LOCATIONS

Phil loves to take naps and he's spent years finding the best spots in Alaska to do that. Go to http://bit.ly/AKnaps to see Phil's secret spots for catching a few quick Zs. He has identified spots near the Yukon border, on the Dalton, along the Copper River, and along the Cook Inlet. "No bugs is key, so look for a place usually in the wind and you should be out of them. Another trick is napping where there are rocks, like on a sandbar of a river or down by the ocean. Warm is also key, so sunlight is a must!"

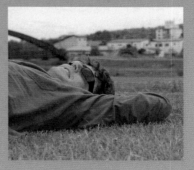

Alaska's Best Bars

Back in the day, gold miners used to come down out of the hills for a drink, and leave a dollar bill stapled to the wall or ceiling. If they needed a drink in the future and mining was not so good, they could take it down and get that well-deserved refreshment. This old tradition lives on, and you will find that nearly all bars (especially those outside of the Anchorage area) are littered with dollar bills inscribed with names (a blatant federal offense). Feel free to join this movement, and take yourself a Sharpie (ask for one at the bar, they will have one ready) and a staple gun (they have those too) and put your mark on the bar.

The **Salty Dawg Saloon** on the Homer Spit is simply an icon. This is a must for any traveler who enjoys adult beverages, sawdust floors, and eclectic Alaskana decor.

The **Inn at Whittier's** charm is more elegant than dank, and on a good weather day the inn boasts one of best ocean vistas you'll find—a perfect place to soak in the view and spend an evening with few cold ones.

The **Long Rifle Lodge** near Palmer is happily more dank than swank. The spartan interior's most appealing feature is an incredible collection of animal mounts. The charm here is an unbeatable view of the Matanuska Glacier.

The **Fairview Bar** in Talkeetna is as Alaskan a spot as you can get. The place was established in 1923 and now offers live music and a healthy dose of local color. Talkeetna claims to be the inspiration for the television show, *Northern Exposure*, and a night in the Fairview Bar is likely to convince you that's true.

The **Forks Roadhouse** on the Petersville Road west of Talkeetna is the real deal. Open when they want to be, off the beaten track, frequented by snow machiners, gold miners, and end-of-the-roaders, this is a haven for the out-of-the-way. Free camping is available down by the river within staggering distance—this is a favorite!

The **Sluice Box** at Gracious House on mile 82 of the Denali Highway is a unique spot where nothing man-made has been added in a long, long time. Drinking up the wilderness in plain view of some of the tallest mountains on the continent, Gracious House takes the cake for adventure riding in Alaska. Great trails lead into the mountains plus camping, rooms and beer are available. As you pound beers in the tiny trailer house bar, the diesel generator roaring through the night is the only source of power for miles. Stumble home with care—you are part of the food chain should you wander into the surrounding woods.

The **Tangle River Inn** on the Denali Highway overlooks the wild and scenic Delta River system. You need to meet Nadine, the proprietor, who is a living legend, and one hell of a story teller! Camping is nearby, and rooms are available. Bar room conversation potential doesn't get much better, as the folks out at Tangle are a hearty breed.

Skinny Dick's Halfway Inn just south of Fairbanks has an unbeatable name, a great T-shirt and their icon is two bears getting it on. The off-color destination is not far off the Richardson Highway with nothing around it, and well worth a froth.

The **Manley Roadhouse** in Manley Hot Springs is a sleepy little mining town at the end of an 80-mile dirt blast. The bar is good, the food is good, and the decor is fascinating. Riding out to Manley on the Elliot Highway typically leads to a reaction of, "Where the hell does this road lead?" The end surprises you with the historic roadhouse, which has rooms, camping, food and plenty of ice cold beer. The big bonus is hot springs across the slough. You can call ahead and rent the whole hot spring house out to yourself for an hour. Dine on fresh grapes and surround yourself with exotic orchids while bathing in serenity. Where the hell are you again?

The **Chatanika Lodge** on the Steese Highway is stuck in time. Filled with eye candy, this place will take you back. Spend the night, because the bar is incredible and exploring all the trinkets and bits is impossible to do with just one drink. If you are intrigued by a T-Bird encased in glass and a brown bear on wheels, this place is for you. Incidentally, across the road is an abandoned dredge you can explore on your own. After that, get Ronny to play the film about it . . . the Chatanika is a gold rush aficionado's nirvana.

The **Sourdough Saloon** in the Downtown Hotel in Dawson City is old school, complete with swinging, gun-fighter doors and high ceilings. But what puts this on the map is the Sourtoe Cocktail—one of the most interesting profiteering schemes on the face of the earth. And maybe the sickest. For $5 Canadian, you buy a drink with a dead guy's toe in your glass. If the toe touches your lips as you drink, they put your name on the registry.

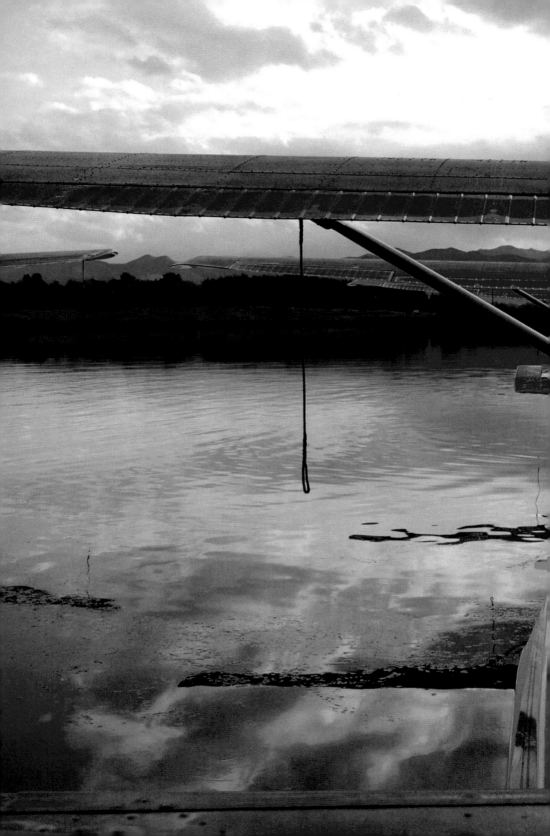

Chapter One

Base Camp: Anchorage

Anchorage has 6 times more pilots and 14 times more airplanes per capita than the national average. A significant number of people commute to work in Anchorage via floatplane. *Nicole Geils*

An urban oasis in a rugged land, Anchorage offers stunning views of mountain ranges, more pilots per capita than any other place in the United States, and a teeming population of bears and moose. Sales tax is nonexistent and the populace tends to be as wild and unrestrained as the state. Fueled by the midnight sun, everything from nightclub concerts and house parties to marathons and softball tournaments take place long after the rest of the world has gone to sleep.

Anchorage's roughly 270,000 residents comprise more than 40 percent of the state's population. The city offers pretty much any service you would expect from a midsized American burg, and is also a motorcycle-centric place

Quick Reference

with a distinctly Alaskan character and feel. According to the office of Governor Sean Parnell, Alaska has more registered motorcyclists per capita than any other state. The data conflicts with reports from New Hampshire, but regardless, the state is a motorcycling Mecca that draws riders from around the globe. You will see plenty of two-wheeled traffic in and around Anchorage.

Anchorage is base camp for most Alaskan adventures, and one of your last stops where you can purchase specialty equipment or find large, well-stocked motorcycle shops. This is the place to purchase tires, pick up that forgotten charge cord for your GPS or electric vest, or purchase an extra flash card for your camera. After you leave Anchorage, the towns will get progressively smaller and more remote.

Anchorage is on the end of the Cook Inlet, and the ocean bay moderates temperatures. Average high temps in the summer are in the upper 60s, with lows near 50 degrees. Winter temperatures are equally moderate, with an average January low of 9.3 degrees Fahrenheit.

The city comprises a central downtown area ringed by urban sprawl. One of the most interesting sights is the Lake Hood Seaplane Base, which is the world's largest and busiest floatplane base. Tourist flights depart daily, as do many residents, who commute from their homes to Anchorage by floatplane.

Incidentally, while riding to Alaska has an appeal of its own, flying in is the best option for most of us. The problem is time. If you have six to eight

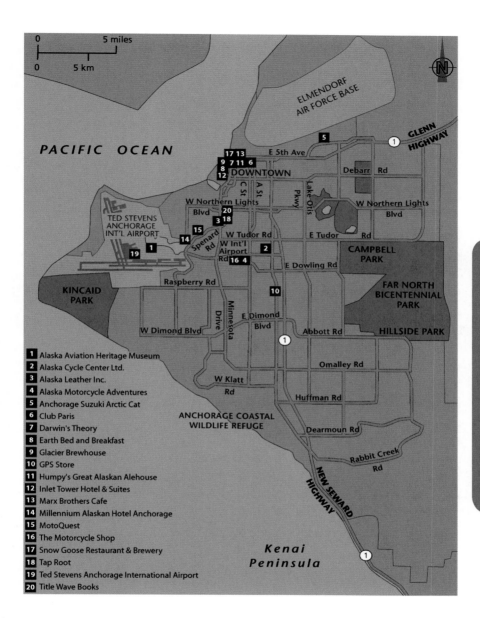

0 5 miles
0 5 km

ELMENDORF AIR FORCE BASE

PACIFIC OCEAN

GLENN HIGHWAY

5

①

E 5th Ave

17 13
9 7 11 6
8
12
DOWNTOWN

Debarr Rd

C St

A St

Lake Otis Pkwy

W Northern Lights
Blvd **20**

3 18

15

14

TED STEVENS
ANCHORAGE
INT'L AIRPORT

Spenard Rd

19

1

W Tudor Rd

W Int'l
Airport
Rd **16 4**

2

E Tudor   Rd

W Northern Lights
Blvd

CAMPBELL
PARK

E Dowling Rd

KINCAID
PARK

Raspberry Rd

Minnesota Drive

E Dimond
Blvd

W Dimond Blvd

10

FAR NORTH
BICENTENNIAL
PARK

HILLSIDE PARK

Abbott Rd

①

W Klatt
Rd

Omalley Rd

Huffman Rd

ANCHORAGE COASTAL
WILDLIFE REFUGE

Dearmoun Rd

Rabbit Creek
Rd

NEW SEWARD HIGHWAY

Kenai
Peninsula

①

1 Alaska Aviation Heritage Museum
2 Alaska Cycle Center Ltd.
3 Alaska Leather Inc.
4 Alaska Motorcycle Adventures
5 Anchorage Suzuki Arctic Cat
6 Club Paris
7 Darwin's Theory
8 Earth Bed and Breakfast
9 Glacier Brewhouse
10 GPS Store
11 Humpy's Great Alaskan Alehouse
12 Inlet Tower Hotel & Suites
13 Marx Brothers Cafe
14 Millennium Alaskan Hotel Anchorage
15 MotoQuest
16 The Motorcycle Shop
17 Snow Goose Restaurant & Brewery
18 Tap Root
19 Ted Stevens Anchorage International Airport
20 Title Wave Books

Base Camp: Anchorage

weeks off, by all means ride all the way up and tell stories about it at the next motorcycle gathering you attend. If your time is limited, buy a plane ticket and rent a bike or ship your own (see motorcycle shipping section in the introduction).

First, the ride across Canada has some wonderful stops, but large stretches are flat and open. Second, if you ride the outer reaches of the Alaska highways,

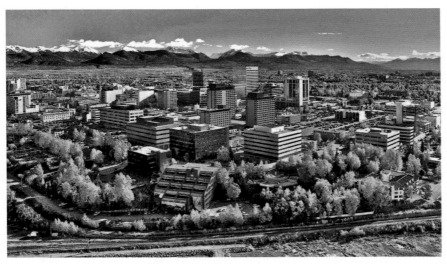

Anchorage is the place to stock up on everything you need for your trip in the state. Roughly half of Alaska's 600,000 residents live in Anchorage, and the town is your best bet for services, parts, and supplies. *Kevin Flavin*

they will beat your motorcycle to a pulp. The Dalton Highway, in particular, turns chrome and new paint into dull steel and hammered finishes. If you fly into Anchorage, good riding is about 30 minutes away, and the bike that gets ground up belongs to someone else. 'Nuff said.

Anchorage is an oft-overlooked portion of the state, at least by adventure riders. If nightlife, good food, natural history, or other urban attractions are your bag, plan to stay a day or two. The city is a gas, and has a unique flavor well worth exploring.

The heart of the city is its downtown area. If you stay in a central location, you can hit the restaurants, bars, and attractions on foot. Downtown is also located just off the bay, and you can walk down to the seaside.

In the waters off of Anchorage, the tide rises dramatically and can be deadly. The mudflats exposed at low tide are extremely soft and will suck you in tight if you attempt to walk on them. Several people have been killed when they were trapped in the muck before the tide came in and engulfed them in frigid water. Don't be tempted to walk onto the mudflats!

The wildlife viewing is quite good just outside of Anchorage's city limits, and the town's moose population numbers about 1,600 strong.

"I can't tell you how many riders travel all over the state looking for moose, only to finally get close to one on the way to the airport!"— Phil

Also note that several destinations offer some incredible day rides from Anchorage, with the Kenai Peninsula the most alluring—and most overlooked—of them.

Where to Stay

Anchorage saw steady growth until the economic downturn of 2008 and, despite a reduction in tourism, was able to maintain a steady economy through the troubled times that followed. A number of new hotels were built in 2009 and 2010, including the Marriott Downtown and the Anchorage Crowne Plaza Hotel—so housing options are plentiful. Most of the mainstream chains have a hotel in or near the downtown area, and staying within walking distance of the area will make your visit more pleasant.

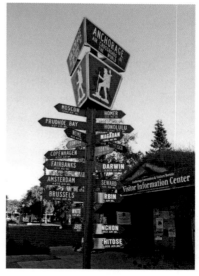

The Tourist Information Center at 4th Avenue and F Street in Anchorage has general travel information and is open daily from 6 a.m. to 7 p.m. during the summer. *Lee Klancher*

 If your bike's security is a concern, a great choice that is a five-minute walk from the downtown area is the **Inlet Towers** (inlettower.com, 1200 L St., 907-276-0110). They have competitive prices, nice views, a decent bar and restaurant, and an underground garage where you can park your bike for free. This is convenient if you don't want to drag your gear up to the room for the night.

Another notable hotel is the **Millennium Alaskan Hotel Anchorage** (millenniumhotels.com, 4800 Spenard Rd., 907-243-2300). The place is spendy and the walls are thin, but their terrific patio makes it worthwhile. Kick back and enjoy the mountain views while downing king crab legs and fresh brew and watching floatplanes take off and land. Your wallet will take a hit, but the experience is unforgettable.

If you are looking for a modestly priced alternative, try the **Earth Bed and Breakfast** (earthbb.com, 1001 W. 12th Ave., 907-279-9907). This funky little pseudo-hostel is in a quiet neighborhood a few blocks from downtown. The place is a converted house, and Lori the proprietor runs it as such. You can make tea or coffee, but don't expect to be able to cook in the kitchen as you would at a traditional hostel.

An inexpensive option is staying at one of the youth hostels in Anchorage. Backpackers Inn (alaskabackpackers.com) is located near downtown, while the Spenard Youth Hostel (alaskahostel.org/) is closer to the airport.

Alternatively, you'll find a cluster of chain hotels on Spenard Road. Most are fairly new, clean, and reasonably priced. This is not an easy walk to the downtown area, but you can save a few dollars on your room.

Tent-oriented sorts have a few options in the Anchorage area, including two RV parks within the city limits. The **Anchorage Ship Creek RV Park** (bestofalaskatravel.com, 150 N. Ingra St., 907-277-0877) is the closest to downtown, with the city center a 10-minute walk away. A grassy area is provided for tent campers, as are showers, restrooms, and laundry. The **Creekwood Inn & RV Park** (creekwoodinn-alaska.com, 2150 Seward Hwy., 907-258-6006) has 68 RV-oriented sites, restrooms, showers, and a laundromat. Both are popular, so expect to be packed in tight. Several other campgrounds are farther outside the city center. The **Centennial Camper Park** (8300 Glenn Hwy., 907-343-6986) has a grassy tent-friendly area as well as restrooms and showers.

The best deal in town for accommodations is the free motorcycle-only camping at the **House of Harley-Davidson**, (harleyalaska.com, 4334 Spenard Rd., 907-248-5300), which shares the parking lot with **MotoQuest**. They have a nice green lawn on the backside of the property where you can pitch a tent, and they also have showers in the shop. The unwritten rule is don't stay there more than three days.

You can stay about 60 miles outside of town at the **Eagle River Nature Center** (ernc.org, 32750 Eagle River Rd., 907-694-2108), which rents yurts and cabins. **Chugach State Park** (dnr.alaska.gov/parks/units/chugach, Seward Hwy., 907-345-5014, mile 115) has cabins and camping available.

Eats and Drinks

Anchorage has great food, a vibrant nightlife, and funky dive bars. This is hardly a comprehensive list, but here are a few favorites you don't want to miss.

The *Anchorage Daily News* has created adn.com/dining and adn.com/play/bars, which feature staff-written reviews of bars and restaurants around town. They also have a blog, *Lush Life*, that is a bar-hopper's guide to the town. You can also check the restaurant listings on urbanspoon.com, tripadvisor.com, and alaska.org.

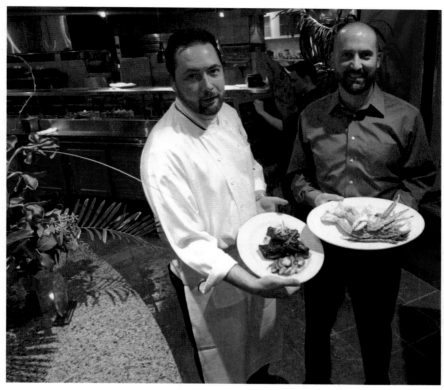

The Glacier Brewhouse at 737 West 5th Avenue combines homebrew with upscale dining. *Cathryn Posey*

The Marx Bros. Café (marxcafe.com, 627 W. 3rd Ave., 907-278-2133) is an elegant restaurant in a converted house in the downtown area. The place has terrific food, including a Caesar salad made right at table with fresh anchovies and raw eggs. Open for dinner only.

Club Paris (clubparisrestaurant.com, 417 W. 5th Ave., 907-277-6332) has terrific steaks, filet mignon burgers, and seafood right downtown. Open for lunch and dinner.

Glacier Brewhouse (glacierbrewhouse.com, 737 W. 5th Ave., #110, 907-274-2739) has solid food, a nice atmosphere, and beer brewed on site. Their Big Woody Barleywine has won multiple awards at brewing festivals.

The **Snow Goose Restaurant** (alaskabeers.com, 717 W. 3rd Ave., 907-277-7727) has good beer, decent bar food, and a great deck over Ship Creek. On a clear day, you can see all the way to Mount Denali. Urban Wilderness Pale Ale is their award-winning brew.

Taproot (taprootalaska.com, 3300 Spenard Rd., 907-345-0282) has great live music and food, and wide variety of beer.

Humpy's Great Alaskan Ale House (humpys.com, 610 W. 6th Ave., 907-276-2337) has slightly better-than-average food and great atmosphere. Popular with the city's younger political wonks and professionals. Locals like to say all the important business in Alaska gets done at Humpy's.

Darwin's Theory (alaska.net/~thndrths/, 426 G St., 907-277-5322) is possibly Anchorage's best dive bar. This great little hole-in-the-wall is quiet enough to have a conversation there, plus they have free popcorn and a drop-dead jukebox.

Motorcycle Shops

You can get most parts that you need in Anchorage, and you can have them shipped to you via Alaska Airlines' overnight service if you are in a jam in the bush. Contact Alaska

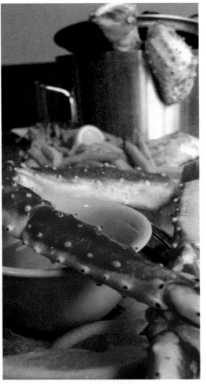

Humpy's at 610 West 6th Avenue is a great dive bar with reasonable food and a good selection of beers.
Cathryn Posey

Airlines at 800-225-2752 between 7 a.m. and 7 p.m. You can book shipments online at alaskaair.com/cargo.

Note that motorcycle dealers all have very busy service shops. If you plan on having maintenance done on your machine while you are in Anchorage, book it at least two weeks in advance.

The Motorcycle Shop (techspec-usa.com, 400 W. Potter Dr., 907-561-1165) is a full-service BMW, Ducati, KTM, Kawasaki, and Triumph dealership. They also have a good stock of parts and apparel. The Motorcycle Shop will ship parts to you anywhere in Alaska—call if you get in a bind.

Alaska Leather (alaskaleatheronline.com, 3611 Minnesota Dr., 907-562-2324) sells all kinds of aftermarket goodies, including adventure apparel and a great selection of tires for all kinds of motorcycles. The owner is an adventure rider active on ADVrider, and staffers are generally hard-core riders who know the area. Great stop for any adventurous traveler—open seven days a week.

Alaska Cycle Center (akcyclecenter.com, 4908 Old Seward Hwy., 907-279-9478) is a Honda, Suzuki, Ducati, Piaggio, Victory, and Vespa full-service dealership. The reliable repair shop also has a decent selection of gear and aftermarket parts.

House of Harley-Davidson (harleyalaska.com, 4334 Spenard Rd., 907-248-5300) is a full-service dealership with free camping and showers. Offers Fly-Buy-Ride program.

Anchorage Suzuki-Arctic Cat (anchoragesuzukiarcticcat.com, 3054 Commercial Dr., 907-272-2412) is a full-service Suzuki and Arctic Cat dealership.

Anchorage Yamaha (anchorageyamaha.com, 3919 Spenard Rd., 907-243-8343) is a full-service Yamaha dealership. Closed on Mondays.

Alaska Mining & Diving Supply (akmining.com, 3222 Commercial Dr., 907-277-1741) is an outdoor powersports and recreation center that has Can-Am Spyder and Royal Enfield motorcycles. The shop has a large selection of outdoor gear and equipment and a good supply of Garmin GPS units and accessories, as well as gold-mining equipment.

Motorcycle Rentals and Tours

MotoQuest (motoquesttours.com, 4346 Spenard Rd., 907-272-2777) offers motorcycle and scooter rentals with locations in Anchorage, Fairbanks, Portland, and Seattle. Offerings include the BMW F650GS, F800GS, and R1200GS; Yamaha XT250; Suzuki DL650 V-Strom; and Kawasaki KLR650. MotoQuest also offers guided and self-guided tour packages. A wider variety of bikes is available on guided tours, including Harley-Davidsons, Royal Enfields, Urals, Triumphs, and Hondas. Customers are welcome to use the shop and their own tools for oil changes and other routine maintenance. Shop workers will change tires. No surcharge for tire changes for riders headed to the Dalton Highway. Rentals that travel the Dalton Highway to Prudhoe Bay pay a $500 surcharge.

Alaska Motorcycle Adventures (rentalaska.com, 400 W. Potter Dr., 907-376-4513) rents the BMW G650GS, F650GS, F800GS, R1150R, R1200GS, and R1200GS Adventure as well as Kawasaki KLR650s. They also have self-guided tour packages. There's a $500 surcharge for rentals that travel Dalton Highway.

Books, Maps and Rental Phones

Title Wave Books (wavebooks.com, 1360 W. Northern Lights Blvd., 907-278-9283) is a great independent bookstore in the downtown area that works hard to stock hard-to-find Alaskan and outdoor adventure books.

The Map Store (alaskageographic.org/static/1032/the-map-store, Alaska Science Center, 4210 University Dr., Rm. 208, 907-786-7011) is the place to find super-detailed maps for backcountry exploration. The Map Store stocks USGS topographic quads for the entire state and the Yukon, as well as recreation guides and maps, USGS geologic maps, and other scientific publications.

Maps as well as camping equipment and clothing can be found at the Anchorage **REI** (rei.com/stores/16, 1200 W. Northern Lights Blvd., Ste A, 907-272-4565).

You can rent satellite phones from **Surveyors Exchange** (tse-ak.com, 907-561-6501) for $75 per week and up. Their phones are backed in hard plastic, foam-lined cases, and you can add a solar charger or external antenna.

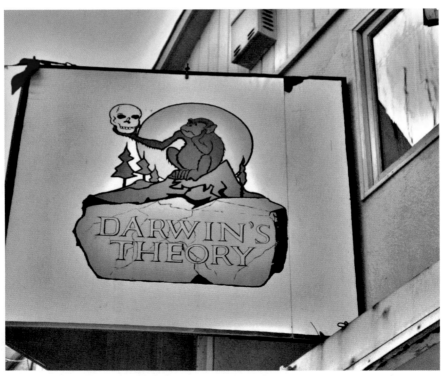

The best bar in town for a conversation is Darwin's Theory, at 426 G Street.
Lee Klancher

Diversions

Anchorage is a vibrant city with a bit of something for everyone. The **Alaska Aviation Heritage Museum** (alaskaairmuseum.org/, 4721 Aircraft Dr., 907-248-5325) gives propeller-heads the opportunity to see about two dozen vintage war and bushplanes, artifacts, and memorabilia as well as a restoration hangar, flight simulators, two theaters, and a hall of fame.

Because many of college baseball's cream of the crop spend the summer playing ball in Anchorage, fans have a chance to see some of the best collegiate athletes in the **Alaskan Summer Baseball League** (alaskabaseballleague. org). Games are played most days of the week, with start times as early as 1 p.m. The annual Midnight Sun game is held late into the night on a date on or near the summer solstice in late June. Check schedule for specifics.

If you want to catch a movie and drink a beer (who doesn't?), the **Bear Tooth Theatre Pub** (beartooththeatre.net, 1230 W. 27th Ave., 907-276-4255) has cheap second-run movies, beer, and food.

Last but far from least, you can take a brewery tour of Anchorage. The **Midnight Sun Brewing Company** (midnightsunbrewing.com) and **King Street Brewing Company** (kingstreetbrewing.com) have breweries in or near Anchorage. Park the bike, grab a cab, and hoof it on down.

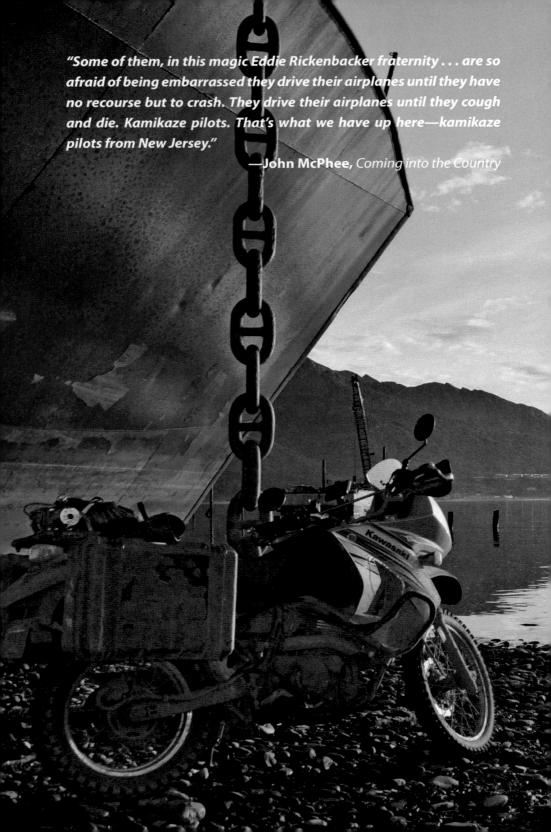

"Some of them, in this magic Eddie Rickenbacker fraternity . . . are so afraid of being embarrassed they drive their airplanes until they have no recourse but to crash. They drive their airplanes until they cough and die. Kamikaze pilots. That's what we have up here—kamikaze pilots from New Jersey."

—**John McPhee,** *Coming into the Country*

Chapter Two

The Kenai Peninsula

The Kenai Peninsula has some of the most scenic roads in the world, beautiful port cities, and also offers a few morsels of rugged roads for the backcountry motorcyclist. *MotoQuest*

The Kenai Peninsula is the most overlooked motorcycle destination in Alaska. While everyone is drawn north into the mountains, the jaunt to the south is typically given short shrift. This is a huge miss, as the Kenai has unique destinations, a mix of freshwater and seawater vistas backed by glaciers and snow-capped mountains, and opportunities for the adventurous rider to get dirty and venture off the beaten path.

The journey gets gorgeous only a few miles south of Anchorage, as the drive along the Turnagain Arm features majestic mountains and, a few months each year, pods of beluga whales.

The wildlife in the mountains is just as rich, with Dall sheep, bears, and moose in abundance, and eagles and other raptors feeding on the salmon, trout, and Dolly Varden.

The Seward Highway continues down to the interesting town of Seward, a place loaded with opportunities for exploring the coast on your bike. The stunning Exit Glacier is nearby—one of very few spots where you can walk out on the surface of the glacial ice.

The Kenai ride is more about scenery than roads—you may find that what you remember are the views—but there are plenty of interesting dirt side roads and loops for the KLR or Weestrom pilot. In fact, you could easily stretch this trip to five days if you want to explore every good side road on the two highways. As the Sterling Highway heads west, the off-road

adventurer should take a careful look at the pipeline access road on the west side of Captain Cook Recreation Area.

Homer is an essential Alaskan destination, a town full of character, beauty, and great food. Kachemak Bay begs for exploration as well.

One very interesting way to see the Kenai is to incorporate one of several available ferry rides. The area is a peninsula, after all, and the water is a major attraction.

If your Alaska trip is a on a tight timeline, consider at least an overnight in Homer or Seward. This is an ideal shakedown cruise, as you can load up the bike and then stop back in Anchorage on your way north for that ROK Strap or GPS battery you forgot.

At a Glance

Road Conditions	Seward and Sterling paved and semi-curvy; mining and beach roads are sand and dirt and can be rugged
Ideal Motorcycle	BMW R1200GS, Suzuki V-Strom 650, or other large or mid-sized bike with good fuel range; Kawasaki KLR650 or other light dual-sport for Kodiak Island
Mileage	Anchorage to Seward to Homer (round trip): 518 miles
Riding Season	May–October; slightly more temperate than rest of state
Cell Coverage	Girdwood, Homer, and Seward have service; poor elsewhere
Kit and Farkles	The usual, plus a camera and a collapsible fishing pole
Print Map	*Alaska's Kenai Peninsula Road & Recreation Map* by David J. R. Peckarsky
Google Map	bit.ly/Kenaimap
Guidebook	*The Highway Angler* by Gunnar Pedersen (for fisherman)
Insights	*The Dawg's Tale: The Story of the Salty Dawg Saloon* by Diane Ford Wood
Hot Tip	Easy to run out of gas on this road; be sure to get gas at Girdwood and Soldotna
Best Diversions	Salmon and halibut fishing, sea kayaking, gondola ride at Alyeska Resort, Whittier Tunnel

Battle Plan

Day 1: Anchorage to Hope / 87 miles

Day 2: Hope to Homer / 167 miles

Day 3: Homer to Seward / 168 miles

Day 4: Seward to Anchorage / 127 miles

Dirt Additions

- Ride mountainous mining roads near Hope / half-day
- Tunnel to Whittier not dirt but definitely an adventure / half-day, fee for tunnel
- Ride sandy beach road past Captain Cook Recreation / half-day
- Ferry from Homer to explore Seldovia / overnight
- Ride Kodiak Island / 4 days

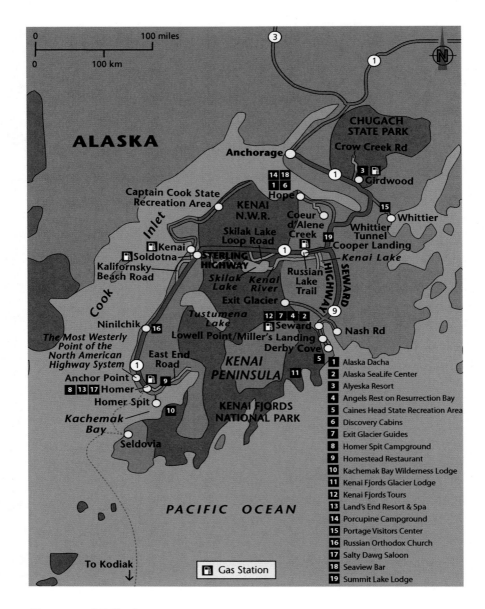

1	Alaska Dacha
2	Alaska SeaLife Center
3	Alyeska Resort
4	Angels Rest on Resurrection Bay
5	Caines Head State Recreation Area
6	Discovery Cabins
7	Exit Glacier Guides
8	Homer Spit Campground
9	Homestead Restaurant
10	Kachemak Bay Wilderness Lodge
11	Kenai Fjords Glacier Lodge
12	Kenai Fjords Tours
13	Land's End Resort & Spa
14	Porcupine Campground
15	Portage Visitors Center
16	Russian Orthodox Church
17	Salty Dawg Saloon
18	Seaview Bar
19	Summit Lake Lodge

Seward Highway

The first 9 miles of the Seward are divided highway—the "new" Seward Highway. The rest is two-lane. Once you get on the two-lane, you'll soon be along the Turnagain Arm, one of the most beautiful drives in America, offering snow-capped peaks left and right and, in May and August, beluga whales surfacing a few hundred yards to your right.

Turnagain bore tide is dramatic and powerful, barreling 10 to 15 miles per hour along the arm. During full moons, the tide is at its most dramatic and visible. Surfers travel here to ride the waves for more than a mile. Avoid the mudflats during low tide—they will suck you in and trap you. Several people have been trapped in the mud and—despite rescue workers' best efforts—were drowned when the tides came in. STAY OFF THE FLATS!

Continue south on the Seward and you'll snake along a paved wonderland that hugs the shore of Kenai Lake and winds past Mount Ascension and Resurrection Peaks. Turn right just before town and you can drive up to Exit Glacier (one of three in the state on which you can walk) and on to Kenai Fjords National Park, where 5,000-foot mountains and glaciers loom over fjords. Cap the day with a ride out to the lovely Lowell Point and watch the alpenglow on the peaks with the ocean at your feet.

Gas can be an issue on the highway—it is easy to run out. At Girdwood, be sure you have enough fuel to make Cooper Landing or Seward. Gas is not usually available in Hope.

If your tastes run toward reindeer sausage and panning gold, your first stop of the day could be **Indian Valley Meats** (indianvalleymeats.com, mile

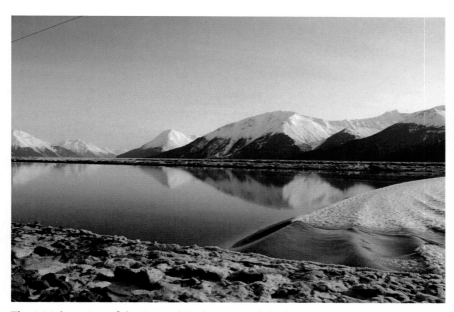

The initial portion of the Seward Highway parallels the Turnagain Arm, which has one of the world's strongest bore tides (and you can see it flowing in this photo).
Seward CVB

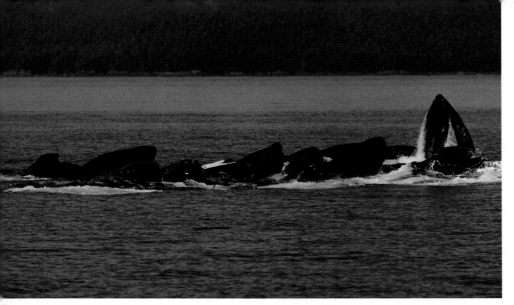

The drive along the Turnagain Arm south of Anchorage is a stunner, and Phil says you can hear whales surfacing in the arm as you drive along. *Photos.com*

103.9) to sample ground, smoked, and processed exotic game and fish. There's a B&B there as well if you like. The Indian Valley Mine (indianvalleymine. com, 27301 Seward Hwy., 907-653-1120, mile 104) is also a B&B, and you can pan gold and catch "tall tales" if that's your thing. The stop is touristy and predictable.

The home of former governor Ted Stevens, **Girdwood** is a small town about 40 miles south of Anchorage. Girdwood was moved 2.5 miles after the original town was destroyed in North America's most powerful recorded quake, which occurred in March 1964. Bears in the area hit 1,500 pounds and the resort was bombed with a record-setting 283 inches of snow in December 1998. The natural wonders of the area are overshadowed by seven hanging glaciers and the stunning Chugach Mountains.

You can also find good food in Girdwood. Try the all-you-can-eat soup at **The Bake Shop** (thebakeshop.com, 907-783-2831), or the burgers at either **Jack Sprat Restaurant** (jacksprat.net, 907-783-5225). The Aurora Bar and Grill at the Alyeska Resort (see below) is good. The **Double Musky Inn** (doublemuskyinn.com, 3 Crow Creek Road, 907-783-2822) has a great steak, and the **Silvertip Grill** (165 Hightower Road, 907-783-2594) has a good all-day breakfast.

If you happen to be in town during the first week in July, check out the **Girdwood Forest Fair** (girdwoodforestfair.com). This is a must if you like live music, open stalls and beer gardens. Get ready to hippie down!

A nice way to add a dramatic view of glaciers and mountains to your lunch is to head to the **Alyeska Resort** (alyeskaresort.com, 1000 Arlberg Avenue, 907-754-2108). Take the tram to the restaurant at the top of the ski hill where you can chow down while soaking in views of the Turnagain Arm, mountain ranges, and glaciers. Stick around for a glacier hike, downhill mountain biking, a paragliding session off the mountain, or an aerial tour. Grab a hotel room in town or head back out on the road with a belly full of mountains and burgers. Also remember to fill your tank—it's 88 miles from Girdwood to the next fuel station.

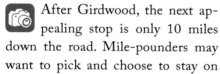 For a dirt excursion, ride the **Crow Creek Mine Road**, which branches off the Alyeska Highway just west of the bridge over Glacier Creek. Ride roughly 7 miles up to the tree line and enjoy the view of the glaciers and mountains. The road goes back about 14 miles, but snow is often an issue, even after the summer solstice. You can ride to the tree line in 15 or 20 minutes. Note that camping is allowed at the **Crow Creek Mine**.

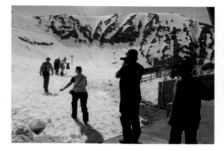

The Alyeska Resort tram goes to two mountain-top restaurants. The view is stunning and the food at the Glacier Express is reasonable. *MotoQuest*

After Girdwood, the next appealing stop is only 10 miles down the road. Mile-pounders may want to pick and choose to stay on schedule, but bear in mind the Portage Glacier is a tough one to miss. Wind your way along the gorgeous Portage Glacier Road to **Begich Boggs Visitor Center** (bit.ly/bbvisitorcenter, 907-783-2326), and you'll be treated to stunning views and a spot that boasts some of the best information about the area. Drop a sawbuck and check out "Voices from the Ice," a documentary about the glaciers. After the film, the curtains open up and reveal a spectacular view of the Portage Glacier. You can also spend $10 on a boat ride that takes you up close to a ten-story glacier calving into the lake. Continue to Whitter, or head back out to the Seward Highway.

"About 8 miles into Portage, on the right-hand side of the road (just before the Willawa Campground), there is a salmon viewing area, full of chum (dog), pink, and red salmon spawning. This happens from late July on, and there are several interpretive signs outlining the spawning process. Great stop for a little salmon education!" — Phil

Whittier

Just more than 11 miles down Portage Glacier Road, you'll come to the funky port city of **Whittier**. Getting to this touristy port city is most of the fun. In addition to great views, the Anton Anderson Memorial Tunnel (known to locals as the Portage Tunnel) burrows its way through the mountain and into Whittier. The old rail tunnel is 2.5 miles of damp and dark on top of rail lines inset into the surface. Take care, ride slow, and don't drop a wheel into the rails. The tunnel crossing costs $15 going in and nothing coming out. Also be prepared to wait—traffic is one-way and it can take two hours or more to get through on a busy day. And check the schedule in advance—the tunnel isn't open 24 hours! You can find information at **Anton Anderson Memorial Tunnel** (bit.ly/andersontunnel, 877-611-2586, AM 530 in Whittier, AM 1610 in Portage).

Whitter was built by the U.S. military as a shipping port, and the city is now a popular dropoff point for giant cruise ships. Look up a lot if you stop—the typically snow-capped peaks, waterfalls, and glaciers about town can override the tourist vibe. Note that Whittier folks are referred to as Whittiots by area Alaskans.

A concrete derelict building on top of the hill above the town (you can explore it for a few hours if you are adventurous) once housed the entire population. They could access the port via tunnels, and the structure contained a movie theater, hospital, and everything else the residents needed.

 You will find a couple of gems in the town. **Varly's Swiftwater Seafood Café** (swiftwaterseafoodcafe.com, on the east boat ramp) has fresh local fish, and **The Inn at Whittier** (innatwhittier.com) is the nicest (and most expensive) place in town to spend the night. They also have a nice restaurant and bar with a great view. The clean and sparse **June's Whittier Condo Suites** (whittiersuitesonline.com) offer bed and breakfast, and their rooms are the same barracks that once housed the town's residents. The apartment-style living is spare and clean, and has full kitchens.

"At the old derelict bunker above Whittier, you could have lived in your nightgown from November to March!" — Phil

Camping is available in Whittier, but the site is nothing more than a gravel parking lot—better options are available in Portage Valley. If you're feeling adventurous, grab a campsite or cabin on an island out on the sound. There are dozens of **rental cabins** (dnr.alaska.gov/parks/cabins) in the bay, but you have to hire a water taxi to take you out to them. You can find a

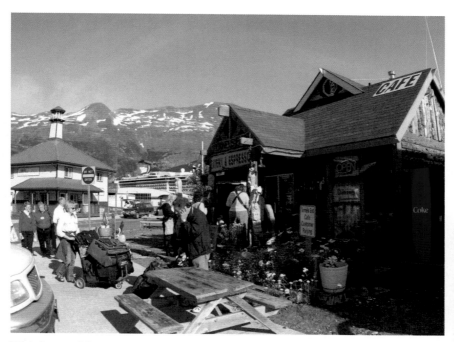

Whittier combines a stunning setting with funky places, cruise-ship tourists, and a stunning bay view. *Lee Klancher*

water taxi at **Epic Charters** (epicchartersalaska.com, 888-472-EPIC). They will also take you on a full-day boat tour of the glaciers.

If you are interested in using Whitter as a jumping-off point, you can grab an **Alaska Marine Highway** ferry (dot.state.ak.us/amhs) and head out for a tour punctuated with some seaside travel. See the marine highway section in the introduction for more details. From Whittier, the ferry system takes about 6 hours to travel to Valdez, and another five hours to continue on to the isolated community of Cordova (see chapter six). The ferry is a great way to take a glacier cruise without committing to a multiday schedule, and it also will take the rider from point A to B . . . a place you were going anyway.

Whittier is also a haven for **sea kayaking**. Check out **Epic Charters** (epicchartersalaska.com, 888-472-EPIC) or **Alaska Sea Kayakers** (alaska seakayakers.com, 877-472-2534).

Byron Glacier Trail just outside of Whittier is one of the best short hikes in the state. You walk it in an hour and the scenery is incredible. Take an immediate right past the tunnel and go to the trailhead. The trail climbs quickly and you are above the treeline in a short time, greeted by a

360-degree view of Portage Glacier, Whittier, and boats and ocean on other side. It's the best bang for the buck in Alaska hiking.

After you leave Whittier and get back out on the Seward, go north 1/10th of a mile and you'll find the **Alaska Wildlife Conservation Center** (alaskawildlife.org, 907-783-2025, mile 79), which houses and rehabilitates injured wild animals. You can get close to bears, caribou, moose, musk oxen, bison, elk, deer, and raptors. Admission helps get the critters back on their paws, hooves, or talons.

Hope

In 1896, gold miners dubbed their camp on Resurrection Creek "Hope City," but the place didn't pan out, and by 1899, most of the miners had moved on to shinier diggings. What they left behind is one of the all-time great Alaskan offshoots that starts with a 17-mile meandering ride down the nicely paved Hope Highway along the south edge of the Turnagain Arm, through a wide spot in the road known as Sunrise, and into downtown **Hope** (pop. 137). Watch for moose and brush on the road—it's a lightly traveled piece of tarmac. Rumor has it the road was paved because a high-powered legislator lived out there.

Resurrection Creek runs into the Turnagain Arm at Hope, and the stream fills with salmon during the runs in late summer. The little burg is a destination for fisherman, backpackers, and tough-as-nails residents who've signed off of the rat race. The short ride out to Hope is worth it for any Kenai Peninsula traveler—particularly for the terrific **Seaview Bar and Café** (seaviewcafealaska.com/bar.html, 907-782-3300), which has what is quite possibly the best seafood chowder in Alaska. The adjoining bar is an affable hole-in-the-wall full of salty sorts who will happily fill your ear with tales of in-town bears and out-of-town politicians raising hell with Hope. Check out **Tito's Discovery Cafe** (on Old Hope Rd., 907-782-3274, mile 16.5) for the best pie in town.

If you plan to stay the night, book early as the few rooms in Hope fill up long in advance. You can rent a room or a cabin at **Alaska Dacha** (alaskadacha.com, 907-782-3223), which has groceries, showers, and wi-fi. You can rent log cabins at **Discovery Cabins** (adventurealaskatours.com, 907-782-3730), which is along Bear Creek and features an outdoor hot tub. You can also book tours to run Six-Mile Creek, one of the most high-adrenaline rafting rivers in the state—contact **Nova River Runners** (novalaska.com) or the **Chugach Outdoor Center** (bit.ly/sixmilerafting).

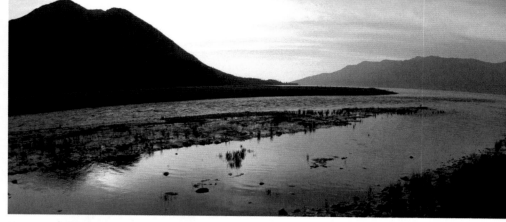

Homer is a fisherman's dream that also offers some terrific backcountry dual-sporting roads. Heaven to us. *Lee Klancher*

If you prefer sleeping outdoors, book too late to find a room, or are simply a cheapskate, drop your tent at the lush **Porcupine USFS Campground** at the end of the Hope Highway. The campsite has nice views of the Turnagain Arm. Remember your eyeshades—the sun hardly goes down in midsummer, so 3 a.m. in a tent will feel like high noon.

Off-road adventurers can head out on the dirt **Palmer Creek Road** (also known as National Forest Development Road 901), which forks off of the Hope Highway about a mile east of town. The two-track trail leads up and over a valley to **Couer D'Alene Campground**, which is nestled in a high mountain valley. You can camp up there as long as you bring water. The road up switches back against the mountainside, with creek crossings and old gold mines to explore. The trip offers a half a day of great dual-sporting, and the manicured high valley is a peaceful retreat very few people visit.

You can also ride the dirt on **Resurrection Creek Road**, which goes past the airport and out to a nice arched pathway that is a great spot to view salmon in the creek below.

Head south, and you'll arrive at **Tern Lake Junction**, which is where you'll find the turnoff for the **Sterling Highway** (see more detail on this highway later in the chapter).

The **Inn at Tern Lake** (ternlakeinn.com, 907-288-3667) is a nicely appointed bed and breakfast just after the intersection with the Sterling. This is an option if needed—we recommend you pick it up and head south through the Chugach National Forest.

"There is really cool country up on Resurrection Creek Road. You take a trail and all of a sudden you are at the very back of the valley with an aqua blue lake to your right. The country is green and lush and manicured. Stare back down the valley and go to your happy place." — Phil

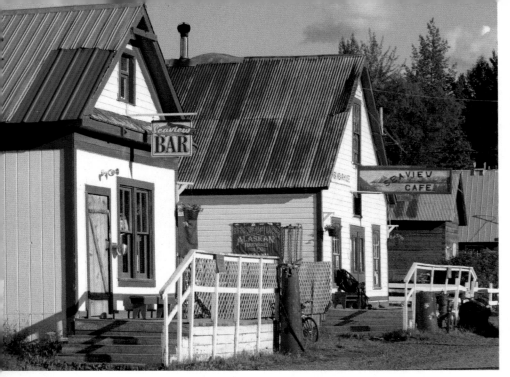

The café in Hope has terrific fried halibut, seafood chowder, and cold beer.
Seward Chamber of Commerce

Pass through **Moose Pass** on the shores of Upper Trail Lake. Stop for a snack if you need to—there's lodging in town at the **Trail Lake Lodge** (traillakelodge.com, 907-288-3101)—and then head south. Roughly 2 miles south of Moose Pass is **Crown Point Mine Road 343**, which turns off and heads 1 mile east up into Paradise Valley. The rugged old mining road has Sheep Mountain to the south and Paradise Peak to the north. It's an over-grown, challenging ride that climbs the valley to offer views of the Harding Ice Field and Kenai Lake to the west.

Just a few miles before you arrive in Seward, we highly recommend a stop at the **Exit Glacier** (1.usa.gov/exitglacier, 907-422-0500). Turn off the Seward Highway on Glacier Road and drive 8.6 miles to the nature center. You can walk on a hiking trail right up to the glacier. This is one of a very few glaciers you can walk on in Alaska, and one of the few portions of **Kenai Fjords National Park** that is easily accessible. Experiencing a glacier up close and personal is amazing. Photo buffs, these things offer ample opportunity for dramatic images. Once you've done the ice thing—and you can add a guided tour through **Exit Glacier Guides** in Seward (exitglacierguides.com, 907-491-0552)—head back for the short ride to Seward.

Seward

With Mount Marathon looming 3,022 feet above and the 35-x20-mile Harding Ice Field nearby, the coastal village of **Seward** is cradled in one of America's most beautiful spots. The town itself is worth a bit of exploring. The fishing is incredible, glacier and wildlife tours are gorgeous, and a couple of short but unique adventure rides make this part of Alaska worth savoring for a day or two. The ocean water is spectacular and clear, and full of sea otters and seals.

Seward has a fair number of decent hotels—check out the Hotel Steward (hotelsewardalaska, 221 5th Ave., 800-440-2444), Holiday Inn Express Seward Harbor (hiexpress.com, 1412 4th Ave., 800-315-2621), Annie's Anchor Inn (alaskaspointofview.com/annie.htm, 888-227-2424), or other places found on a good search engine.

"In Seward, you'll see more bald eagles than sea gulls." — Phil

Restaurants are also abundant and decent. **Ray's Waterfront** (rayswaterfrontak.com, 1316 4th Avenue, 907-224-5606) offers good seafood, fairly high prices, and an incredible view of Resurrection Bay. "This place is a seafood restaurant right on the harbor that's been there for years, and they totally kill it with fresh seafood," Phil says. "It's a low-key atmosphere right on the docks."

For adventure riders wanting to experience the area in a different way, the ride to **Lowell Point** goes 2.5 miles south of town on Lowell Point Road, which runs right next to Resurrection Bay. "The road turns from pavement to dirt, and you ride along with the waves just below wheels, sea otters floating by," Phil says. You can buy fishing tackle and snacks at Lowell Point, and rent a boat to go fishing.

Angel's Rest (angelsrest.com, 13725 and 13730 Beach Dr.) rents a variety of cabins right on the water in the Lowell Point area. Or save a buck and pitch a tent at the lovely **Miller's Landing Campground** (millerslandingak.com, 866-541-5739). Spend your time with sea otters and spectacular views of mountains and the bay.

You can take to your feet and add an adventurous overnight out at **Caines Head State Recreation Area** (1.usa.gov/cainesh, 907-262-5581). Park the bikes for the night and hike the 4.5-mile coastal trail that leads from Lowell Point State Recreational Site out to Tosina Point. You'll encounter the remains of an army dock at North Beach, which is open only during low tide. Stay overnight at the **Derby Cove Public Use Cabin** or **Calisto Canyon Cabin**, but be sure to book in advance (1.usa.gov/derbycabins). Hike back to

The Kenai Peninsula

your bike in the morning. You can also charter a boat (1.usa.gov/cainestaxi) to take you out to the recreation area, or to one of the five state marine parks in the bay. This area is a dream destination for kayakers as well.

On the other side of the bay you can head back out of Seward, hang a right on **Nash Road**, and travel 5.1 miles to what may be the world's most beautiful setting for a state penitentiary. Mount Marathon tops your view of the bay. If escaped prisoners don't worry you—and they shouldn't, these guys have nowhere to go—you can camp for free down on the beach along Nash Road. That beach, by the way, has some great spots to photograph the sun setting over Resurrection Bay and Mount Marathon.

If you'd like to get close to the sea life with a bit less planning, drop in at the **Alaska Sea Life Center** (alaskasealife.org, 800-224-2525). Admission is pricey at $20, but the tanks, layout, and wildlife variety is spectacular. Animals are there both for research, rehabilitation, and educational purposes.

"The place is a candy store for people who want to see marine wildlife up close and personal." — Phil

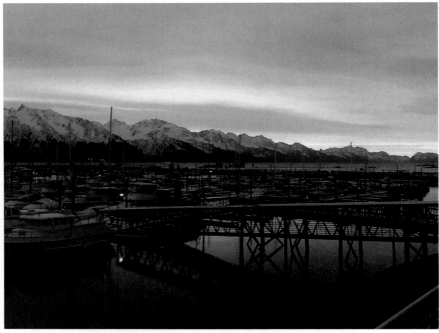

Seward is one of the most lucrative fisheries in the U.S., so the harbor is quite busy. The AMHS ferry doesn't go to Seward, so you'll need to ride to the next town.
Seward CVB

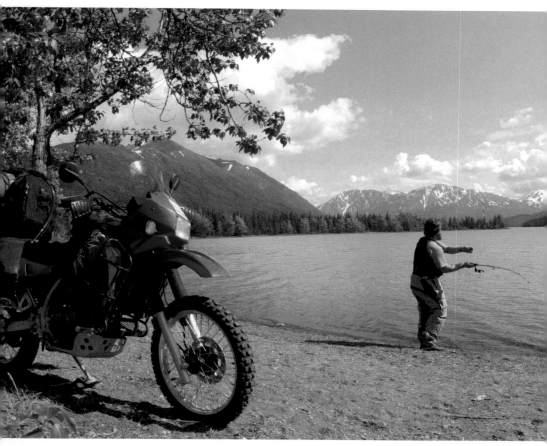

The Kenai is a fisherman's dream—the lakes, streams, and ocean are all teeming. Bring a pole if fishing is your bag. *Lee Klancher*

Sterling Highway

The Sterling Highway begins at Tern Lake Junction, which is mile marker S-37 on the Seward Highway. The road terminates 143 miles later on the Homer Spit.

The first few miles of the Sterling are the prettiest part of the stretch that runs from the Tern Lake Junction to the Cook Inlet. The road flattens out and it's time to open it up a bit and make time. The forested area is gorgeous and a sportsman's paradise. If you like to fish, plan to make a stop.

Cooper Landing is an unincorporated town with limited services—a few convenience stores and bait shops. If you are looking for a good meal, the **Kingfisher Roadhouse** (letseat.at/kingfisherak, mile 57.4, 907-595-2861) has the best food in the area and a great view of Kenai Lake. The area has terrific camping and some beautiful lodges. The Kenai River is well-known for rainbow trout that grow up to 36 inches long. The river is gorgeous, with teal-blue water that offers good rafting as well as fishing.

Alternatively, you can stay up scale at the **Kenai Princess Lodge** (princesslodges.com/kenai-lodge.cfm, 907-595-1425), which overlooks this beautiful river valley that is two miles down Bean Creek Road, which turns off of the Sterling Highway at mile 47.7. The lodge has a bar and a restaurant with great views. To get there, just take the Bean Creek Road south just on the west side of the Kenai River Bridge at the outflow of Kenai Lake, and follow it till the end. It's a sweet little paved ride.

Snug Harbor Road is approximately 10 miles of dirt running along the south side of Kenai Lake. You'll find pretty country back there and a nice little dirt blast that will take you an hour or so to run up and back. Look for the turnoff just east of Cooper Landing and west of the bridge on the Sterling that crosses the Kenai River outlet.

On the east side of Kenai Lake at mile marker 44.9 you can take a run down **Quartz Creek Road**. The streams and lakes are chock full of salmon and Dolly Varden, with good camping to boot. Travel begins after 0.6 mile of paved road. The road runs about 17 miles back—another nice little side trip.

A nice stop is to hike the **Russian Lake Trail** (1.usa.gov/laketrail, mile 52.6), located at mile 52 of the Sterling Highway. The trail is 21 miles long, but you can take an afternoon hike on the first 3 miles and watch salmon jumping up waterfalls. You can also camp at the **Russian River Campground** (907-522-8368), which is near the trailhead.

The **Skilak Lake Loop Road** provides a chance for you to take a 19-mile detour off the pavement and onto a mostly gravel road that dips south toward Skilak Lake and pops back out onto the Sterling Highway. You'll pass several lakes, along with some campgrounds and fishing country. A quick side trip to dirty your wheels.

Back on the Sterling, cross the Kenai River at **Soldotna**, a town of nearly 4,000, including Brock Lindow, lead singer for the band 36 Crazyfists. If you are a post-metal groupie or need some gas and grub, by all means stop in Soldotna. If not, point the wheel south and pull the trigger.

A short 11-mile detour west on the **Kenai Spur Highway** out of Soldotna will take you to the town of Kenai, where you can find **Kenai Joe's** (1 Cook Ave., 907-283-5637), a little bar right on the water where you can sit and, if they are in season, watch whales surface in the bay.

If you are looking for an adventurous side trip, continue 38 miles north on the Kenai Spur Highway to **Captain Cook State Recreation Area** (1.usa.gov/captcook , 907-262-5581). Pass through the park and you'll find an access road for the pipeline. You can follow that road back about 28 miles, although you may be stopped by a river crossing if water is high. You can also ride the beach in places and view huge boulders with cabins built on top of the outcroppings.

The Sterling runs southwest from Soldotna to the Cook Inlet. The bay is named, of course, after Captain James Cook, who should be the patron saint of the adventure motorcyclist due to the fact that so many iconic riding destinations bear his stamp—the northern Australian coast, New Zealand, Ushaia, and the Cape of Good Hope all have monuments, harbors, or inlets named after the explorer. Had he been born about 200 years later, it's easy to imagine the captain venturing across the Darien Gap on a loaded-down Bonneville or Panhead.

Whoever named these various places after Cook did a fine job of selecting stunningly beautiful namesakes, and the waters of Cook Inlet are no exception. The inlet is ringed with smoldering volcanoes and calving glaciers. The Sterling hugs this gorgeous stretch of seawater, dipping inland occasionally but never straying far from the ocean breezes.

If you want to get closer to the water, watch for the Kenai River. Once you cross it (when headed to the southeast), look for a right turn on to the **Kalifornsky Beach Road**. This paved road runs right along the Cook Inlet. Take the road north or south and you can incorporate a loop into your ride.

Stop at the aptly named **Clam Gulch** (clamgulchalaska.com) if digging (or eating) clams is your thing. The place offers "world class razor clamming."

A bit farther down the road, stop at **Ninilchik** (mile 135.1), a funky little Russian colony with a gorgeous old Russian Orthodox church. The town was established by Russians who moved from Kodiak Island in 1847. The settlers developed a unique dialect that is a mix of Russian and Athabascan known as Ninilchik Russian, and the town is populated mainly with descendents of the original settlers.

Captain Cook puts another stamp on the area at **Anchor Point**, so named because Cook supposedly lost an anchor there. The spot is the farthest west you can drive on the U.S. highway system and is a haven for eagles and moose.

"Riding Anchor Point is like traveling through a zoo."
— Phil

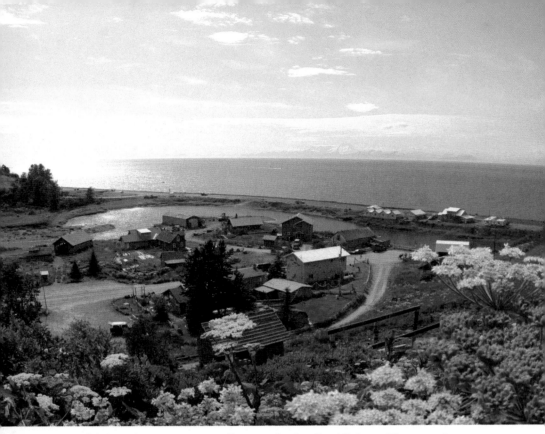

Ninilchik is a historic Russian village on the Sterling Highway. The name is Athabascan and the area is governed by a native traditional council. The first Europeans in the area were Russians who arrived in the mid-1800s. They developed a unique dialect: Ninilchick Russian. The Russian Orthodox church in town is open to the public. *Lee Klancher*

Homer

Founded by a con man trying to lure gold miners in 1896, Homer is small town to the core. Townfolk at one point tried to put in an oil well, but the result was a disaster so hideous they bought the land back and threw out the oil people. Even chain restaurants didn't make it to Homer until 1985. Couple the town's off-the-beaten path colloquialism with moderate temperatures and one of the most beautiful views in America, and the result is a gorgeous ocean breeze of a town populated by tough-as-nails fisherman and blue-collar brawlers.

The star attraction is the **Homer Spit**. This 4.5-mile strip is a unique blend of

"Homer is a classic ocean town. On the Spit, they don't shower too much and live on the boats. It's not the Ritz—it's a working man's town." — Phil

backcountry hippies camping out free on the beach ("spit rats"), tourists trolling the junk shops, and fishermen pounding beers at the Salty Dawg—all packed onto a stunningly scenic little strip of land jutting into Kachemak Bay.

You can camp out on the beach at the **Homer Spit Campground** (bit.ly/homerspit), which is cheap and offers showers and restrooms. You can also crash for free by pitching a tent on the beach alongside the hippies and transient fishermen.

If the weather looks dicey or you don't want to chance it, grab a room at the **Land's End Resort** (lands-end-resort.com, 800-478-0400). The hotel is unremarkable, except for the view, which is off-the-hook. Rates are high if you value interior amenities, and reasonable if you want to wake up in the morning to look out on a teal-blue bay ringed with snow-capped mountains and glaciers and full of seals, whales, and marine birds. Homer is also a good place to catch the Alaska Marine Highway System ferries. You can also take the **Seldovia Bay Ferry** (seldoviabayferry.com, 907-435-3299), which is a high-speed catamaran that crosses Prince William Sound in only a couple of hours.

> "You can get punished when camping on the spit. After a big storm, you'll be out gathering wet gear trying to put your life back together. I love camping, but recovery from a Homer storm is not exactly living the dream." — Phil

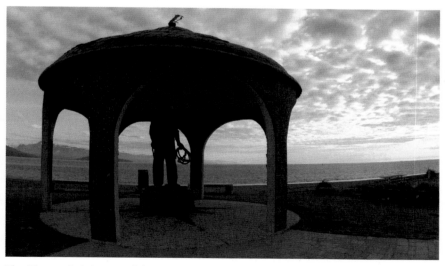

The Homer Spit is one of those great end-of-the-road places you don't want to miss. The 4.5-mile peninsula juts out into Kachemak Bay. Camping is free on the beach, and colorful company is part of the experience. *Lee Klancher*

The Kenai Peninsula

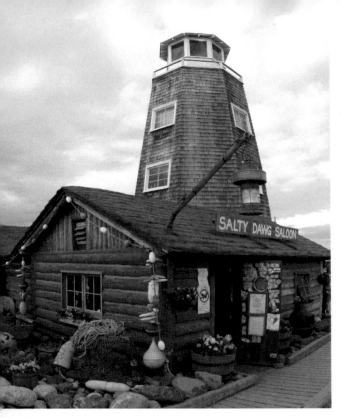

The Salty Dawg is a Homer institution. The ceiling is covered with dollar bills (and anything else you can imagine) inscribed with visitors' names and dates. *Lee Klancher*

Staying on the spit also means you can honor the Homer tradition of stumbling home from **The Salty Dawg Saloon** (saltydawgsaloon.com). Opened in 1957, the saloon is older than the state of Alaska and is housed in a cabin constructed in 1897. The small, dank Dawg is on the end of the spit, with a great old center bar under a ceiling packed with dollar bills, drivers' licenses, undergarments, and anything else that can be taken off and signed by visitors. Pull back a few Alaskan Ambers or some of the locally made brew sold in reused Sobe bottles.

For a change of brewing pace, try the **Ring of Fire Meadery** (ringoffire meadery.com, 907-235-2656) in downtown Homer or the **Bear Creek Winery** (bearcreekwinery.com, 907-235-8484), which has gorgeous log cabins. It'll set you back roughly $250 a night to guzzle wine and crash on site.

In town, you'll find multiple hotel options. Stay downtown if you want a cheaper room or to drown yourself in locally made wine. But in our opinion, if you don't sleep out on the spit you are missing a taste of the blue-collar funk and seaside beauty that defines Homer.

An interesting out-of-town option is **Alaska Adventure Cabins** (alaskaadventurecabins.com, 866-287-1530), which rent cabins as well as a railcar, lodge, and a dry-docked, retro-fitted former shrimp boat. The rooms in the cabins are nicely done and well-appointed, and all have wonderful views of Katchemak Bay, the Homer Spit, and Cook Inlet.

Options are also plentiful when the time comes to fill your belly. **The Homestead Restaurant** (www.homesteadrestaurant.net, 907-235-8723) is an exceptional place that is 8.2 miles beyond the blinking traffic light on the corner of Lake Street and East End Road in Homer. In addition to fresh seafood and other local meats, they have a daily special prime rib for $19.

If you do go out to The Homestead Restaurant, consider making it an outing. The East End Road is a paved two-laner that leads east and north of Homer, and offers great views of Kachemak Bay and a unique cultural mix.

"On the East End Road, you'll find hippies, fisherman, and Russians. You'll see abandoned buses housing hippies and Russian kids doing wheelies on four-wheelers." — Phil

At the end of East End Road, the adventure begins. The road switchbacks down to the beach, and rumor has it that if you ride the beach far enough you'll find ranches that have been Russian since before the gold rush.

Another option is **The Saltry** (halibut-cove-alaska.com, 907-226-2424), which is across Kachemak Bay in Halibut Cove. You can arrange for the Danny J ferry to take you there, either as part of an afternoon tour or you can get on the 5 p.m. ferry for dinner guests. You can make reservations on the website or at the front desk at the Land's End Resort on the spit. Lodging is available out on Halibut Cove as well—see the links on The Saltry's website.

Another interesting side trip is spending $46 to take the 90-minute Alaskan ferry ride (dot.state.ak.us/amhs) across Kachemak Bay and exploring the remote town of **Seldovia** (seldovia.com), which is devoted to fishing and tourism. The area has about 15 miles of mostly gravel roads, and you can rent an electric ATV or mountain bike in Seldovia if you'd rather not bring your motorcycle. Camping is available at Outside Beach, and several hotels and lodges in town provide rooms. You can also stay in gorgeous lodges a boat ride away from Seldovia.

Another intriguing side trip is the 28.6-mile old logging road from Seldovia to Rocky Bay. Locals say the road is overgrown and impassable, and they are probably right. Riding the road would be similar to crossing the Darien Gap with the bonus of dark, hungry clouds of mosquitoes, heavier brush (Alaska bush is notoriously impenetrable), and more bears. Call your mom before you go—you most likely will never be heard from again.

Kodiak Island

The home of the world's largest brown bears also happens to house a network of about 87 miles of paved and unpaved roads. You can find a good online guide to them at kodiak.org/things-to-do/driving-tour.html. The 3,588-square-mile island is the largest in Alaska and second-largest in the United States. The interior features modestly rugged mountains of 2,000 to 4,000 feet surrounded by lush green glacially sculpted valleys that open into coastal meadows bursting with wildflowers.

The small network of roads allows exploration of a fair amount of the island, and three main roads lead out to small harbors tucked in the fjords. The riding is a mix of pavement and dirt. Allow two days if you want to see all the roads and stop frequently.

The animals are prolific—expect to see Sitka deer, reindeer, eagles, and whales. The island's namesake bears are not likely to be visible from the road, but you can book tours to see them.

 The Sitka blacktail deer population is particularly large. Drive with caution! They are all over the road.

The island was originally inhabited by the Alutiq people more than 7,000 years ago, and bits of that culture remain on Kodiak. The name Kodiak was first used by Captain James Cook, who visited the island in 1778. Kodiak is a derivation of *quikertaq*, the Alutiq name for the island. Kodiak was a fur-trading center and home of the capital city of Imperial Russia's only overseas colony. In 1867, the United States purchased Kodiak Island from Russia for 1.9 cents per acre.

"There are so many critters. I brought a KLR out there and was blown away. Every time I looked out toward the water, I saw whales surfacing. Bald eagles are everywhere. I got sick of seeing them!" — Phil

Kodiak Island has a volatile natural history. The 1912 eruption of the Novarupta volcano was the largest 20th-century eruption and covered the island in darkness and a suffocating blanket of ash that collapsed roofs, wiped out radio communication, and poisoned the island's drinking water. Island wildlife was nearly exterminated. In 1964, the Good Friday earthquake and tsunami destroyed much of the town of Kodiak.

Kodiak Island is accessible only by air or sea. The ferry from Homer is the motorcyclist's best option, and it's a nine-hour ride. The hot ticket is to book an overnight trip on the ferry and camp in the boat's heat lamp–equipped solarium (youtube/K0vz82yKBv4). You can camp on the upper deck if the weather is nice, but you'll have to duct-tape your tent to the decking to prevent it from blowing away. You can also book a cabin on the ferry for an extra $80 or so.

✅ Note that different Alaskan ferries have varying levels of amenities—check carefully when you book your ferry. The ferry trip to Kodiak is not cheap, and will require some logistics. The cost in July 2011 was $336 roundtrip for a motorcycle and driver. See the section on the Marine Highway in the Introduction for more details. Wake up as you come into port, get some breakfast in Kodiak, and go ride.

Bear in mind that much of Kodiak Island is best viewed by air or sea. Book a flight or boat tour of the island to see some of the most majestic scenery.

Fewer than 7,000 people inhabit the town of Kodiak, one of seven incorporated cities on the island. The town has a historic military fort and modern coast guard station, along with a good selection of services and amenities.

You can find some motorcycle parts and service on the island. **Warner Tire & Yamaha** (warnertireandyamaha.com, 907-486-2222, 1720 Millbay Road) handles Yamaha and Polaris, sells new and used bikes, provides service, and has a decent parts selection for such a remote location.

🛏 Kodiak has three hotels in town: the Comfort Inn Kodiak and Best Western Kodiak Inn are the established chains in the area. The **Shelikof Lodge** (shelikoflodgealaska.com, 907-486-4141) is economical and clean, while the **Eider House Bed & Breakfast** (eiderhouse.com, 907-487-4315, 782 Sargent Creek Road) is about 10 miles outside of town. The **Kalsin Bay Inn** (chiniak.net/kalsin, 907-486-2659, Mile 28.6 Chiniak Highway) has lodging on Kalsin Bay, about 24 miles outside of Kodiak.

⛺ The island has six campgrounds and free camping along rivers, beaches, and roads. A permit may be required for the free camping; check with the visitor center in Kodiak. **Fort Abercrombie State Park** (dnr.alaska.gov/parks/units/kodiak/ftaber.htm, 907-486-6339) on mile 4 of the Rezanof-Monashka Bay Road has 13 tent sites with fire rings, picnic tables, vault toilets, and water. **Buskin River State Recreation Site** (dnr.alaska.gov/parks/aspunits/kodiak/buskinriversrs.htm, 907-269-8400) is on Rezanof Drive and has 15 campsites with fire rings, picnic tables, toilets, running water, picnic shelters, and historic fort buildings to visit. You can also camp at the VFW RV Park, Kalsin Bay Inn, Nemtez RV Park, and the Pasagshak River State Recreation Area.

The **Rezanof-Monaska Bay Road** runs 11.3 miles north of Kodiak, along Chiniak Bay. Views of the bay and Three Sisters and Monaska mountains make for an extremely scenic drive. Stop and explore the old fort

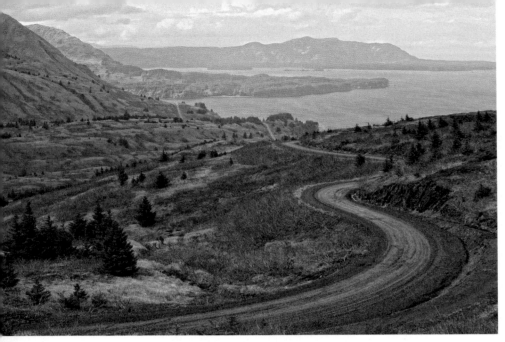

Paved roads twist along the coastline of Kodiak Island. *Matt Fehrmann*

buildings in **Fort Abercrombie State Historical Park**, and camp for free (with native permit) on the black sand of **Pillar Beach**. Note that the access road to Pillar Beach requires high clearance, making it an alluring adventure rider's destination.

Heading south out of Kodiak, the **Chiniak Highway** (also known as Rezanof Drive) is paved and leads to the south end of the island.

At mile 4.8 of the Chiniak Highway, turn north at the unmarked intersection onto **Anton Larson Bay Spur Road**. This twisting, switchbacked 11.7-mile road leads north past the 2,400-foot Pyramid Mountain to a secluded bay with a small landing. You can walk to the beach at the end of the road. Watch for an unimproved campsite at the Red Cloud River Bridge (mile 7.5).

Back out on the Chiniak Highway, the road winds south along the coast around Womens Bay, and passes the **Kodiak Island Raceway** (907-654-4540), which has had oval track racing on Saturday nights and a small motocross track.

At the Salonie Creek Bridge (mile 11.4), an ATV and hiking trail leads up to the 2,300-foot Kashevaroff Mountain. The trail is essentially two tire tracks, has great views of the island, and is boggy in a few spots. The tire tracks end about 4 or 5 miles in, and the last section to the top is not marked or passable by ORVs.

Just past the American River Bridge (mile 20.6), the unimproved **Saltery Cove Road** goes south about 17 miles. When wet this road is muddy and impassable by a large adventure bike. Even when dry, expect a difficult crossing on a KLR or similar small adventure bike. The Saltery Cove Lodge at the end of the road books weeklong sport fishing adventures.

Back on the Chiniak, cross Felton Creek Bridge and a section of very tight switchbacks that leads across the peninsula and down along Kalsin Bay. Watch for a steep road leading down to the beach 3 miles after the pullout for Mayflower Beach.

Kalsin Bay Inn (chiniak.net/kalsin, 907-486-2659, mile 28.6) has great burgers, tire repair, showers, and rooms for rent.

The Chiniak Highway forks at mile 30.4, with the Cape Chiniak Road going left and the **Pasagshak Bay Road** going 15 miles to the right (south). The Pasagshak River area is remote and gorgeous. The road crosses the Marin Mountains and comes down to the ocean at Pasagshak Bay. The road continues along the coast and heads back north on the outer edge of the island, ending on a steep, rocky road down to Fossil Cliffs.

The Kodiak Launch Complex at the end of the Pagashak Bay Road is America's first commercial aerospace facility. No visitor accommodations are available.

The area has free-range cattle, so take care on the roads. The Russians first brought cattle to the region in the early 1800s, and the animals have adapted to the island. Local legend has it that the stock of feral cattle attracted a group of investors who hired a bunch of Montana cowboys to round up the bovines and ship them back to the mainland. As the legend goes, the cattle were so wild that the Montana boys couldn't handle them and went back home with their tails between their legs. And the cattle are still there.

The **Cape Chiniak Road** continues north and east from the fork with the Pagashak Road and follows along Kalsin Bay. It leads out to Chiniak Point and goes on less than a mile to Cape Greville. This is the end of the public access road.

The Kenai Peninsula

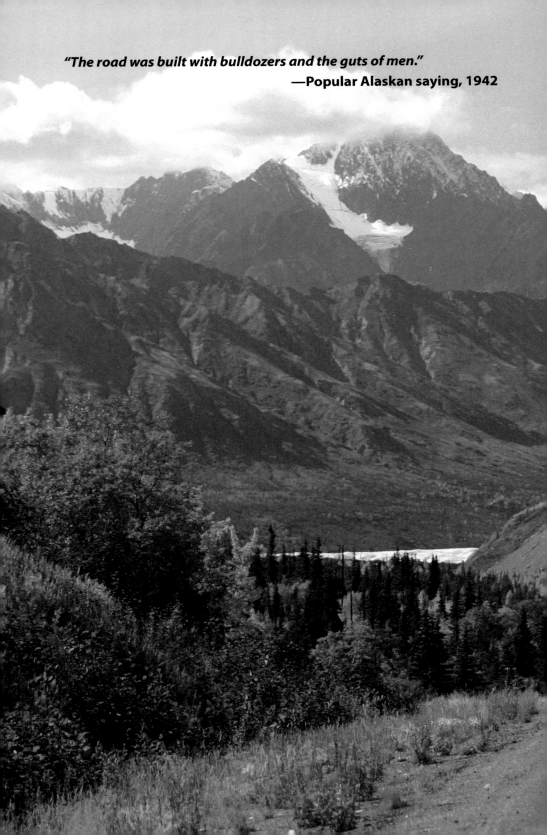

"*The road was built with bulldozers and the guts of men.*"
—**Popular Alaskan saying, 1942**

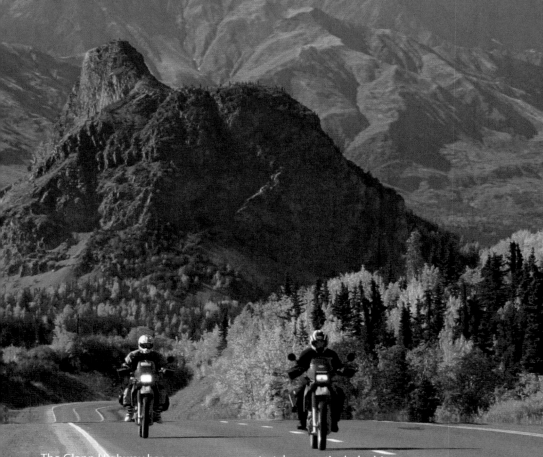

Chapter Three
The Glenn Highway

The Glenn Highway has some gorgeous stretches, particularly this one near the Matanuska Glacier. *Lee Klancher*

The Glenn is the main thoroughfare into Alaska, and the best paved road in the state. The road has as much curve as you'll find in Alaska outside of an Anchorage nightclub, and the mountains are majestic and the valleys glacier-packed.

Your bike of choice is open here—you can enjoy this road on an R1, a Wing, or a GS. Whatever you ride, take some care—the curves tend to be coated with pea gravel on occasion, and the frost heaves can also toss you for a loop.

Sport bike riders in the state pack this road, particularly the stretch outside of Palmer. You'll see clusters of them howling down the pavement, hell-bent for leather.

The road that parallels the Matanuska Glacier is a National

Quick Reference

Glennallen	92
Tok Cutoff	93
Nabesna Road	94
Tok	97

Scenic Byway, meaning it's one of the most beautiful on the continent. The improvements being made to the road are (sadly) removing curves, but plenty of good twists remain and the mountain ranges flanking it are stupendous.

The adventurous rider has two wonderful opportunities to stay awhile and explore the backcountry near Eureka Lodge and on the Nabesna Road. So maybe there's a reason to ride that KLR or Weestrom after all.

The Glenn Highway begins in **Anchorage** (see chapter one). After a short jaunt past Fort Richardson and Eagle River, the Glenn crosses into a region known as the Mat-Su Valley. Three large mountain ranges cross this area—the Alaska Range, the Talkeetna Mountains, and the Chugach Mountains—and the glacially carved valley is pocketed with thousands of lakes and several rivers. The area is a fertile salmon spawning grounds, and has 31 state parks and campgrounds.

The area's population has grown rapidly, as it is a popular place to live and commute to Anchorage. With the sweeping mountain vistas and ample opportunities for outdoor activities, it's easy to understand the flood of new residents.

"This is the embodiment of Interior Alaska. Big country that is as good as it gets in Alaska, with volcanoes stretching up to 15,000 feet into the air." — Phil

For the visiting motorcyclist, the area can be a challenge as your attention is taken by the wide, sweeping roads that urge you to push it a bit in the turns, and by the terrific vistas.

At a Glance

Road Conditions	Paved, twisty, and extremely scenic
Ideal Motorcycle	BMW R1200GS or other large bike for main roads; Kawasaki KLR650, KTM 450 EXC, or other off-road-capable street-legal bike for Eureka trail system
Mileage	328 miles
Riding Season	Mid-April to late September
Cell Coverage	Good coverage from Anchorage to Mentasta Pass
Kit and Farkles	Heated gear, particularly late or early in season
Print Map	Alaska highway map
Google Map	bit.ly/Glennhwy
Guidebook	*The Milepost* by Morris Communications
Online Guide	glennhighway.org
Insights	*The Glenn Highway: The Story of Its Past* by Mary Cracaft Bauer; *Alaska Far Away: The New Deal Pioneers of the Matanuska Colony* (DVD)
Hot Tip	Watch for pea gravel and frost heaves
Best Diversions	Salmon fishing, rafting, and flightseeing

Battle Plan

Day 1: Anchorage to Glennallen / 181 miles

Day 2: Glennallen to Tok / 138 miles

Dirt Additions

- Crash overnight in Eureka and ride the Eureka trail system / 1 or 2 days

- Pack a tent and ride into the backcountry near Eureka. Bring plenty of food and spend several days. Kiss loved ones before you go—you may never come back!

Pay attention to the road—pea gravel is often scattered on the turns, and frost heaves and buckles the pavement. This is fun road strafing, but bear in mind Alaskan weather beats up the roads.

Shortly after **Eklutna**, you'll find the **Old Glenn Highway** at mile 29.6. This 18.4-mile paved two-lane spur road connects to Palmer and is a nice scenic option. You'll travel through the town of Butte, with a few offshoot

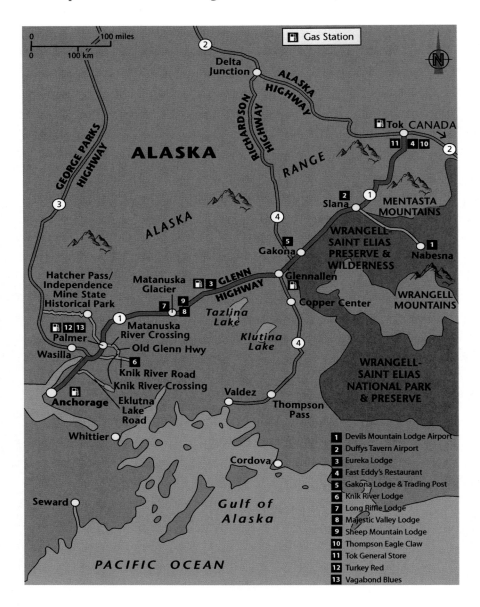

roads leading back to lakes and streams good for fishing. Watch for a great photo spot at mile 16.6—follow the short spur road to a small gravel parking lot along the Matanuska River that offers a nice view of the bridge. "Do yourself a favor and take the Old Glenn Highway," Phil advises.

You can camp at the **Matanuska River Park** (bit.ly/matanuskariver, 907-745-9690) for $10 per night or rent a cabin at the **Knik River Lodge** (knikriverlodge.com, 907-745-5002).

Another exploration option on the Old Glenn Highway is to turn off at mile 8.6 on the Knik River Road and follow it 11 miles back to the **Knik Glacier.** You can book tours of the glacier via ATV or jet boat at **Alaska All-Terrain Tours** (atv-alaska.com, 888-414-7669). Allow a half-day or more for the tour and be sure to book in advance.

The truly adventurous rider who has a light dual-sport and is a skilled rider can ride through a rugged backcountry trail to the glacier. This area is heavily traveled by ATVs and will likely be rutted and treacherous. The trail will be impassable by a dual-sport motorcycle when wet. Allow at least half a day for this ride, and drop your luggage if possible. This is a hard-core off-road ride with some deep stream crossings. The last river crossing to the glacier is about 80 to 100 feet across and not for the faint of heart. Check with the Alaska DNR's **Knik River Public Use Area** (knikriver.alaska.gov, 907-269-8546) for information about the trails.

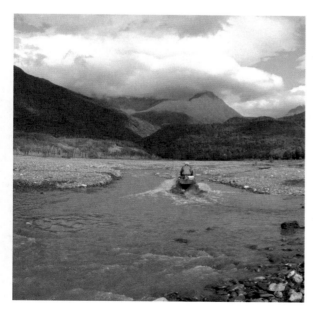

The trail to Knik Glacier is an off-road adventure best done on a serious off-road motorcycle such as a KTM 450 EXC (or on a rented ATV).
Lee Klancher

The Old Glenn Highway will pop back out into **Palmer**, where you can grab a Mediterranean-inspired meal featuring locally produced ingredients at **Turkey Red** (turkeyredak.com, 907-746-5544, 550 S. Alaska St.), or a sandwich, bowl of homemade soup, and a cup of joe at **Vagabond Blues** (vagblues.com, 907-745-2233, 642 S. Alaska St.).

If you skip the Old Glenn Highway or want to link to the **Parks Highway**, you can take the 49-mile paved then dirt offshoot that is **Hatcher Pass Road** (see chapter four for details).

Back on the Glenn Highway after you leave Palmer and head northeast, one of the near-mandatory stops is the **Matanuska Glacier**, which can be accessed at **Glacier Park** (bestglacier.com, 907-745-2534). It is located at mile 102 of the Glenn Highway, just west of Sheep Mountain Lodge. This is one of the few places in Alaska where you can walk on a glacier. The access is controlled by a private company so you have to pay a fee of $16 to go onto the glacier. The cost is well worth it.

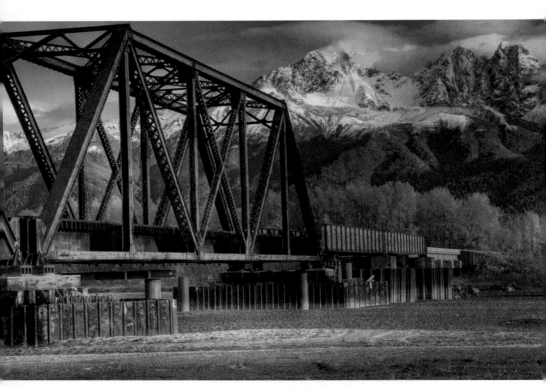

The southern portion of the Glenn passes through some gorgeous country—this bridge is not far from Palmer. *Mike Criss*

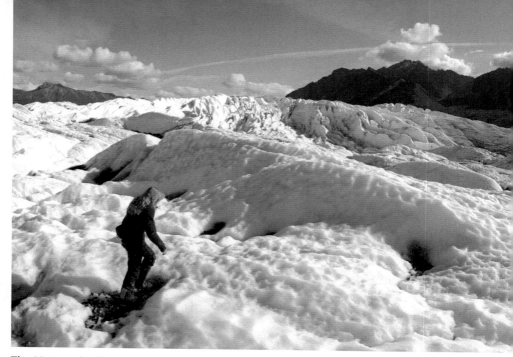

The Matanuska Glacier is one of the few in Alaska that you can walk on (access at mile 102). You'll pay a few dollars for the entrance fee and reservations are required October– April, but the experience is well worth it. *Lee Klancher*

The nearby **Matanuska Glacier State Recreational Site** (1.usa. gov/Matanuska, 907-269-8400) is located at mile 101 and has a hiking trail as well as 12 campsites with water and toilets. You can rent a nicer cabin at **Homestead Guest Cabins** (homesteadcabinsak.com, 907-745-4514), located nearby at mile marker 95.

You can rent simple cabins with shared showers and eat a good meal at the **Long Rifle Lodge** (907-745-5151, mile 102), located a bit off the beaten path but with a terrific view of the glacier. The view and the collection of mounted game make this one of Phil's favorite places to pull back a cold one.

One of the state's best experiences in both food and lodging is a few miles up the road from the glacier. **Sheep Mountain Lodge** (sheepmountain.com, 907-745-5121, mile 113.5) is nestled in the Sheep Mountains and offers rental cabins, a great restaurant, and outdoor activities. Surrounded by colorful mountains and owned by real-deal Alaskans who compete in the Iditarod, the lodge is a terrific experience. The restaurant menu changes regularly and features homemade food ranging from fresh-caught salmon to pastas, halibut tacos, and gourmet breakfasts.

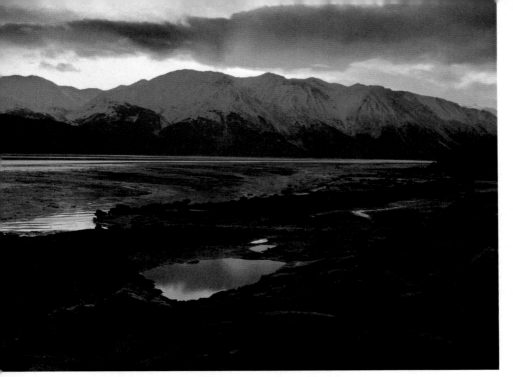

The Glenn Highway has stunning views. *Michelle Radin*

The gearhead traveler should keep a sharp eye for a place down the road from the Sheep Mountain Lodge that has a collection of Volvos out in the yard. "The largest collection of Volvos you will ever see is out in the neighbor's yard," Phil says. "There must be hundreds of them. If you like Volvos, that's the epicenter right there."

Just down the road from Sheep Mountain, **Majestic Valley Wilderness Lodge** (majesticvalleylodge.com, 907-746-2930, mile 114.9) also offers high-quality lodging and dining. The place has a world-class main lodge with high ceilings, full mounts of animals, and an incredible porch with views of the Chugach Range. The chef was educated down South and makes top-quality food—some of the best in Alaska. Be sure and book a room in the main lodge if possible—the rooms in the outbuildings are not nearly as nice.

Farther down the road is the **Eureka Lodge** (eurekalodge. com, 907-746-2930, mile 128), which has a good restaurant and fuel. The lodge is located at the treeline, so you have views of peaks all around.

A few miles southwest of Eureka Lodge—2.3 to be precise—sits a parking lot that is actually the gateway to an incredible off-road trail

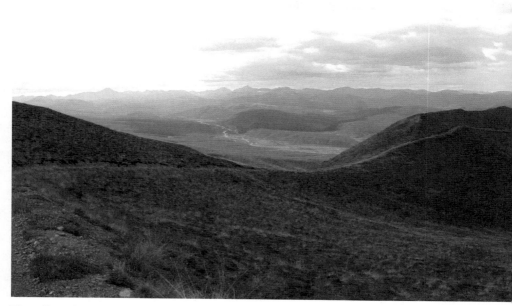

The off-road trail network near Eureka leads back as far as you want to go. You have to cross several streams in the early part of the system to get to this high ground. Expect deep mud that may be impassable even with KLRs. *Lee Klancher*

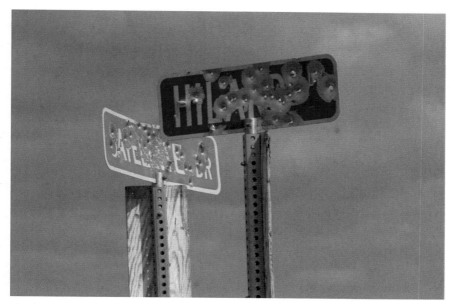

The boys on the Eureka ORV trail system like their guns. *Lee Klancher*

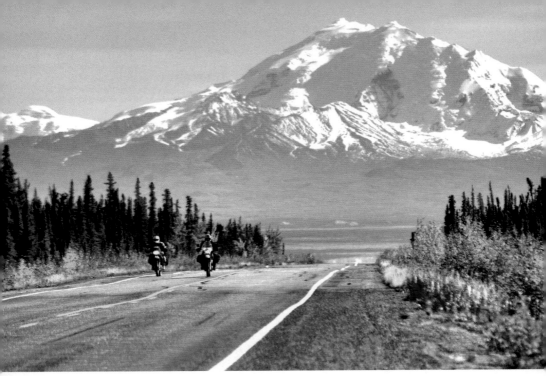

The Glenn passes near the 16,237-foot Mount Sanford, the third-largest volcano in the U.S. The south face climbs 8,000 feet in about a mile, making it one of the steepest grades on the continent. *Lee Klancher*

network. This launching pad can take you deep into the backcountry more than 100 miles north. The trail is great stuff and much of it is navigable with a KLR or other light dual-sport. The wild card is a large number of water crossings, which get deep. If it's been wet, be prepared to go tank-deep on some of them. Don't go alone or without a good map and GPS. And if you want to spend a few days back there, pack the bike with camping gear as well. The trail system is a very large one that is popular with snowmobilers in the winter.

Lake Louise Road turns off at mile 159.8 and leads 19.3 miles back to a campground, an airport, good fishing spots, and several lodges. The road is tree-lined, so views are not spectacular.

Glennallen

You can get anything you need done in Glennallen, whether it's gas, groceries, or simple supplies. The town is essentially a Baptist hotbed, and it's illegal to sell alcohol in town, so if you need a beer, you'll have to grab one elsewhere. "While Glennallen itself has no bars or liquor stores, there is a bar just three miles west, and three liquor stores within a six-mile radius," according to Jack Gustafson, who lives in the area and is known as Alcan Rider on advrider.com. "Many travelers polish off a six-pack in their hotel room. Best to ride sober, however, as there is a small but vigilant trooper detachment stationed in Glennallen." Copper Center just down the road has a liquor license and some very interesting lodges, (see the **Copper Center** information in chapter six).

If you do end up hungry in Glennallen, the **Caribou Cafe** in front of the **Caribou Inn** (caribouhotel.com, 907-822-3711) has decent food and friendly service. The best food in all of Glennallen is reportedly **Tok Thai Food** (907-505-0607), a cargo truck in the parking lot at The Hub Gas Station on the corner of the Richardson and Glenn Highways. The **Great Alaska Freeze** (907-822-3923) serves good burgers and ice cream.

Campers can stay at the **Northern Nights Campground and RV Park** (northernnightscampground.com, 907-822-3199, mile 188.7), which has nice grassy tent sites tucked behind the RV spots as well as picnic tables, fire rings, bathrooms, and showers. A night's stay also includes access to high-speed wireless and use of the campground computer. The **Tolsona Wilderness Campground** (tolsona.com, 907-822-3865, mile 173) has showers and wooded, quiet sites.

"A helicopter crew Googled the best place in town to eat, and the Tok Thai Food trailer popped up. They flew over it, landed, and came over. They told the proprietor how they found out about his place, and he said that that was funny, since his business didn't even have a website!" — Phil

Tok Cutoff

After you leave Glennallen, take a short jog as the Glenn merges with the Richardson Highway and then heads northeast on what is called the Tok Cutoff. This section of the road's magic is the sheer remoteness of the place.

Shortly after leaving the Richardson you'll find **Gakona Junction**, which has a lodge and trading post. Stop for gas and snacks and move on down the road.

Gakona Lodge (gakonalodge.com, 907-822-3482) is a gorgeous old lodge. Eleven buildings in the complex are on the Register of Historic Places, including the wonderful **Carriage House** restaurant. Staying at the lodge, located at the confluence of the Copper and Gakona Rivers, or renting one of the cabins is a bit of living history. You can also rent rafts, boats, and camping gear.

"What's so profound about the Tok Cutoff is there are not a lot of buildings. Just a few cabins staring at these mountains. You are riding north and making your way around these giants." — Phil

Slana is a tiny village where most of the residents don't have flush toilets and the school population can sit down at one big picnic table. You'll find **Duffy's Tavern Airport** (duffysalaska.com, 907-822-4653) which is a cluster of buildings next to a short, rough airstrip, all of which was for sale in 2012 (and advertised "THE CONTAMINATION IS GONE!"). Contaminated or not, there is not a whole lot in Slana.

Nabesna Road

Slana is, however, the jumping-off point for a great Alaska backcountry road adventure: the **Nabesna Road**. This 40-mile stretch of dirt has two stream crossings and is one of the main access points to the **Wrangell– St. Elias Wilderness** (nps.gov/wrst/wilderness.htm, 907-822-5234), one the largest and most beautiful parks in the world, a place that features 9 of

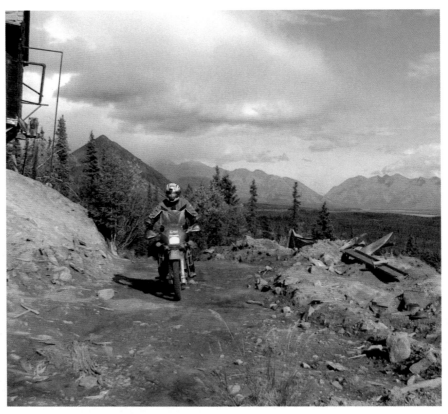

The country off the end of the Nabesna Road is the back side of the Wrangell–St. Elias wilderness. *MotoQuest*

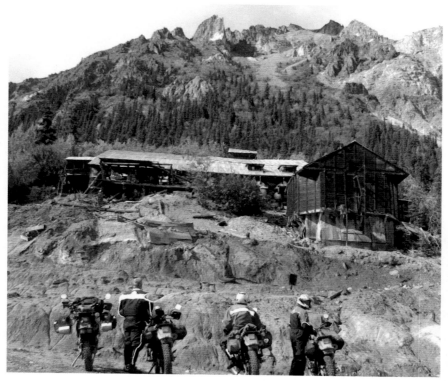

The jewel of the Tok Cutoff is the Nabesna Road, a 40-mile dirt stretch that leads past Slana to Devil's Mountain Lodge. The mining roads near the lodge are backcountry gold. *MotoQuest*

the 16 highest peaks in America and is six times larger than Yellowstone National Park. The Nabesna Road is a spectacular drive that begins relatively flat. Suddenly the mountains rise around you and you are in a cathedral of stone and ice. Several river crossings keep things interesting, and you can even find an old gold mine at Devil's Mountain, where miners dropped their tools decades ago (many of them are still lying on the ground). "At mile 4, Four Mile Road turns off to the left and winds back to what is known as the Settlement. This area was opened to homesteading in 1983, and has a decidedly rural Alaskan flavor," said Jack Gustafson.

 Sportsman's Paradise Lodge (907-240-2068, mile 28) offers a good stop for food and a cold drink on the way down the road.

Before heading up the Nabesna Road, stop at the National Park Service Slana Ranger Station to see on which trails motorized vehicles are allowed. Some will require a permit that can be obtained at the ranger station.

Nabesna Road has lots of campgrounds, including more than a half-dozen primitive sites maintained by the park service and BLM. The nicest campground on the road is the **Hart D Ranch** (hartd.com, 907-822-3973, mile 0.5 Nabesna Road), which is also a bed and breakfast. The campground has restrooms, showers and nicely kept grounds.

You can also stay at the **Devil's Mountain Lodge** (devilsmountainlodge. com, 907-822-5312, mile 42 Nabesna Road). This rustic, remote establishment is a favorite among moose hunters and gold miners, and would be a wonderful place to stay and spend a day or two exploring the hundreds of miles of offshoot trails. Be aware that the side trails become impassable when wet, and will be challenging dry.

In short, the adventurous sort should be sure to ride the Nabesna Road—this is one is on the short list of truly wonderful adventure rides in Alaska.

Back out on the Glenn, you head north to Tok. The road offers views of the Mentasta Range to the east, and the area is rife with sheep and swans.

"You could try a KLR on the trails near Devil's Mountain Lodge. You are engine-deep in mud and swarmed by mosquitoes. I am very hesitant to take those tracks. I've been screwed a couple times—four wheelers can go where a KLR can't. There are endless of miles of four-wheeler trails. Make sure the trail you take is on a ridge—if you drop into watershed, you're stuck. There are lots of roads on the ridgelines that are a gas, but I don't recommend riding this unless you are equipped with good maps, overnight provisions, and a buddy. Note that water level changes, so one year could be good next, year it's bad." — Phil

Tok

You won't find much more than gas and food in **Tok** today, but the town has a very long history. The spot has been populated by the Athabascans for centuries and was sarcastically dubbed the "Million-Dollar Camp" during the construction of the Alaska Highway in 1942 and 1943. In 1990, the place was nearly incinerated when two rivers, the Alaska Highway, and 1,000 firefighters couldn't stop a forest fire. The town was evacuated and all appeared lost until a "miracle wind" blew the fire away from the town. The fire burned more than 100,000 acres.

Not far from Tok is **Sourdough Campground** (sourdoughcampground. com, 907-883-5543), which offers heavily treed sites, free reindeer sausage, nightly entertainment, and pancake breakfasts.

A must for motorcycle travelers is a night at the **Thompson's Eagles'**

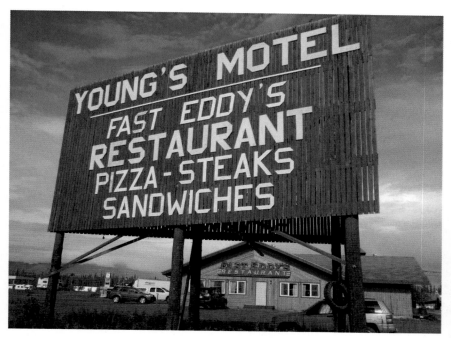

Fast Eddy's (mile 1313) in Tok has decent food. *MotoQuest*

Claw Campground (thompsonseaglesclaw.com/, 907-940-5558) near Tok. This oasis of a motorcycle haven offers adventure riders an ideal setting for coming into the country. You can pitch a tent, stay in a cabin, or even rest your head in the back of a converted ambulance. The entrance to the campground is narrow just to discourage cars. Motorcycles reign supreme, so you will feel at home at this unique place.

You can get some solid greasy-spoon diner food at **Fast Eddy's** (fasteddysrestaurant.com, 907-883-4411), which is reasonably priced and serves large portions of above-average food along with a good salad bar.

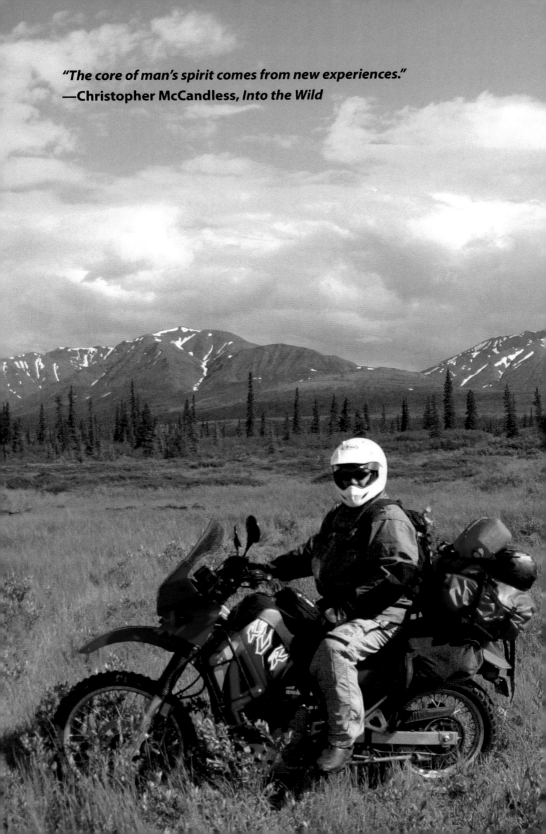

"*The core of man's spirit comes from new experiences.*"
—**Christopher McCandless,** *Into the Wild*

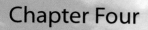

Chapter Four
The George Parks Highway

The Parks Highway is the western route from Anchorage to Fairbanks. The main road is pavement with some scenic stretches and a number of great off-highway options. *Lee Klancher*

The George Parks Highway is the main corridor in Alaska, connecting Fairbanks and Anchorage, with Denali National Park in between. If you have to pick one road to bomb in a single day, the Parks is the leading candidate.

Roughly 350,000 people visit Denali NP each year, and most of them do so during the summer when you are likely to be riding what most call simply the Parks Highway. The highway is about as far *on* the beaten track as you can get in Interior Alaska. Which still happily means it's not an RV-

and-pink-bloomer bumper-to-bumper parade à la Yellowstone in the height of summer tourism. You will encounter a bit of traffic, but the road is good quality and wide, and has some scenic stretches. Several interesting side routes also offer good opportunities to explore on and off the pavement.

The George Parks Highway is named after George A. Parks, an engineer who became the governor of Alaska in 1925. Anyone who tells you that the highway is named after the parks on the road is full of it.

Unlike the Seward Highway, which becomes beautiful just outside of Anchorage, the Parks Highway is a bit of a snooze for the first 40 miles or so. The outskirts of Anchorage are as pretty as your average American suburb, and the Wasilla area north of town is growing rapidly (and not getting any better-looking in the process).

Skip the loop down to the town of Knik—which Phil cheerfully describes as a road populated with "junk-car gardens and pool-table flat roads." You also want to give wide berth to Wasilla, which offers little in the way of, um, visual pleasure.

The riding and scenery situation takes a turn for the better if you turn off on **Palmer Fishhook Road**. If you are on a bald-tired cruiser or other off-road incapable rig, take a short jaunt, turn left on Wasilla Fishhook Road, and head back out to the Parks Highway.

Road Conditions	Paved roads; long scenic straights near Denali National Park; entertaining sweepers near Fairbanks
Ideal Motorcycle	BMW R1200GS or other large bike for main roads; KLR650 or comparable dual-sport for Cache Creek Trail
Mileage	362 miles
Riding Season	May–September
Cell Coverage	Service first 50 miles out of Anchorage and in Cantwell, Glitter Gulch, Healy, Tanana, and Fairbanks; inconsistent and spotty elsewhere
Kit and Farkles	Cold-weather and rain gear—it gets cold and wet even in midsummer
Print Map	*Alaska Gazetteer*; topographical maps for ORV trails
Google Map	bit.ly/parkshwy
Guidebook	*The Milepost* by Morris Communications
Online Guide	1.usa.gov/parkshwyguide
Insights	*Into the Wild* by Jon Krakauer; *The Legend of River Mahay* by Deborah Wood; *Northern Exposure*
Hot Tip	Stop if you plan to rubberneck at the peaks in Denali NP; doing so while riding can be hazardous to your health
Best Diversions	Flight tour of Mount Denali; mountain bike the Denali Park Road; jet-boat ride out of Talkeetna

Battle Plan

Day 1: Anchorage to Talkeetna / 113 miles

Day 2: Talkeetna to Fairbanks / 278 miles

Dirt Additions

- Overnight at Talkeetna and ride Petersville Road / 1 day

- Camp at Independence Mine and ride the Hatcher Pass Road / 1 day

Hatcher Pass Road

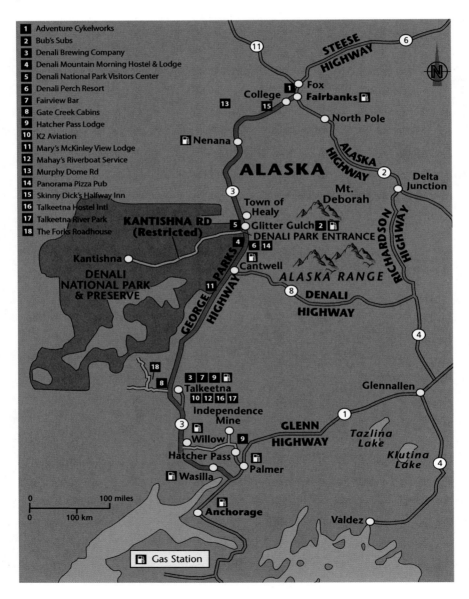

If you skip the Old Glenn Highway (see chapter three) or want to link to the **Parks Highway,** you can take the 49-mile paved then dirt off-shoot that is **Hatcher Pass Road.** The road (also known as Willow-Fishhook Road) starts just east of the last stoplight in Palmer. The first few miles are fun paved twisties that evolve into a steep, rutted road pocked with interesting

1 Adventure Cykelworks
2 Bub's Subs
3 Denali Brewing Company
4 Denali Mountain Morning Hostel & Lodge
5 Denali National Park Visitors Center
6 Denali Perch Resort
7 Fairview Bar
8 Gate Creek Cabins
9 Hatcher Pass Lodge
10 K2 Aviation
11 Mary's McKinley View Lodge
12 Mahay's Riverboat Service
13 Murphy Dome Rd
14 Panorama Pizza Pub
15 Skinny Dick's Halfway Inn
16 Talkeetna Hostel Intl
17 Talkeetna River Park
18 The Forks Roadhouse

STEESE HIGHWAY

College
Fairbanks
Fox
North Pole

Nenana

ALASKA

ALASKA HIGHWAY

Mt. Deborah
Delta Junction

Town of Healy
Glitter Gulch
DENALI PARK ENTRANCE

KANTISHNA RD (Restricted)

RICHARDSON HIGHWAY

Kantishna

DENALI NATIONAL PARK & PRESERVE

Cantwell

ALASKA RANGE

DENALI HIGHWAY

GEORGE PARKS HIGHWAY

Talkeetna

Glennallen

Independence Mine

GLENN HIGHWAY

Tazlina Lake

Willow

Hatcher Pass

Klutina Lake

Wasilla
Palmer

0   100 miles
0   100 km

Anchorage

Valdez

Gas Station

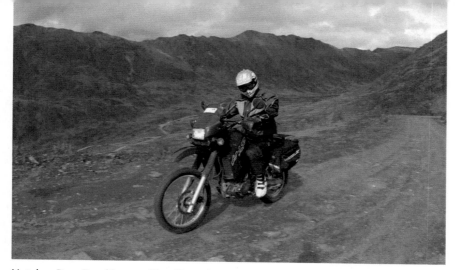

Hatcher Pass Road is a terrific off-road option for travelers on the Parks. You can head north out of Wasilla, pass Independence Mine, and take the road west all the way to rejoin the Parks at Willow. *Lee Klancher*

side roads to explore. Don't stray off the main road alone—the offshoots go deep into the backcountry. For a totally cheap thrill, Phil suggests packing a large plastic garbage bag, riding up one of the offshoots until you are above the snowline, and sledding down the slopes on the bag.

One of the side routes is known as Archangel Road, which is shown in the *Alaska Gazetteer* going north to Archangel Mine. This is a dead-end road with several stream crossings. Expect it to be closed or at best a rutted mess in wet weather or early spring.

If you are into mining history, stop at **Independence Mine** (1.usa.gov/ independencemine, 907-745-2827, mile 17.2), a fascinating historic gold camp. Camping is allowed in the parking lot, but don't expect much. Before the mine, you'll find better camping at **Government Peak Picnic Site** (1.usa.gov/tIS6UV, 907-269-8400, mile 11), a state campground with five grassy tent sites, a slab for the bikes, and a modern vault toilet.

Hatcher Pass Lodge (hatcherpasslodge.com/, 907-745-1200, mile 17.2) offers rustic little A-frame cabins in a gorgeous mountain valley near the mine. "They serve a variety of tasty soups and sandwiches, and when the sun is out, it is hard to beat lounging on their front deck," Phil says. "This is also a particularly good place for blueberry-picking in mid-August, and offers great hiking."

For an even more adventurous route, keep going west past Independence Mine on Fishhook Willow Road. This dirt road leads about 30 miles west to the town of Willow on the Parks Highway and passes through the

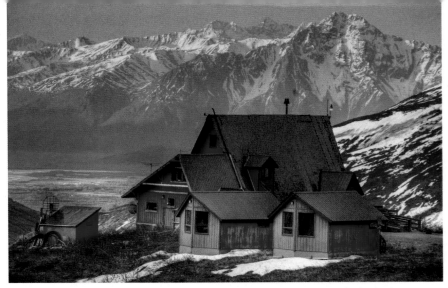

Hatcher Pass Lodge is a great place to stay on Hatcher Pass Road. The little resort near Independence Mine offers a number of interesting rides nearby. *Mike Criss*

Hatcher Pass Management Area (1.usa.gov/hatcherpass, 907-269-8400) on the way.

Note that you can use this route to link to the Parks Highway. The simple route is to go up to Hatcher Pass, come back to Wasilla Fishook Road, and take that into Wasilla and the Parks Highway. You can also wind past several lakes and come out on the Parks Highway near Loon Lake.

Talkeetna

Once you return to the Parks Highway, turn up the wick and head north. The next stop is the cool little town of Talkeetna, the take-off point for Denali climbers. Local legend is that the town was the base for the television show *Northern Exposure*. The place is packed with dogs, mushers, and bush pilots, and the main drag has as many ATVs and four-wheel-drive trucks as cars.

The fishing and rafting on the Talkeetna River is phenomenal, and jet-boat tours are a high-adrenaline way to run some rapids and see the backcountry. **Mahay's Riverboat Service** (mahaysriverboat.com, 907-733-2223) will take you out for a jet-boat tour and/or a fishing trip.

Talkeetna is also the best place from which to do a flight tour of Mount Denali. **K2 Aviation** (flyk2.com, 800-764-2291) is the best in town and can take you to land on a massive glacier. These trips run about $300, but they are unforgettable.

 If you go through town, you come to the **Talkeetna River Park** (bit.ly/ tYtTzD, 907-745-9690), a city campground with 12 sites, vault toilets, fire rings, and—on clear days after a short walk through the trees to the river—a view of Denali. You can also find several RV parks in town, as well as tent sites at the **Talkeetna International Hostel** (talkeetnahostel.com, 907-733-4678).

When it's time for dinner, the **Denali Brewing Company** (denalibrewingcompany.com, 907-733-2536) has good food at the Twister Creek Restaurant and a wide variety of beer brewed on site. If you don't slake your thirst there, head down the street to the popular **Fairview Bar** (denali-fairview.com, 907-733-2423) for a nightcap and possibly some live music. The bar is located in the historic Denali Fairview Inn, which rents rooms.

Petersville Road

Back out on the Parks, head north just a few miles and you'll find **Petersville Road** (bit.ly/PetersvilleRoad) at a junction known as Trapper Creek. Turn west and head up Petersville for a 34-mile rugged loop through mining country.

The first stop you'll find is the **Forks Roadhouse** (907-903-5660), which has free camping just outside of the bar-restaurant, occasional live music, and great dual-sporting on the area's old mining roads. Bear in mind that the Forks Roadhouse is open erratically—toss a package of ramen in your saddlebags just in case they are closed. You can also crash at **Kenny Creek Lodge** (kennycreeklodge.com, 907-733-1310), which has economical, spartan cabins that book up fast.

For upscale accommodations from which to base your off-road riding, consider **Gate Creek Cabins** (gatecreek cabins.com, 907-733-1393), located just 10 miles up the Petersville Road. There is no restaurant there, but all of the very clean and modern cabins are equipped with full kitchens and barbecues.

"Imagine dinner out on the deck of your cabin with Mount Denali in the distance! The proprietor of Gate Creek Cabins, Craig, knows the area very well, so he can put you onto some great dual-sport riding." — Phil

Continue out on the Petersville Road. You can head north toward Denali, and the **Collinsville Trail** goes straight west. You can take **Black Creek Trail** north and then turn west on **Cache Creek Trail** and join back onto Petersville Road. The road was built as a mining trail, so expect deep snow early or late in the season.

Camp or pan for gold at **Petersville Creek State Recreational Mining Area** (akmining.com/mine/peters.htm). You'll likely spot king salmon in Cache Creek, and perhaps a grizzly dining there as well. Climb past the

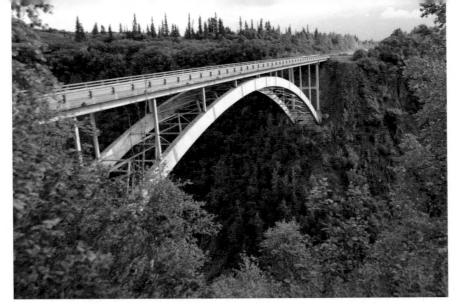

The 550-foot-long Hurricane Gulch Bridge crosses 260 feet above the Susitna River at mile 174. *MotoQuest*

treeline on the road and find an abandoned Model T, as well as prospectors panning for gold. The ride will easily take half a day—budget time accordingly.

 Just a few miles farther north on the Parks, is **Mary's McKinley View Lodge** (mckinleyviewlodge.com, 907-733-1555), which has decent food, rooms for rent, and an amazing view. Proprietor Jean Carey Richardson is a well-known author who has written children's books, including *Tag-Along Timothy Tours Alaska*.

"The adventure riding on Petersville Road won't disappoint you. You are on the south side of Denali, and you'll see the mountain on a good day." — Phil

Back out on the Parks Highway, the corridor road turns from grim to glorious. You'll be climbing your way near Denali National Park, but you won't get much of a view until you are about 30 miles outside of Cantwell, in the area called Broad Pass. When you climb above the trees, you'll have 360-degree views of mountains covered in little stunted high-altitude trees and a velvety carpet of tundra.

Cantwell / Denali National Park

Just north of **Cantwell**, you'll want to gas up your bike. You'll also find a couple of great spots to stop. **The Perch** (denaliperchresort.com, 907-683-2523, mile 224) is a four-star restaurant hidden along a creek. The establishment has rental cabins too, and is a great spot to stay overnight.

Across the road from The Perch, you can go a bit more downscale and crash at the **Denali Mountain Morning Hostel** (hostelalaska. com, 907-683-7503, mile 224), a cool place with a cabin-like feel and a younger scene. You can rent private cabins, wall tents (the best deal if you're cheap and private), or shared rooms. Firewood is free. **Panaroma Pizza** (panoramapizzapub.com, 907-683-2623, mile 224) across the street has great pizza and microbrews in a hip joint.

From Cantwell to Healy, the views on the Parks are amazing. This is the most scenic part of highway—drink it in. This is also where you pass the park entrance to **Denali National Park** (nps. gov/dena/index.htm, 907-683-9532), the gateway to the tallest mountain in North America: 20,320-foot-high Denali. Bear in mind that views of the fabled mountain are fairly rare—the peak is typically shrouded in clouds.

"If you want to hang with a young crowd of tumbleweed seasonal workers from all over the world, and have perhaps a chance to savor a microbrew and throw an ax . . . this is the place." — Phil

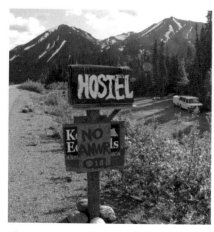

The best place to view the mountain when it isn't encased in clouds is south of the park entrance from the Parks Highway. There is a pullout just a mile north of Mary's McKinley View that can, if the weather is good, show you one of the most jaw-dropping scenes in the natural world. You won't be able to see it from the park entrance! When Denali does come out, it's one of the wonders of the world, a snow-capped jagged peak jutting 4 miles into the sky.

As an aside, Alaskans almost never refer to Denali as Mount McKinley, and use of the name is considered a tipoff that you are a tourist. The mountain was originally named by a local prospector in 1897 in honor of Ohio native and U.S. President William McKinley, who had no real tie to Alaska. In 1980, the park and the mountain were officially renamed Denali, though Ohio's congressional delegation has opposed any name change.

The Denali Mountain Morning Hostel is a relatively economical place to crash near Carlo Creek. This is a logical stopping point if you ride the Parks pavement all the way to Fairbanks. *Lee Klancher*

The park is one of the most amazing places on the planet. Private vehicle access is generally limited to the first 15 miles of the Denali Park Road that lead to the Savage River Campground. Beyond that, you need to travel by foot or tour bus . . . or use one of the following workarounds.

You can ride a bit farther down Denali Park Road if you purchase a Tek Pass for **Teklanika River Campground** (1.usa.gov/t2BAm6, 907-683-9532, mile 29, Denali Park Road). The Tek Pass allows you to ride into the campground and back out. However, you need to book a three-night stay. Bring your hiking boots—once you are at the campground, your vehicle can't leave until you head out. Also, the campground has no showers. The Tek Pass will also allow you to ride the shuttle buses anywhere in the park.

Each year, the park offers the **Road Lottery** (1.usa.gov/rIfuVs, 907-683-9532), which you can enter in June for the opportunity to drive (or ride) Denali Park Road in early September. Snow can close the road, although some years you can ride the entire 85 miles to Wonder Lake. Winners are announced in July.

The **Denali tour bus** ride is interesting, full of wildlife, and can be booked at the intersection of the Denali Park Road and the Parks Highway, which is known to locals as Glitter Gulch. The scenery and animal-viewing in the park is incredible, as they are not hunted and will come right up to the buses. The tours are long (eight hours), the old school bus seats are uncomfortable, and the buses are packed (as you might expect) with tourists who, according to Phil, "chatter on endlessly about the cruise they just took." The road has precipitous drops and few guardrails—making the Road Lottery all the more appealing.

You can **bicycle the Denali Park Road** (1.usa.gov/w0f99X, 907-683-9532). Outfit your motorcycle with a rack from 2x2 Cycles (2x2cycles.com, 919-590-0707) and you'll have an interesting way to see the park.

In the end, an air-taxi tour gives you the most Denali National Park scenery in the least time. The most spectacular portions of the park are very difficult to access, even with time and a backpack. **K2 Aviation** (flyk2.com, 800-764-2291) in Talkeetna is a class operation that we highly recommend, but there are others located near the park.

Just past the park, you come to **Stampede Trail**, a road made famous by Jon Krakauer's book, *Into the Wild*, the story of Christopher McCandless, a young man who left civilization to rough it on his own and died here. Stampede Trail is often impassable—once the Teklanika River rises the crossing is fierce and best avoided.

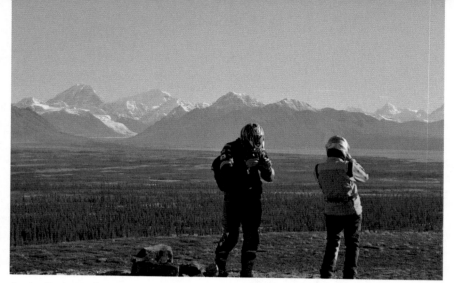

As the Parks Highway nears Cantwell—the gateway to Denali National Park—the scenery turns more dramatic. The calico-covered hills are a distinctive part of the landscape. *MotoQuest*

Back out on the Parks Highway, turn north and the scenery tapers off as you enter Interior Alaska. Mountains give way to endless stretches of forest. You'll pass through the town of Nenana, famous for the Nenana Ice Classic, a contest to determine who can guess when the ice will go out each spring on the Nenana River. Contestants pick the date and time, and nature takes care of the rest. A large tripod pole is erected in the middle of the river right in front of town with a cable attached to the bank, and, most importantly, a clock. The second the clock lets loose and drops into the water, a buzz goes through Alaska. Prizes have been as high as $300,000 in recent years.

The Parks Highway after Nenana is pretty boring until you reach a series of hills south of Fairbanks. From there, you can look back and see the Alaska Range and river valley.

Once you get to **Fairbanks**, you are in the biggest town you'll see in a while. The town of just more than 32,000 souls within city limits is the second-largest in Alaska and has as many amenities as you'll find in Interior Alaska. This is the place to get service done, change tires, and enjoy a bit more civilization.

The town doesn't have the vibrancy of Anchorage, but you can find some nice pockets with interesting restaurants and places to visit (see chapter six for recommended places to stay, eat, and visit in Fairbanks).

"The Parks Highway south of Fairbanks is quite neat. Untouched wilderness as far as you can see. Sweeper upon sweeper." — Phil

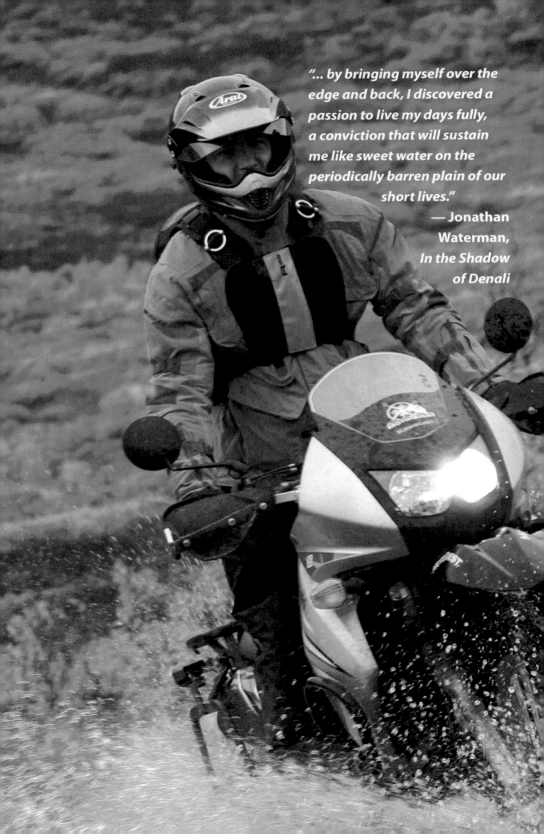

"... by bringing myself over the edge and back, I discovered a passion to live my days fully, a conviction that will sustain me like sweet water on the periodically barren plain of our short lives."
— Jonathan Waterman,
In the Shadow of Denali

Chapter Five

The Denali Highway

The Denali Highway is a dirt road with fantastic side-road options, particularly near Gracious House. *Shawn Thomas*

The 134-mile-long Denali Highway is the state's crown jewel for backroad adventure. With more than 100 miles of the road unpaved, and nearly every square inch scenic enough to be a calendar cover, the Denali Highway is a dream come true for adventure riders. The surface is as rugged as the Dalton, but the distances covered are more manageable. Plus, the road has more curves and much more dramatic scenery. You'll ride under snowy peaks soaring to 15,000 feet, with glaciers hanging off them and wildlife-filled valleys below. The highway passes three mountain ranges: the Chuguach, Rainbow, and Alaska.

Weather is unpredictable, and snow can fall on any day of the year. If you decide to take advantage of the road's numerous campsites, bring a zero-degree bag and a warm cap—nights are cold! Snow closes the road in winter, and snowmobiles travel the route.

Be advised the road is very remote—there are next to zero services along the way. A few longstanding and hardy businesses exist to provide food and shelter, and that's about it.

The Denali Highway is typically washboarded, potholed, and subject to washouts. The road can become very dusty in dry weather. When it's wet—which is often—the hard surface becomes slick and sloppy. Carry all the tools and parts you need to be self-sufficient. You can have parts flown in if you break something major, but it won't be fast—or cheap.

Quick Reference

Gracious House Area   116
Valdez Creek Road Area   119

Off-road-oriented riders will love this highway, as it offers tons of options to explore. A great map of these routes can be found at the ranger station in Glennallen.

The Denali Highway was the original entrance to Denali National Park. The road opened in 1957, and was the primary park access road until the Parks Highway opened in 1972. The Denali Highway shares the same climate and ecosystem as the national park, and much of the road is above the treeline, parallel to the Alaska Range.

"The Denali is my favorite highway in the whole state. You can't beat it." — Phil

As a bonus, the Denali offers terrific views of the northern lights from mid-August to the end of the riding season. On a clear night, you'll typically see blue-green streaks lighting up the night sky. Camping on the Denali is a great experience, provided you bring a zero-degree bag and warm clothes. The

At a Glance

Road Conditions	Washboarded, potholed, narrow, and occasionally washed-out dirt
Ideal Motorcycle	Kawasaki KLR650 or other light dual-sport; KTM 450 EXC or other street-legal off-road bike for offshoots from Valdez Creek Road and other ORV trails
Mileage	134 miles
Riding Season	June–early September
Cell Coverage	In Paxson and 1–2 miles west; radio phone service at lodges available but expensive
Print Maps	*Alaska Gazetteer*; map available at ranger station in Glennallen; *Denali National Park and Preserve AK—Trails Illustrated Map* by National Geographic
Google Map	bit.ly/denalimap
Guidebook	*Denali Road Guide* by Kris Capps
Online Guide	on.doi.gov/Denaliguide
Kit and Farkles	Heated grips and/or gear, waterproof jacket, GPS, satellite phone
Insights	*In the Shadow of Denali* by Jonathan Waterman
Hot Tips	Be prepared to ride in the rain and sleep in freezing temperatures; road surface treacherous when wet
Best Diversions	Fishing, off-road riding

Battle Plan

Day 1: Cantwell to Gracious House / 52 miles

Day 2: Gracious House to Paxson / 82 miles

Dirt Addition
- Stay at Gracious House and explore Valdez Creek Road and other dirt roads / 1–3 days

weather can and probably will get cold and wet—be prepared. The best spot is at Gracious House due to the hot showers and bar nearby. Several scenic campgrounds are listed in this chapter that are good options minus the suds and hot water. You can also find a wide spot and set up your tent.

The Denali is an adventure, a dirt road with wild lands and scenery beckoning you to take a ride. This place is not just a great destination—it's why adventure motorcycles exist.

The western jumping-off point for your ride is **Cantwell** (see chapter four), a town with a few amenities and which Phil describes as a place where "you are part of the food chain."

Beyond Cantwell, you'll cross 3 miles of pavement and then hit the dirt. If you are fortunate enough to hit this stretch on a clear day, Denali and the Talkeetna mountains will be visible to the south. Roughly 18 miles into the ride, you'll cross the **Nenana River**. This is one of the few poor fishing rivers in Alaska, but the fast water is popular with rafters and also surrounded by a glacial plain. You can take short or long raft trips with **Nenana Raft Adventures** (alaskaraft.com/, 800-789-RAFT). "On Labor Day weekend 1962, my buddy and I managed to harvest a moose just east of the Nenana River crossing, at the top of the hill. We quartered the moose, loaded it into

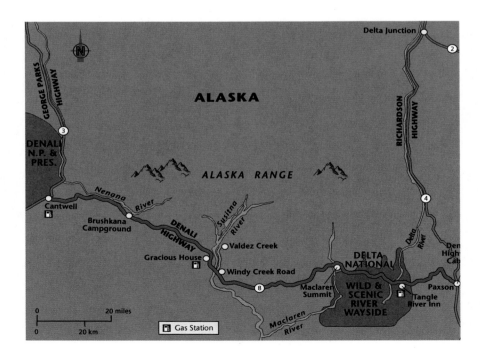

the car, and were cooking fresh moose steaks over a campfire on the banks of Carlo Creek before the first vehicle came by. How times have changed!" said Jack Gustafson (aka Alcan Rider).

Only 29.2 miles from Cantwell, **Brushkana Creek Campground** (907-822-3217, mile 105) has 22 campsites with fire rings, picnic shelters, and outhouses. Reservations are first come, first serve, and potable water is available.

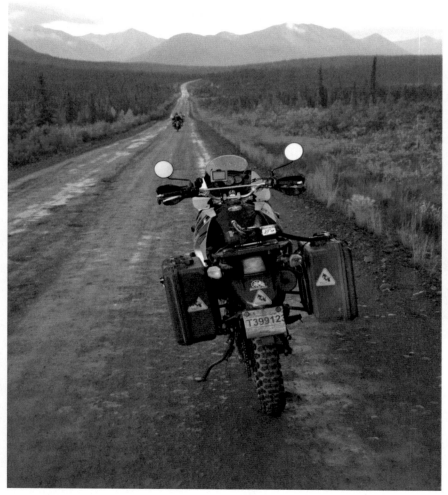

The Denali Highway is a narrow dirt road with both winding and straight sections. The scenery is stunning, but the road becomes slick and treacherous when wet. *MotoQuest*

Continue to soak in the beauty of the ride, and your next crossing is the mighty **Susitna River**. The 313-mile-long river runs from the Cook Inlet to the Susitna Glacier, and is the 15th-largest river in the United States. Packed with salmon and grayling, it is a popular fishing destination. It's also an unruly beast considered impassable downstream of Devil's Canyon. You cross the river on the 1,036-foot-long Susitna River Bridge, which becomes slippery when wet, so be careful.

Gracious House Area

About 50 miles from Cantwell, **Gracious House** (alaskaone.com/gracious, 907-333-3148, mile 82.3) is the best place to base your Denali adventure. Gracious House is smack dab in the middle of the mountain goodness, and the ramshackle resort has ATCO trailer-style rooms, showers for five bucks, and a bar known as the Sluice Box built inside an old trailer house. Food selections are limited to premade sandwiches and beverages.

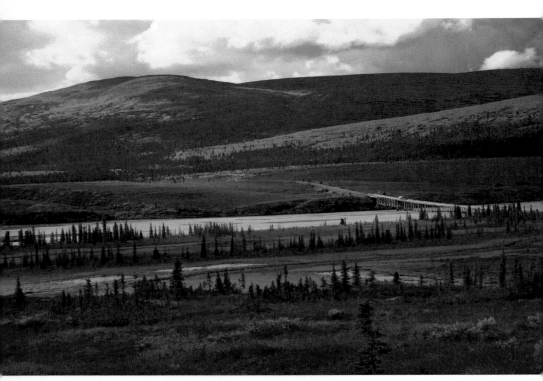

The Denali Highway crosses the Susitna River Bridge. *MotoQuest*

Shovel in some bologna and down a Dr. Pepper—you aren't here for foie gras and Bourdeaux. Gracious House is not only in the midst of the mountain magnificence that inspired John Muir, it's also surrounded by side roads begging for exploration on an adventure bike.

You can get gas at Gracious House, and they offer the best mechanical service to be found on the Denali, which consists mainly of changing tires. Gracious House also has a small airstrip with air taxi services. The resort used to have a restaurant, but as of this writing they are phasing it out. You can rent one of their rooms, pay for a campsite, and get a nice hot shower for $5. Bear in mind cabins tend to book early, so make a reservation well in advance.

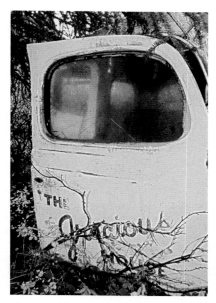

The Gracious House (mile 82) offers lodging, camping, pay showers, and a bar with limited food options. Don't mistake the area for anything but dual-sport heaven. *Lee Klancher*

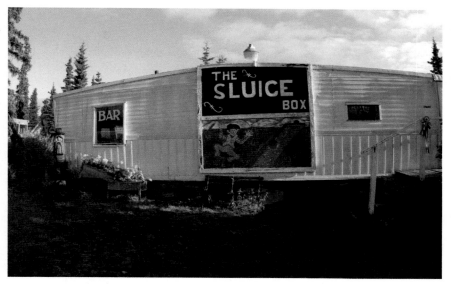

The bar at Gracious House is funky Alaska at its finest. *Lee Klancher*

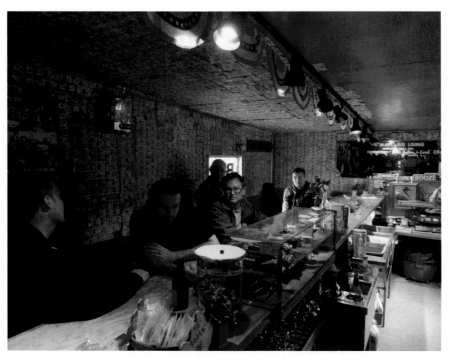

The inside of the Sluice Box bar has been home to a lot of good times. Food is not much more than a baloney sandwich and a bag of chips. *Shawn Thomas*

The hot plan is to ride out to Gracious House, set up camp or drop your gear in a room, and then head out into the area for adventure-bike happiness. The roads are great, and the mountain views are some of the world's best. Given the restrictions placed on accessing Denali National Park, this is the best way to see the area around the continent's biggest mountain. You could easily spend two days exploring the area.

Right behind Gracious House are trailheads to four-wheel tracks that can be very boggy and wet with challenging, deep stream crossings. The Wickersham trailhead is along the west side of the Susitna River crossing. This four-wheel track goes south, skirts Snodgrass Lake, and continues for 20 miles.

"On the trails near Gracious House, a caribou came running across the road, right next to me, so close that I could see how much taller it was than me!" — Phil

The trail is spectacular and keeps climbing on the back of a hill that turns into a mountain, where you ride right up rocky, flat, shale. You can ride in all directions to get up on a knoll.

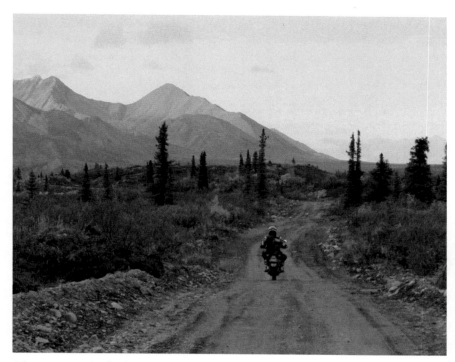

A large network of side roads leads into the hills from the Gracious House. They are often muddy and require stream crossings to navigate. *MotoQuest*

Another ride just outside of Gracious House is **Windy Creek,** a 17-mile road that crosses many streams and passes an abandoned lodge on the north side of the road. Just before the lodge, the four-wheel-drive road starts. There are no signs. The trail is northwest of the lodge, and it leads to an abandoned copper mine.

Valdez Creek Road Area

The don't-miss off-road adventure on the Denali is **Valdez Creek Road,** which leaves the Denali at mile 79.1 and runs into the Clearwater Mountains. A six-mile and somewhat maintained dirt road runs across a wood-planked bridge

"The ride on Windy Creek road is so fun. You'll find caribou, lots of stream crossings, and switchbacks. The road leads to the back of a valley—it's very remote. Nothing but jagged mountains and solitude." — Phil

over the Susitna River back to the former mining camp named Denali. It operated from 1907 until 1995, with 495,000 ounces of gold harvested. Denali is now a ghost town, though a post office operated there in recent years.

Past Denali, the road splits into forks that run deep into the backcountry. Spurs run up every single valley and along mountain ridges. You can follow the road that parallels Valdez Creek east for miles. You can loop back onto the Denali on Pass Creek Road, which may or may not be passable if conditions are extremely wet. Take Valdez Creek Road up into Valdez Creek area, and you'll have a whole day of exciting riding. One road branches to the north, one goes straight back, and one circles to the right and climbs up to 5,000 feet on old mining roads for a great view of the valley. Many of these are steep, narrow roads for experienced riders. Bring waterproof footwear, an extra pair of dry socks, a good map, and a GPS, and be prepared to stay out all night if necessary. Do not ride this area alone. This is serious backcountry, and should be treated as such. Note there is one active mine in the area—be sure and skirt around it.

 A few miles past Gracious House is the abandoned site of the **Susitna River Lodge**. Old mining trails behind the lodge lead up into the mountains and are well worth exploring.

 About 90 miles from Cantwell, the Denali Highway crosses Crazy Notch Gap, a pass created by ice and water flow. The spot gets heavily drifted with snow in the winter. Just a few miles farther is the turnoff for the **Maclaren Glacier**. This is another recommended stop for adventure riders, as you can ride north to the glacier on a dirt road. You also have decent lodging available at the **Maclaren River Lodge** (maclarenlodge.com, 907-822-5444). They offer cabins and a lodge, and also have a restaurant. They don't sell gas in the summer, though they keep a bit on hand for emergencies.

"On the Valdez Creek Road, you often kick up a bunch of caribou. I've seen bears, moose, you name it—this place is the Alaska dream. The only people back there are prospectors. I consider riding Valdez Creek the best motorcycle experience of my life." — Phil

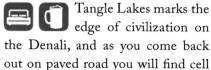 As you head toward Paxson, you'll enjoy a number of outstanding views of the Alaska Range and the Maclaren River. Just before the pavement begins is the **Tangle Lakes Campground** (907-822-3217), which has 25 campsites, two hand-pump wells with potable water, toilets, and a boat launch.

Tangle Lakes marks the edge of civilization on the Denali, and as you come back out on paved road you will find cell service again. You can stay at the

"It's God's country up at Tangle River Inn. The view is awesome and fall is particularly spectacular." — Phil

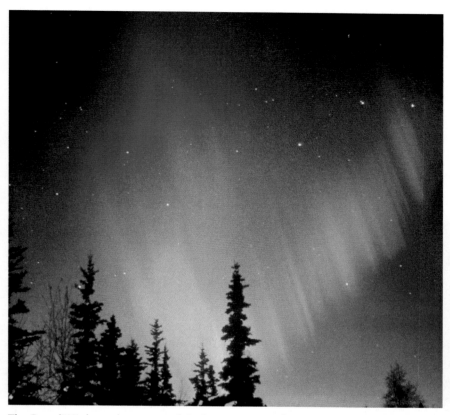

The Denali Highway has some of the best viewing of the northern lights in Alaska. High season is late July through September. *Anchorage CVB*

Tangle River Inn (tangleriverinn.com/index.htm, 907-822-3970), which has gas, liquor, good home-style food, and comfortable, clean cabins. The views from the place are spectacular, with a pristine lake and mountains just outside the log-lined dining room.

The inn has been run by Naidine and Jack Johnson since 1970. Naidine even has a mountain named after her. "She used to do some USO singing," Phil explains. "Catch her on a good night, and she'll fire up the karaoke."

The area around Naidine's lodge offers some off-road options. At the top of **Maclaren Summit**, you can turn to the east and take a sideroad just after the Maclaren River. The turn comes up after a sharp left-hand turn in highway. Turn left on the trail on top of ridge.

"The MacLaren Summit trail is all on high ground, and is super-challenging. This is for expert riders only." — Phil

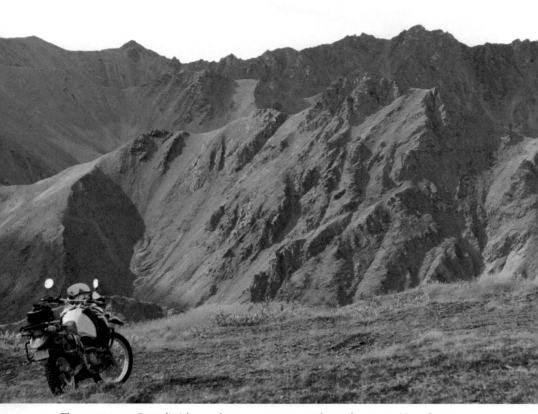

The passes on Denali side roads are gorgeous and worth a stop. *MotoQuest*

Another great short off-road ride is out to **Landmark Lake**, west of Tangle Lake. Just before you get to Tangle River Inn, you can turn and go north. The road isn't well marked, and is not even a formal trailhead, so you may have to poke around to find it. Go north off the Denali, and the dirt road goes back about 3–4 miles. The area is "super beautiful," according to Phil, as Landmark Lake is cradled in a cathedral of rock. The trail can be wet and boggy, and require getting muddy to cross, but the views are well worth it.

Tangle Lakes Campground (907-822-3217, mile 21) has 25 sites spread over a large area, with a gravel area to set up your tent. Picnic tables, fire rings, vault toilets, and hand-pumped water are available, along with views of the lake.

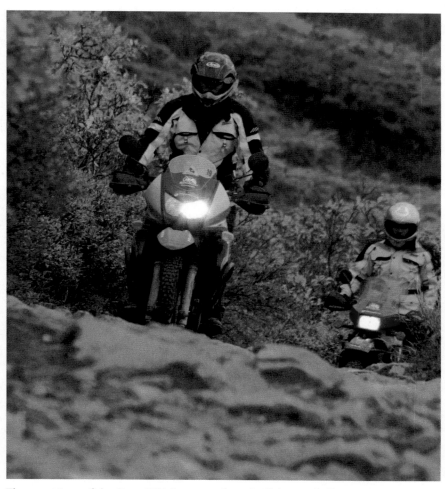

The great joys of the Denali Highway are found off the road. *Shawn Thomas*

 Another 20 miles down the road you come to Paxson, which sells gas (most of the time) from the "dodgiest gas station in Alaska," according to Phil. The combo gas station/restaurant has unreliable fuel service, bullet holes through the roof, and "horrid food."

Just behind the station are **Denali Highway Cabins** (denalihwy. com, 907-822-5972), luxurious accommodations with lovely views and riverside locations. They serve homemade breakfast, and their website includes ample information about the area.

"Ottie runs Denali Highway Cabins, and has the nicest cabins in Alaska." — Phil

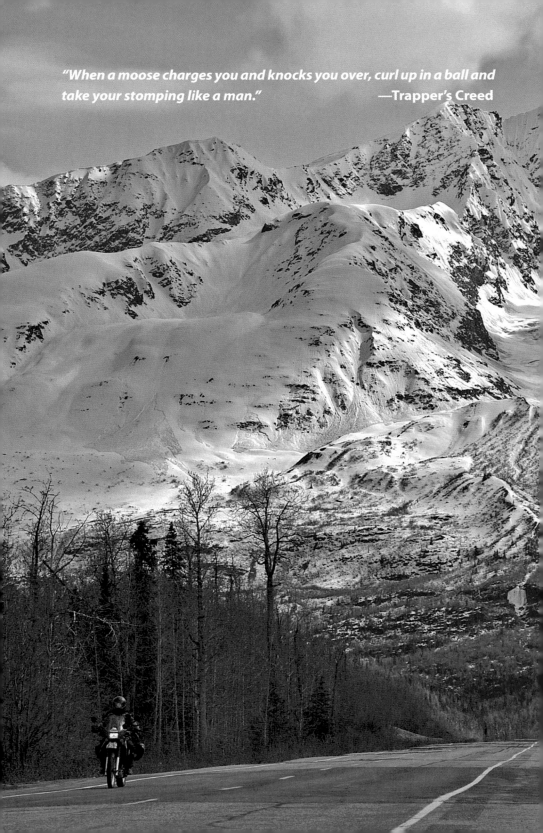

"When a moose charges you and knocks you over, curl up in a ball and take your stomping like a man."

—Trapper's Creed

Chapter Six

The Richardson Highway

The Richardson Highway is one of the most dramatically scenic roads in North America. It runs 366 miles from Fairbanks to Valdez. *Dan Masilah*

The Richardson offers the yin and yang of Alaskan highways. The stretch from Fairbanks to Delta Junction is wide, fast, and filled with tourist traps. But because it's Alaska, even this has the potential for a moose sighting or, at worst, vast stretches of eye-popping green. The flipside of the coin runs from Delta Junction south to Valdez. This absolutely stunning stretch is arguably the most beautiful highway in America.

As a side note, many other books (including the *The Milepost*) group this stretch of road in with the Alaska Highway. The Richardson runs from Fairbanks to Delta Junction, and then forks south to Valdez, and that's how it's presented here. Don't be confused by the other guidebooks!

The Richardson opened in 1898 as an American-based route to the Fairbanks gold rush, and to string a telegraph line to connect Fort Liscum (near Valdez) to Fort Egbert (in Eagle). Access to the booming Kennecott Mine was also a goal for the road builders, who faced considerable opposition due to the high cost of construction. The road was upgraded to a wagon road, and roadhouses were built to serve travelers. Incidentally, the roadhouses are spaced so that a wagon can make the next one in a day's travel.

Quick Reference

In 1933, a road suitable for car travel was constructed, and tolls of $175 per vehicle were collected at the Tanana River Ferry. If you adjust that cost to 2012 dollars, the fee would be about $2,900. The price rose in 1941 and, not surprisingly, a group of disgruntled truckers started a rogue ferry to avoid the toll.

Happily, the price of driving the Richardson today is free. The mountains and glaciers of Thompson Pass are beyond epic. Riders have been known to strain neck muscles while ogling roadside waterfalls, glaciers, and canyons.

Fairbanks

The northern terminus of the Richardson is **Fairbanks**, which is pretty much the end of civilization in Alaska. Vast wilderness with one of the sparsest populations on earth stretches north into countless miles filled with forests,

At a Glance

Road Conditions	Paved; incredibly scenic from Valdez to Copper Center
Ideal Motorcycle	BMW R1200GS, Triumph Tiger 800, or other large or mid-sized adventure bike
Mileage	366 miles
Riding Season	May–September
Cell Coverage	Good coverage from Valdez to Fairbanks except for steep valleys near Valdez
Kit and Farkles	Heated riding gear, particularly late or early in the season
Print Map	Alaska highway map
Google Map	bit.ly/RichardsonHwy
Guidebook	*The Alaska Cruise Handbook* by Joe Upton (for cruise planning)
Online Guide	1.usa.gov/RichardsonHwyGuide
Insights	*800 Miles to Valdez: Building of the Alaska Pipeline* by James P. Roscow
Hot Tip	Road surface sporadically covered in pea gravel and frost-heaved
Best Diversions	Salmon fishing, rafting, and flightseeing

Battle Plan

Day 1: Fairbanks to Copper Center Lodge / 259 miles

Day 2: Copper Center Lodge to Valdez / 105 miles

Dirt Addition
- Stay at Copper Center Lodge to explore surrounding area / 1 day

mountains, and arctic tundra. This is your last chance to find services and supplies—if you point the wheel north, you are almost completely on your own.

The town's northern location gives it amazingly long days in the summer, and wicked winters (see bit.ly/weatherfairbanks for details). Locals claim the thin air makes the sun a bit more powerful, and a 70-degree day in Fairbanks does feel great. Note that summer average temperatures are in the low 70s,

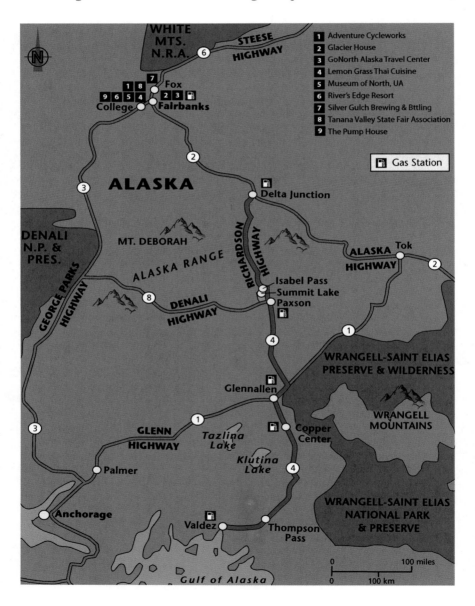

1 Adventure Cycleworks
2 Glacier House
3 GoNorth Alaska Travel Center
4 Lemon Grass Thai Cuisine
5 Museum of North, UA
6 River's Edge Resort
7 Silver Gulch Brewing & Bttling
8 Tanana Valley State Fair Association
9 The Pump House

Gas Station

with the average low of about 50 degrees. The riding season in the area is June–August, as both May and September are likely to see snow and freezing temperatures. The bottom line is the long days, warm sun and moderate temperatures make summer a wonderful time to be in Fairbanks.

Roughly 98,000 people live in and around Fairbanks, which is the second-largest in Alaska. Services are reasonably robust, and the town has decent lodging and dining . . . plus a brewery.

If you stay in Fairbanks, you can find a number of decent hotels. Staying downtown is ideal, as you can walk and check it out. The **Spring Hill Suites Fairbanks** (marriott.com/hotels/travel/faish-springhill-suites-fairbanks, 907-451-655, 575 1rst St.) has reasonable rates, large rooms, and a solid restaurant.

Pike's Waterfront Lodge (pikeslodge.com, 907-774-2400, 1850 Hoselton Road) is an upscale lodge and restaurant on the banks of the Chena River. It has elegant rooms and well-appointed log cabins.

If you are looking for a cheap room with a unique flavor only a few blocks from downtown, the **Glacier House Hostel** (hostelfairbanksalaska.com, 907-322-4946, 535 Glacier Ave.) has bunks for about $20 per night. You are likely to share your room with college kids or Europeans, and the proprietor may scold you for leaving out dirty dishes.

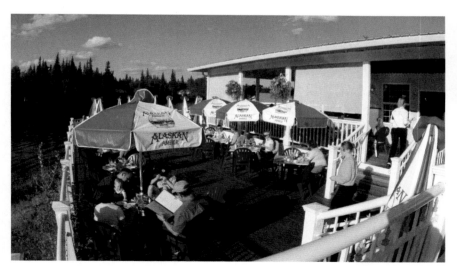

Situated at the confluence of the Tanana and Chena rivers, Fairbanks was founded as a trading post in 1901. This is The Pump House, which has good food and a great view of the Chena. *Lee Klancher*

The **University of Alaska Fairbanks** rents their dorm rooms to summer guests. The prices are quite reasonable—expect to pay about $40 per night for a single (uaa.alaska.edu/ccs/guesthousing/index.cfm, 907-751-7241). You can also read about the program in the BMW MOA forums (bmwmoa.org/forum/showthread.php?t=34373).

Tent-toters will find a number of campgrounds in the area, and several places offer both hotel rooms and camping. Fairbanks is very popular in the summer, so booking your room in advance is the safest bet. The **Go North Base Camp Hostel and Campground** (gonorth-alaska.com, 855-236-7271, 3500 Davis Road) offers cheap rooms and tent-only campsites, and also rents out adventure equipment and RVs. The **River's Edge RV Park & Campground** (riversedge.net, 907-474-0286, 4140 Boat St.) is along the Chena River and has a lodge, restaurant, and tent-only sites. The **Tanana Valley Campground** (fairbankscampgroundandrvpark.com, 907-456-7956) has 50 camping sites with picnic tables and fire pits. Sites are mostly in the trees, and the campground is located near the Tanana Valley State Fairgrounds.

Fairbanks has plenty of options for dining. A few favorites include the **Sweet Basil Thai Restaurant** (907-456-2170, 1456 Cushman St.), which is near downtown and has top-notch food. **Lemon Grass Thai Cuisine** (907-456-2200, 388 Old Chena Pump Road #K) is also quite good and located on the west side of town.

The Pump House (pumphouse.com, 907-479-8452, 796 Chena Pump Road) is located on the Chena River and offers a nice view as well as good-quality steak, seafood and chowder. **Silver Gulch Brewing & Bottling Company** (silvergulch.com, 907-452-2739, 2915 Old Steese Hwy), located about 10 miles outside of Fairbanks, offers their own beer as well as a reasonable selection of others. An on-site restaurant serves an adequate mix of sandwiches, steaks, and seafood.

If you are obsessed with mining history, northern lights, Alaskan animals, or archaeology, a stop at the University of Alaska Museum of the North (uaf.edu/museum/info, 907-474-7505) is worthwhile. The facility is one of the most interesting museums in the state.

Fairbanks Motorcycle Service

For tire and oil changes and other routine repairs, **Adventure Cycle Works** (advcycleworks.com, 362 Snowy Owl Lanes, 907-457-4329) is the place. Owned by Dan Armstrong, the small shop has a limited stock of tires and specializes in putting on fresh rubber, oil, and the occasional chain and sprockets for riders headed north to the Dalton Highway.

 Adventure Cycle Works has a good stock of tubes and repair kits, but reserve tires in advance if possible.

If you need parts or more complicated service, you'll find all the major brands have dealerships in town. **Alaska Fun Center** (alaskafuncenter.com, 1817 College Rd., 907-452-3455) is a full-service Kawasaki and Yamaha dealer. **Northern Powersports** (northernpowersports.com, 1980 Van Horn Rd., 907-452-2762) is a full-service Yamaha, Suzuki, and KTM dealership. **Outpost Alaska** (outpostalaska.com, 1450 Karen Way, 907-453-3265) has BMW, Honda, Victory, and Harley-Davidson parts and service.

MMW Motorcycle (5690 Supply Rd., 907-451-7600) offers classic and vintage motorcycle service.

Trails End Motorcycle Shop (907-479-2367) is a tiny shop that formerly did BMW parts and service, and is worth a stop just for the experience. If the owner is not there, expect a note on the door telling you he is gone for the day . . . or longer.

Rolling south out of Fairbanks, one of the first stops Phil notes is also one of the corniest: the town of North Pole. A store by the name of Santa Claus House is outfitted as you might expect, and receives thousands of letters each year from hopeful children (and a few pathetic sorts begging for farkles). The popular tourist town features a 50-foot statue of Santa and all of the street lights have candy cane decorations. Stop at your own risk.

  On the way out of Fairbanks, a good stop for some grub is **Skinny Dick's Halfway Inn** (skinnydicksak.com, 907-388-5770, 328 Park Way, North Pole). The funky place has beer and food and may have cabins available for rent (they were "being built" at press time), adult online games (ditto), and oddball characters at the bar. The place is located in big country and surrounded by vast plots of land.

"The area south of Fairbanks is so flat, it will take two days for your dog to run away because you will see him that long." — Phil

A few miles farther is **The Knotty Shop** (alaskaknottyshop.com), distinguished by wooden animals created from burls that form gloves in a tree. The place has "outstanding ice cream" and is worth a "five-minute stop."

With white beards and wooden mosquitoes behind you, get on the gas and burn south as the Richardson follows along the mighty Tanana River to **Summit Lake**, a large freshwater body just north of Paxson. It's gorgeous

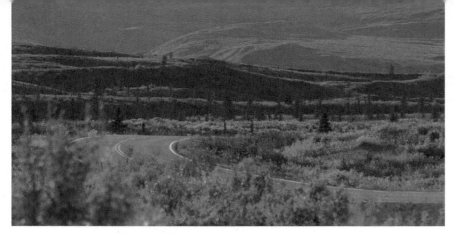

The stretch of the Richardson from Fairbanks to Delta Junction is mostly a transport section. This nice piece of twisty is near Paxson. *Lee Klancher*

and the home of the Arctic Man Challenge (arcticman.com), a race in which a skier is pulled over jumps by a snowmobile. The race is a big deal in Alaska, and the area becomes the state's third-largest city for the weekend. Just beyond the lake is Paxson, which offers the nicest cabins and the dodgiest gas station in the state (see chapter five for details).

For a casual historical experience, consider stopping at **Rika's Road-house** (rikas.com/roadhouse.html, mile 275) just north of the town of Delta Junction. This was one of the roadhouses set up in the early 20th century to host travelers. There is a cafeteria serving bland food, a small souvenir shop, and a campground, but what sets this place apart are the historic buildings and interpretive plaques set around the property, describing long-ago characters and lifestyles. You can look into rooms furnished as they were years ago.

Delta Junction

Delta Junction marks the end of the Alaska Highway, and the mile marker at the **Delta Visitor Information Center** (deltachamber.org, 907-895-5063) at the junction of the Richardson and Alaska Highways is a big draw for people who drive the highway from Dawson Creek. Also note the extreme lawn competition in town. Residents are fanatical about their grass.

Delta Junction has five hotels and inns, as well as an extensive selection of state park campgrounds (dnr.alaska.gov/parks/units/deltajct/index.htm, 907-451-2695). The best are north of town, with Quartz Lake and Lost Lake Lake offering picnic tables, fire rings, vault toilets, and hand water pumps.

For a diner experience, consider the **Buffalo Center Drive In** (907-895-4055, mile 265.5). Phil often stops his groups at the **IGA Food Cache**

(907-895-4653, 266 Richardson Hwy) to pick up sandwich makings. A picnic is a great choice as, after Delta Junction, you will be riding a 70-mile stretch of gorgeous highway, with virtually no infrastructure and plenty of great spots to stop and eat a bag lunch.

South of Delta Junction, the Richardson offers up some five-star riding, with Mount Deborah and Hayes presiding over affairs at 14,000-plus white-capped feet.

Feast your eyes on moose, caribou, glaciers, the Alaska Range, and the Poly-chrome Mountains. Isabel Pass is one of the most beautiful in the state. You'll also find campgrounds scattered along the highway.

"When you leave Delta Junction, your whole day changes. After Delta, it's game on. The mountains come right out to meet you." — Phil

Burn to **Glennallen**, where you can gas up but don't expect to buy beer—it's a dry town (see the introduction).

Five miles south of Glennallen is a sign with camera on it. Take the road to the left, which is the east side of the road. You'll come to a sheer drop-off staring right at mountains Drum and Sandford, and it's a beautiful scene. Everything east of the road is untouched national park land. You can see fish wheels lazily scooping up fish, as well as mountains and a volcano that will probably be steaming over a carpet of forests.

Copper Center

Down the road a bit, you can turn onto the Old Richardson Highway and ride to the small town of **Copper Center**, an agricultural center founded in the early 1900s on the banks of the Klutina River. The town is very small today, with a couple of places to stay, a bar, a gas station and repair shop, and a roadhouse making up the bulk of businesses.

The **Wrangell–St. Elias National Park Visitor Center** (mile 106) is in Copper Center, and is worth a stop. Bear in mind the only road access near the park is the Nabesna Road and the McCarthy Road.

Copper Center Lodge (coppercenterlodge.com, 907-822-3245) is an Alaskan institution you don't want to miss. The historic log roadhouse has a good restaurant and rooms for rent. The lodge was built at the turn of the century, and rebuilt after a fire in 1932. It's gorgeous and friendly and has a great restaurant and an incredible location. You can fish for salmon in the backyard and explore the local museum. Mountain views top off one of the must-do Alaska overnights.

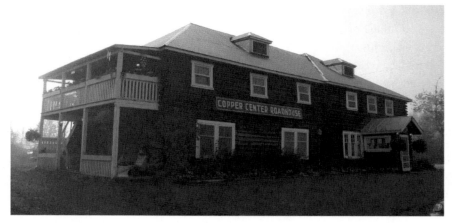

Copper Center Lodge is a historic spot with a good restaurant, comfortable rooms, camping out back, and a ghost. Don't miss it. *Lee Klancher*

Three campgrounds line the Klutina River on mile 101 of the Old Richardson Highway. The riverside campgrounds are known as the **King for a Day Campgrounds** (kingforadaycharters.com, 907-822-3092) and offer showers, laundry, and fishing charters.

You also have good proximity to a great dirt road. The **Klutina River Road** runs west of the Richardson Highway at mile 101.5, to the north of the Klutina River. The dirt road leads 23 miles to the glacier-fed Klutina River. It's a gorgeous run. Note that the road is an easement through Athabascan land—don't venture more than 60 feet from the roadway, and camping on the road is prohibited.

"You'll be kicking up dust and bald eagles on the off-roady Klutina River Road." — Phil

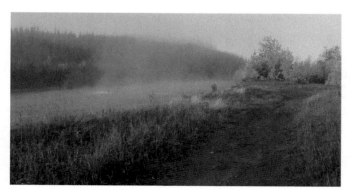

You can camp along the river behind the Copper Center Lodge.
Lee Klancher

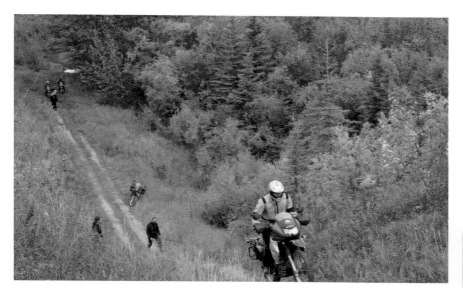

There are several off-road options near Copper Center, including this four-wheel-drive trail. *MotoQuest*

South of Copper Center, the Richardson Highway is one of the most beautiful stretches of road in the world. The curving mountain byway surrounded by glaciers cuts through the stunning Thompson Pass, past the Worthington Glacier, and winds its way down to a deep fjord. Waterfalls and deep canyons line the roadside. Even if you are a relentless mile-pounder, allow time to stop and soak in the scenery. Road riding doesn't get any better than this.

At the top of Thompson Pass, watch for the second parking spot to the right just after you cross over the very top of the pass. Pull in and look down and you can see a little wagon road that takes you out to an outcropping of rock. This is a great little KLR jaunt, a short ride to a high vantage point.

You can also take **Dayville Road** before you get into Valdez. This runs along the south side of the Valdez Arm to Fort Liscum, which was a World War I U.S. Army post that closed in the 1920s. A cannery operated there until the 1970s, when the Trans-Alaska Pipeline terminus was installed. The road is crossed by a number of streams teeming with salmon during the runs, and bears are often spotted feeding. Another interesting offshoot is **Mineral Creek Drive**, a gravel road that runs north of the downtown area along Mineral Creek. The scenic dirt road goes north about 5 miles before dead-ending at a gate. You can hike after that.

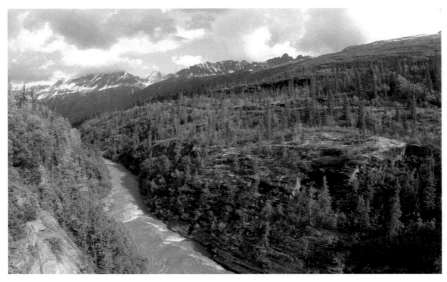

This area is Devil's Elbow. A high bridge on the Richardson crosses the Tsaina River here. *Lee Klancher*

Valdez

The town of **Valdez** is everything you might expect from a port town, minus any crumbling charm. The grunge of the burg is offset by the stunning mountain-ringed bay teeming with bald eagles and marine life. The town gets hammered with up to 40 feet of snow in the winter. The two major events in town history were the 1964 Good Friday earthquake and the 1989 Exxon oil spill. The port is a stop on the Alaska Marine Highway, and you could easily take a ferry from Valdez to Whittier or Cordova for some variety.

In **Valdez**, your best bet for a hotel is the **Best Western Valdez Harbor Inn** (bit.ly/ValdezHotel, 907-835-3434, 100 N Harbor Dr), which is on the water and has a great view.

The Off the Hook Bar and Grill (907-835-8114, 102 Harbor Dr) is not far from the Best Western and has a good view and decent food in large portions.

You can camp or rent a cabin at **Eagles Rest RV Park** (eaglesrestrv. com, 800-553-7275, 139 E Pioneer St), which has a nice grassy area for tents and small, modest cabins. The RV park is located on the east side of town, just as you ride in on the Richardson. The city of Valdez owns two other campgrounds (bit.ly/ValdezCamp, 907-873-4058). The **Valdez Glacier Campground** has 105 sites with showers, electricity, and flush toilets. The

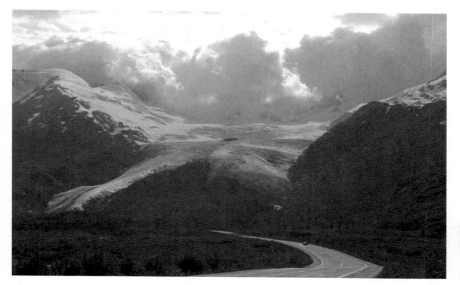

The Worthington Glacier pours off 6,134-foot Girl Mountain. Access to this glacier is just past milepost 29. *Lee Klancher*

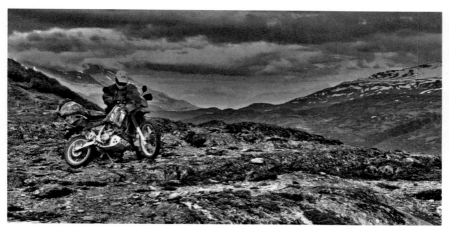

Just past Thompson Pass, a short, rough road leads to this rocky overlook. *Lee Klancher*

campground is located 3.4 miles east of town, past the airport on Airport Road. The **Allison Point Campground** is oriented toward salmon fisherman, as fish can be caught right off the grounds when they are running. Located near the pipeline terminal, the site has good views of the ocean and little or no separation between campsites.

The history of the Valdez oil spill is told in some detail at the **Valdez Museum and Historical Archive** (valdezmuseum.org, 907-835-2764, 217 Egan Ave).

Cordova

You can get to the isolated community of Cordova only by boat or plane. The best way for the motorcycle traveler is by way of Alaska Marine Highway ferry (dot.state.ak.us/amhs). Departures from Valdez are the easiest, and take about three hours.

A trip out to Cordova is well worth the time and effort. For starters, the town has been locked in time, largely due to the fact it is not connected to the highway system. Cordova is principally a fishing town, but also holds some extraordinary charm. Since you are at the mercy of the Alaska Marine Highway ferry itinerary, you are probably going to be in Cordova for a couple of days. If so, your riding will be limited but spectacular. Budget a full day just checking out town. Fishing, flightseeing, and kayaking could be on the menu.

 There are plenty of places to stay. **The Reluctant Fisherman** (reluctantfisherman.com/ReluctantFisherman.com, 907-424-3272, 407 Railroad Ave.) is a good choice with harbor-side views and a decent restaurant.

You can ride up to the ski resort and get a view of the town from above. The single-seat lift was imported from Sun Valley, and serves as a main entertainment center for the folks of Cordova over the long winters.

Also, take some time to explore **Power Creek Road**, which hugs the coast of Eyak Lake, east of town. This is extraordinarily beautiful stuff, and you won't be disappointed with the lush, rain forest scenery on this quiet road.

Copper River Highway

The established portion of the Copper River Highway runs roughly 50 miles from **Cordova** to just beyond the Million Dollar Bridge across the Copper River. The highway was built along an old railroad bed in 1945 with the intention of linking Cordova to Chitina and the Edgerton Highway. The 1964 Good Friday earthquake ended that dream, severely damaging the roadbed and bridges on the route.

The 48.6-mile portion of the road that is established is gravel and easily navigable with a large motorcycle. The route is lined with lots of offshoot roads leading to hiking trails, mountain bike trails, and fishing and access points to the Copper River.

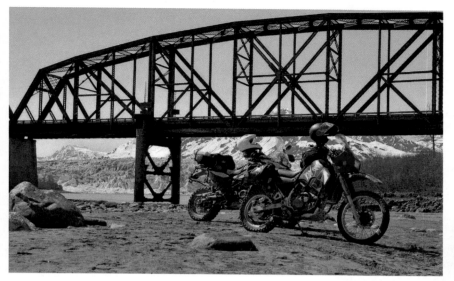

Accessed via the Alaska Marine Highway, the Copper River Highway leads 50 miles from Cordova to the Million Dollar Bridge. The road once ran all the way to Chitina, but has deteriorated and is no longer passable. *Dan Masilah*

To reach the Copper River Highway, you need to take the **Alaska Marine Highway** ferry (dot.state.ak.us/amhs) to Cordova.

You can also find Childs Glacier Recreation Area (mile 48.3), a great spot to explore the massive Child's Glacier. A campground is among cottonwood trees and offers 11 large sites with bear-proof storage boxes, toilets, and a water pump. There is camping at the bridge, and you can fall asleep to the thunderous sounds of ten-story slabs of ice calving and crashing into the Copper River.

It is said that you must beware: the waves created by these ice towers can send a wave across the river and scoop you up. There have been reports of spawning salmon being found high in the trees, across from the glacier!

At mile 48.6, the road crosses the Million Dollar Bridge, which was built in 1909 and 1910 to service the Kennecott Mine for—you guessed it—$1 million. One span of the bridge collapsed in 1964 and was rebuilt in 2005. The established dirt road goes 2.4 miles beyond the bridge.

The ride on the Copper River Highway is dirt and flat for the most part. When you get to the bridge, your jaw will drop.

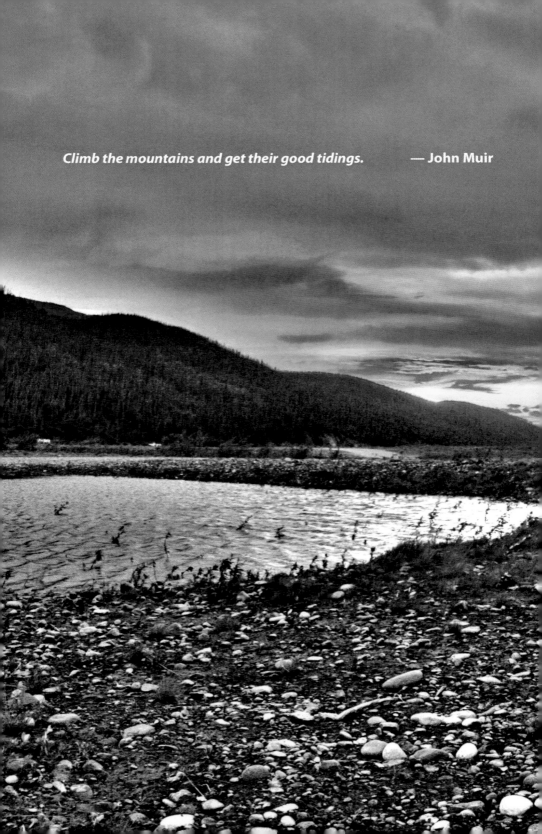

Climb the mountains and get their good tidings.   — John Muir

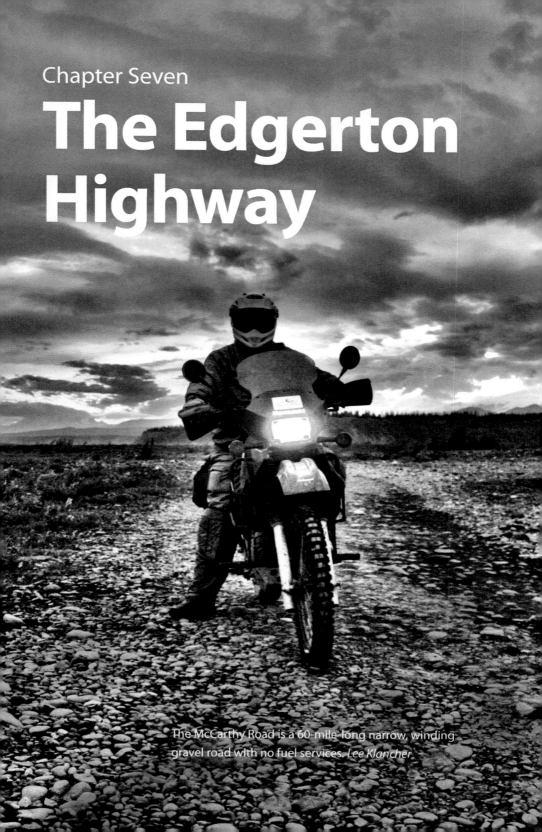

Chapter Seven

The Edgerton Highway

The McCarthy Road is a 60-mile-long narrow, winding gravel road with no fuel services. *Lee Klancher*

The Edgerton Highway begins at milepost 82.5 on the Richardson Highway and covers 33.6 miles of pavement to the small town of Chitina. You can turn off of the Richardson on the Old Edgerton Highway 8.5 miles north of this spot at mile marker 91. This shortcut will get you to the Edgerton Highway a bit more quickly.

    Kenny Lake is a small community with a few services and an RV park and campground. **Kenny Lake Mercantile** has gas, groceries, a café, a laundromat, showers, lodging, and a campground. This is a good place to purchase any food you need for the trip out to McCarthy, as you'll pay more and have a limited selection in Chitina. Reddington Camp to the north of Kenny Lake is the home of legendary dog musher and trapper Timmy Reddington.

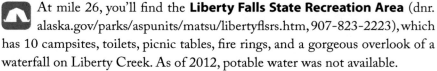

 At mile 13 on the Edgerton, a **roadside stand** operated by a small Pentecostal Christian community often has fresh produce and baked goods for sale.

Cross the Tonsina River Bridge and watch for black and grizzly bears in the dense brush below the bridge.

 At mile 26, you'll find the **Liberty Falls State Recreation Area** (dnr.alaska.gov/parks/aspunits/matsu/libertyflsrs.htm, 907-823-2223), which has 10 campsites, toilets, picnic tables, fire rings, and a gorgeous overlook of a waterfall on Liberty Creek. As of 2012, potable water was not available.

Chitina

In a few miles you arrive at **Chitina**, a tiny town of about 100 people that has medical services and a smattering of businesses. The town was created as a stop on the railway that served the mighty Kennecott Copper Mill. When the mine closed in 1938, Chitina became a ghost town (and ghosts were painted on the buildings in the 1960s and 1970s).

 Gas up at the Chitina 1 Stop and pick up any remaining groceries at the Wrangell View Store, which also offers limited mechanical services. Spirit Mountain Artworks (spiritmountainalaska.com, 907-823-2222) has terrific locally made art and is worth a stop if that's your bag.

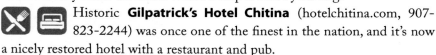 Historic **Gilpatrick's Hotel Chitina** (hotelchitina.com, 907-823-2244) was once one of the finest in the nation, and it's now a nicely restored hotel with a restaurant and pub.

At a Glance

Road Conditions	Edgerton paved; McCarthy Road is extremely rough and narrow with sharp curves and steep grades
Ideal Motorcycle	Kawasaki KLR650 or other light dual-sport
Mileage	33.6 miles of pavement on Edgerton Highway; 59.3 miles dirt on McCarthy Road
Riding Season	May–September
Cell Coverage	Occasional service on McCarthy Road; Verizon and ACS have limited service in McCarthy
Kit and Farkles	Extra gas; several spare tubes and tire-changing equipment; everything you need to sleep outside in case of breakdown on McCarthy Road
Print Map	*Alaska Gazetteer*
Google Map	bit.ly/Edgerton
Guidebook	*Hiking Alaska's Wrangell–St. Elias National Park* by Greg Fensterman (hikers)
Online Guide	1.usa.gov/McCarthyGuide
Insights	*Historic McCarthy: The Town the Copper Built* by M. J. Kirchhoff
Hot Tips	No gas available in McCarthy—fill your tank in Chitina; carry cash to McCarthy—most businesses don't accept credit cards; old spikes and rough rock on McCarthy Road can puncture tires
Best Diversions	Hike, flightsee, or backpack Wrangell–St. Elias National Park and Preserve; view salmon fishing wheels on Copper River; tour Kennecott Copper Mill

Battle Plan

Day 1: Copper Center to McCarthy / 111 miles

Day 2: McCarthy to Chitina / 59 miles

Dirt Addition
- Explore Kennecott Mine area in McCarthy / 1 day

O'Brien Creek Road is a short trip that leads south out of Chitina and turns into dirt. You can find the entrance at the Edgerton's big curve in town, just past the turnoff for main street and Spirit Mountain Artworks. The road travels along a high cliff overlooking the Copper River. The road once went 20 miles and was intended to reach all the way to the Million Dollar bridge near Cordova, but much of that has closed due to landslips and three tunnels cave-ins. Still, riding the road is a great short outing.

McCarthy Road

The McCarthy Road begins just outside of Chitina when you cross the Copper River. Allow plenty of time for the road's 59.3 miles—at least two hours—as it is narrow, rough, and winding. As one might expect of a former railroad bed (a good part of the road follows the old Copper River & Northwestern Railway), the shoulders are deep and sharp, and the trees are very close to the edge at times. Animals can and will jump out of the brush onto the road, and you will have little or no time to take evasive action when the trees are close. The speed limit is 35 miles per hour.

For in-depth information about the roadside geology of the McCarthy Road, check out the National Park Service page (nps.gov/wrst/naturescience/mccarthy-road-geology.htm).

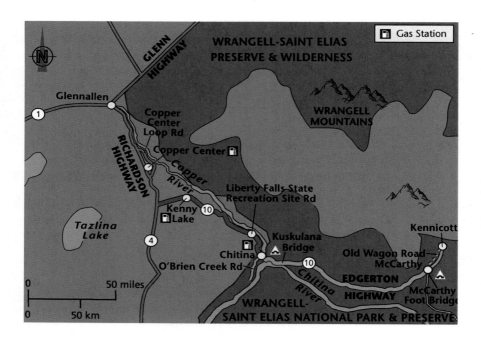

Flats occur fairly often due to the rough surface and the occasional rail spike resurfacing after decades beneath the dirt, so bring along a tire repair kit and irons. A fishing rod is another good addition—there is great angling in many of the lakes and streams.

A few miles into the road you'll cross the Copper River. This is a great spot to get a good look at the fish wheels harvesting salmon in the summer. Note that only Alaskans can use the fish wheels, and a special license is required.

"The McCarthy Road is just a dirt road, a one-laner, and riders get complacent, cut a corner, and find a car or RV in the middle of the road, coming the other way. This is one of the most dangerous rides in Alaska. Assume when you go around blind corner that there is car coming right at you, and you'll be fine." — Phil

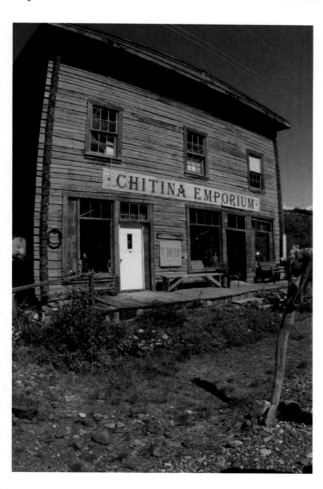

Chitina is at the end of the Edgerton Highway. The former ghost town now has a smattering of interesting places to visit. The Chitina Emporium offers local arts and crafts.
Lee Klancher

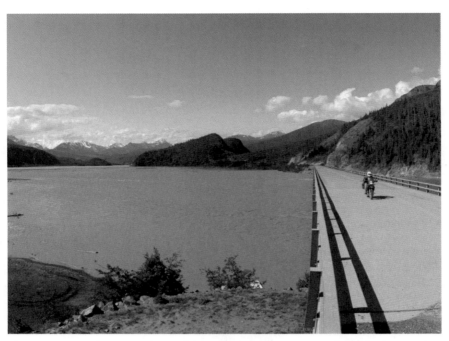

The gateway to the McCarthy Highway is the Copper River Bridge, which provides a good view of the confluence of the Copper and Chitina Rivers. *Lee Klancher*

You will enter the Wrangell–St. Elias National Park and Preserve 1.7 miles in on the road. If you turn off to the south (right), just after crossing the Copper River bridge, you come to a campground with 17 sites with picnic tables, fire pits, and toilets.

Another 3 miles up the road is the Kuskulana Bridge, a narrow wood-decked span that is 238 feet above the Kuskulana River. You can stop and go on a catwalk underneath the bridge. Be wary of the cliff edges, as they are unstable and slippery.

At mile 26.6, you'll come across the **Alaska Halfway House** (alaskahalf wayhouse.com), a bed and breakfast with rental cabins, a bunkhouse, and a campground. Amenities are very simple—the shower is a tent, and the indoor plumbing uses a bucket of water to flush. Breakfast is served.

Gilahina Trestle is an 890-foot railroad bridge built in 1911. You'll cross the modern replacement of this bridge at mile 29. The old trestle bridge was the only way to get into McCarthy for many years, and longtime residents love to tell stories about crossing the bridge, which had no guardrails and required driving across with the wheels of your vehicle on the rails.

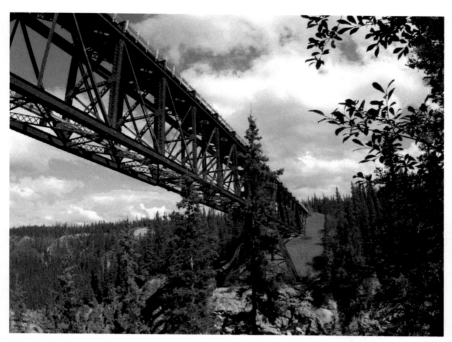

The Kuskulana Bridge (mile 17.2) is a former railroad bridge that is 525 feet long and 238 feet above the river. *Lee Klancher*

McCarthy

About two miles from the end of the McCarthy Road, you'll come to **Currant Ridge Cabins** (currantridgecabins.com). Owned by Andy and Cynthia Shidner, they are clean and modern, outfitted kitchens, and have incredible views. Andy works for the Park Service restoring buildings at the Kennecott Mine, and is a fountain of local knowledge.

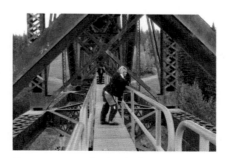

A mile or so farther up the road is the visitor information cabin and the **Kennicott River Lodge** (kennicottriverlodge.com, 907-554-4441), which rents spartan, clean cabins, as well as private and bunk rooms in a hostel setting.

In McCarthy, you can visit **Ma Johnson's Historic Hotel** and **Lancaster's Backpacker Hotel**

You can cross the Kuskulana Bridge on foot on this catwalk under the bridge. *MotoQuest*

147

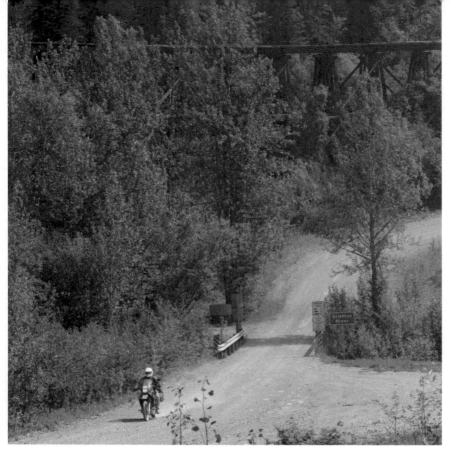

This is the Gilahina River bridge (mile 29), and you can see the old Gilahina Trestle in the bush. *Lee Klancher*

(mccarthylodge.com/accommodations, 907-554-4402). Like most of the town of McCarthy, these are owned by the same investment group. Ma's is a nicer historic hotel, and Lancaster's is essentially a hostel. Beyond the town, you can stay at the **Kennicott Glacier Lodge** (kennicottlodge.com, 907-258-2350). The place is stunning, with incredible views and a great restaurant. Rooms in the hotel are $200 per night and up, and the lodge offers package deals that include meals.

Glacier View Campground (glacierviewcampground.com, 907-243-6677) has cabin rentals and 20 campsites separated by sparse vegetation with picnic tables and fire rings. The place has showers, outhouses, and a guy grilling and selling burgers. Nightly cost is $24 per site. Bike rental and tire repair is available. You can also pitch a tent at **Base Camp Root Glacier** at the end of the McCarthy Road near the footbridge. The charge is $20 per night, and it's pretty much a parking lot. Stay there only if everything else is full!

Once you get settled in, head into **McCarthy**. One treat of the location is the fact that downtown can only be accessed by crossing a narrow bridge over the Kennicott River. The bridge is too narrow for cars, but motorcycles are allowed to cross. Be sure there is no one on the bridge before you enter it—there isn't room for pedestrians and your motorcycle!

 The Golden Saloon and **McCarthy Lodge** are your two dining choices in town. One's a bar and the other is a nice restaurant. The bar is the way to go, as it offers decent food, Alaskan beers, and a colorful mix of backpacking Europeans, salty locals, and granola-eaters all looking to escape mainstream America.

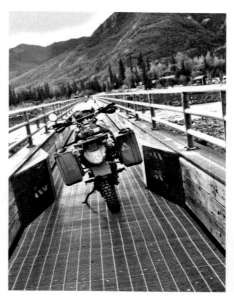

This narrow bridge leads across the Kennicott River to the town of McCarthy. Motorcyclists can ride across. Be sure that there are no pedestrians on the bridge before you enter. *MotoQuest*

McCarthy is backed up to the incredible Wrangell–St. Elias National Park and Preserve, which is the largest in the National Park Service and encompasses nearly 13.2 million acres. Nine of North America's 16 highest peaks are in the park, and the 18,008-foot Mount St. Elias is the second-highest point on the continent. The area provides motorcycle travelers with breathtaking mountain and glacier views, and for those willing to travel on foot, some of the most beautiful untouched landscape on the planet.

Kennecott Mine

The doorway to the park from McCarthy is through Kennecott Copper Mill. You can ride your bike up to the old mine buildings and park for the day. There are two ways to get up to the Kennecott Mine from McCarthy. You can take the main road, which crosses private land at one point, so watch your speed and be respectful. You may also take the old wagon road that passes the old cemetery. To find this, leave McCarthy and ride to the T junction and turn right toward the mine. Then, look for a four-wheel road off to the left that parallels the road and heads into the forest. You know you are on the right

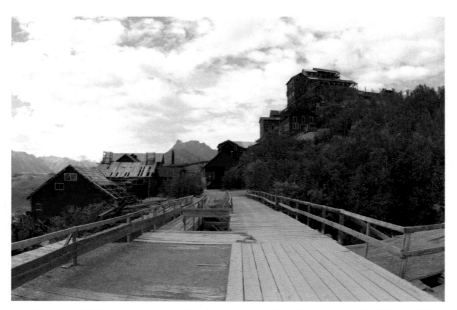

The Kennecott Mine was once a thriving copper mine. Tours are available, and the mine can ridden to on the dirt roads outside of McCarthy. *Lee Klancher*

road when you come across the cemetery, hidden in the forest. Continue for 5 miles through the forest to the Kennecott Mine—you'll pop out at the lower parking lot. It is a fun ride, but be aware that locals on ATVs use this as well, so be ready to slow down and make room.

✓ When parking up at the Kennecott Mine, make sure that you are well off the road and not parked in front of the Kennicott Glacier Lodge, as the van drivers use it to turn around. There is a parking lot down below most of the buildings on the left of the mine that is also a good parking spot.

Kennecott Mines National Historic Monument (nps.gov/wrst/historyculture/kennecott.htm, 907-822-5234) is the remains of massive mining operation that is now a sprawling complex of dozens of buildings in various states of repair. The Kennecott Copper Mill was one of the largest copper mines in the world in the 1920s and backed by American money barons such as J. P. Morgan and the Guggenheims. The old buildings are mostly closed off and some are treacherous, so stay clear. You can take mine tours through the buildings with **St. Elias Alpine Guides** (steliasguides.com/alaskaday_6historic.htm, 907-345-9048).

📷 When in McCarthy, take at least an afternoon to hike out beyond the mine. A nice 4–5 hour walk leads to the Root Glacier. You can find a

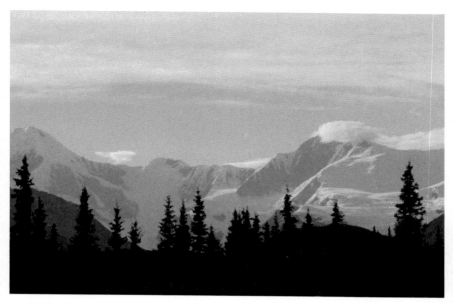

McCarthy is on the backside of the spectacular Wrangell-St. Elias wilderness area.
Lee Klancher

good, simple guide to the local hikes at mccarthylodge.com/activities/walks-hikes, or you can book **Kennicott Wilderness Guides** (kennicottguides.com/Chugach_Mountains.htm, 800-ON-HIKES) for a longer guided hike or ice climb.

A number of private roads run beyond the mine. These are not open to the public and the only way to ride them is to know someone who lives there. Roads lead east of McCarthy toward the Nizina River, and some cross the river and go the east and south.

Battles over road closures have been going on in McCarthy for many years. As recently as 2003, government officials tried to close motorized access to some of the roads east of town. Locals responded furiously and were able to get limited rights to access their lands with vehicles. As a result, they are very protective of their roads.

In short, if you are going to explore the area outside of McCarthy, either (a) travel with a local or (b) do it on foot.

"The locals are very protective of their land out there, so I highly recommend you check locally first before using any road, driveway or bridge! Word also spreads out there fast, so if you do an infraction, chances are good you are going to hear about it from somebody before you get out of town." — Phil

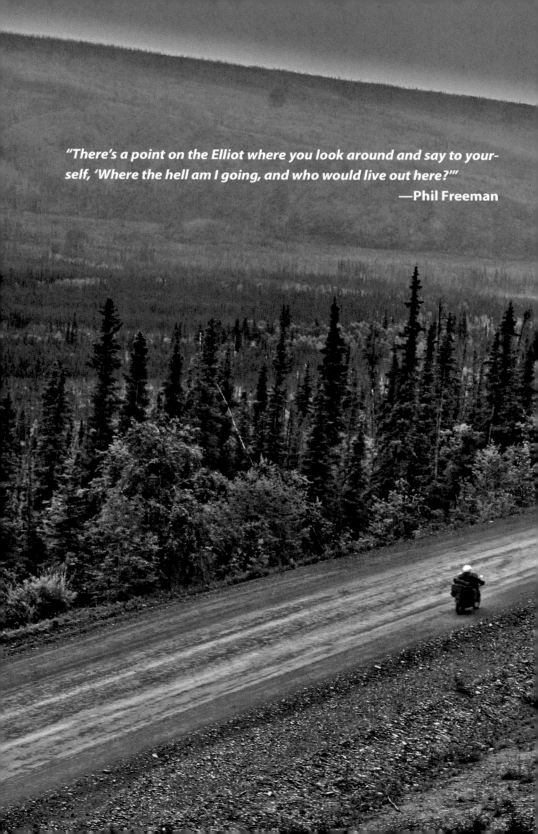

"There's a point on the Elliot where you look around and say to yourself, 'Where the hell am I going, and who would live out here?'"

—Phil Freeman

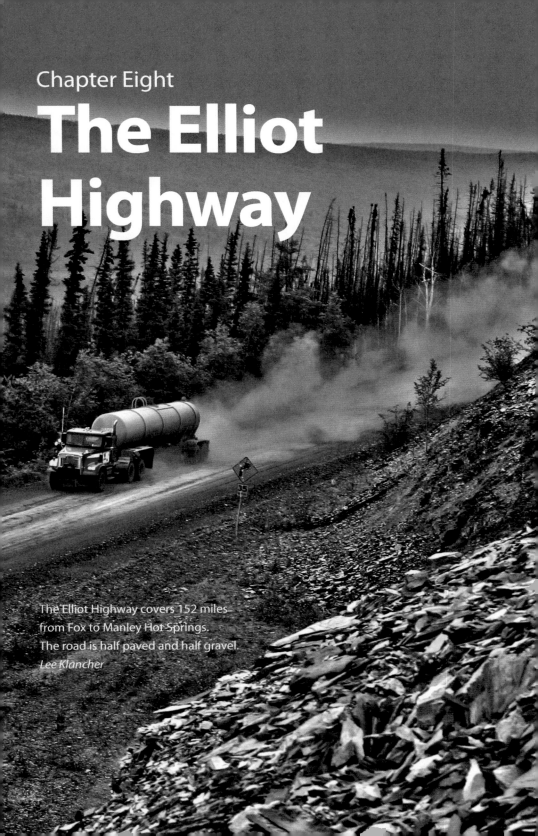

Chapter Eight

The Elliot Highway

The Elliot Highway covers 152 miles from Fox to Manley Hot Springs. The road is half paved and half gravel.
Lee Klancher

To understand the magic of the Elliot Highway, imagine riding 70-plus miles of rough dirt road and coming upon a Japanese stone bath covered in a large steam room built of 2×4s and plastic and filled with a wide variety of grapes and tropical flowers. You can soak in the tub and eat grapes to your heart's content in the midst of one of the world's most remote wilderness areas, with a hot meal of fresh salmon and ice cold Alaskan Amber waiting for you in a historic lodge a mile down the road.

Manley Hot Springs is the end of the Elliot Highway, and it is the polar opposite of the post-apocalyptic industrial mess at the end of the Dalton. Manley Hot Springs is a great little town with all the quirks you might expect of deep Interior Alaska. You purchase gas at the post office, and the neighborhood celebrity is the son of the man who founded the Iditarod, Alaska's famously grueling sled-dog race.

The first 73 miles of the road are paved and twisty, and a bit frost-heaved. After you pass the turnoff to go north on the Dalton, the road turns to dirt. This 78-mile portion of the road is much like the Dalton—mostly dirt and chip seal, with very rough sections. The truck traffic is lighter than on the Dalton, but the trucks that travel the Elliot do so at a high rate of speed. The road is also narrower and has more curves, making the ride both more pleasant and more dangerous. Every corner you take, assume you might encounter a logging truck coming the other way in the middle of the road at high speed.

Scenery along the Elliot is open and gorgeous. You can see Denali on a good day, but most of what you take in is green forest, cliffs, and hills. The place is just as remote as the Dalton—it runs through an incredibly vast, remote stretch of the world.

A number of opportunities exist to explore side roads, almost all of them boggy, treacherous, unmarked, and rugged. The roads to Tofty and Minto are passable by most riders, but the rest should be attempted only if you possess hardcore off-road and survival skills, not to mention topo maps and enough gear to self-recover and stay out in the wilderness for several days if necessary.

At a Glance

Road Conditions	Paved to Dalton Highway junction; rest is narrow gravel roadway with steep grades and tight turns; gravel surface very slick when wet
Ideal Motorcycle	BMW R1200GS, Triumph Tiger 800, or other comfortable adventure bike with good fuel range; ABS a plus when surface gets wet
Mileage	152 miles
Riding Season	May–late September
Cell Coverage	Essentially zero; you can get coverage from hilltop about 40 miles out on the dirt stretch and from the top of a hill in Manley
Kit and Farkles	Mechanical gear to change tire; extra fuel; satellite phone
Print Map	*Alaska Gazetteer*
Google Map	bit.ly/ElliotHwyMap
Guidebooks	*Northern Lights: The Science, Myth and Wonder of Aurora Borealis* by Calvin Hall and Daryl Peterson
Online Guide	on.doi.gov/ElliotHwyGuide
Insights	*Tracks Across Alaska: A Dogsled Journey* by Alastair Scott and *Home Sweet Homestead* by Joy Griffin
Hot Tips	Gas up at airstrip/post office in Manley; light traffic, but trucks run at high speeds; calcium chloride on the road—wash bike immediately after riding in rain or goo will harden
Best Diversions	Hot-spring soak, sled-dog visits, Frank's boat ride, and local color at Manley Hot Springs

Battle Plan

Day 1: Fairbanks to Manley Hot Springs / 156 miles

Day 2: Manley Hot Springs to Chatanika Lodge / 161 miles

Dirt Additions
- Extra day in Manley Hot Springs to explore backroads and local area

Fox

The Elliot is paved for the first 73.1 miles, and the road is decent and curvy. "This is a sport-biker's paradise," Phil says. "Lots of curves and no cops."

 The highway begins in the town of **Fox**, a former mining camp now best known for two beer-related bars and restaurants. **Fox General Store** (907-457-8903) has gas, liquor, an ATM, and a takeout bakery. **Silver Gulch Brewing & Bottling Company** (silvergulch. com, 907-452-2739) in Fox brews their own beer and also serves a reasonable selection of other beers. Their restaurant offers an adequate mix of sandwiches, steaks, and seafood. The **Howling Dog Saloon** (howlingdogsaloon.alaskansavvy.com, 907-456-4695) offers live music that ranges from rock 'n' roll to blues and typically is packed with a mixed crowd of bikers, tourists, and college students. The **Turtle Club** (alaskanturtle.com/, 907-457-9504) offers award-winning steaks and seafood.

The **El Dorado Gold Mine** (eldoradogoldmine.com, 907-479-6673) is down a short road that turns off at mile 1.3. They offer riverboat tours and have a large gift shop with a mix of native art, locally made packaged food, the usual bevy of T-shirts and trinkets, and free donuts and cookies.

A few miles outside of Fox is the **Hilltop Restaurant & Market** (907-389-7600), a truck-oriented gas station with a restaurant.

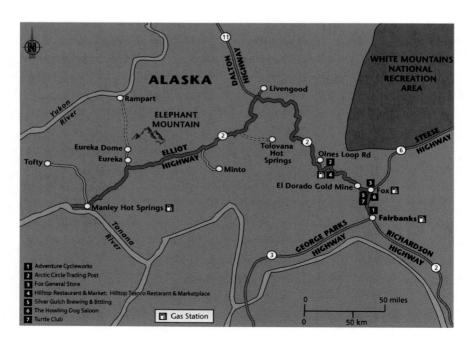

This is the last restaurant and gas on the Elliot until Manley Hot Springs, so fill up now and chow down. The food at Hilltop is not terrible, and the portions are huge.

A few miles farther north, the **Arctic Circle Trading Post** has a variety of trinkets, including T-shirts that read, "I Road the Dalton Highway."

Three campgrounds exist between Fox and Livengood. **Olnes Pond Campground** (mile 10.6) has sites situated around a small lake, with pit toilets and not much more. **Whitefish Campground** (mile 10.6) is similarly outfitted and located along the Chatanika River. **Tolovana River** campground (mile 60) is a fairly small open space along the river with no facilities except fire rings. Watch for a sign on the road indicating "Camping."

When you cross the Tolovana River at mile 57.1, watch for a large paved parking lot. The **Colorado Creek Trail** leads 15 miles back to Wolf Run Cabin. The trail is open to ORV use, but is extremely boggy and not recommended for travel in the summer.

At mile 62.3, a gravel road to the northeast leads to the **Fred Blixt Public Use Cabin**, which can be reserved (blm.gov/ak/st/en/prog/nlcs/white_mtns/cabins.html, 907-474-2251).

The pavement continues to **Livengood**, a former mining center that has since faded away. As of 2012, you won't find services, and exploration is discouraged as the area is in the hands of a mining company with interests in developing a new gold mine. The pavement ends a few miles outside of Livengood. At mile 73.1, you will pass the turnoff to go north on the Dalton Highway.

Take care on the dirt section of the Elliot. Truck traffic is mild, but those you encounter will be running at a high rate a speed and driving like they own the road (which they do). The road is narrow, less well-traveled than the Dalton, and just as remote. You're traveling along high, open country and will be treated to occasional expansive views of vast tracts of undulating wilderness.

At mile 92.9, a weed-covered turnout leads south to **Tolovana Hot Springs** (tolovanahotsprings.com, 907-455-6706). The 11-mile trail is boggy, steep, and typically impassable to motorcycles and ATVs.

Minto

At mile 109.8, you can turn south and ride to **Minto**, a native village. You'll pass an interesting old cemetery on the way in. The town consists of a few buildings, a general store, and an airstrip. You can ride down to the banks of the

"Minto is a blend of modern native culture, gold miners, and fishermen, all hunkered down near the popular fishing waters of the Minto Flats." — Phil

Minto Flats—a large system of interconnected streams and rivers—and find jet boats lined up to go fishing and, in season, hunt waterfowl.

The über-adventurous sort can try and make it to **Hutliana Hot Springs**. The trail leads north from the Hutliana River Bridge at mile 129.3. The 14-mile wilderness trail is rough, narrow, poorly marked, and crosses a stream. Skiers use it in the winter, and there is a small hot springs in the river at the end.

☠ Attempt the ride to Hutliana only if you have topo maps, emergency gear to stay overnight, extensive off-road riding experience, and plenty of time.

Eureka and Rampart

The road to **Eureka** and **Rampart** runs north of the Elliot at mile 131.2. This starts out as a dirt road and gets rougher as you go north. You pass through Eureka, which has no services, although there is a lodge. After passing over the 2,393-foot Eureka Dome, the trail goes to the town of Rampart on the banks of the Yukon River. In 1898, Wyatt Earp lived in a cabin in Rampart.

"We've tried to ride to Rampart and were always bogged down in swamps. The best road took us to a miner, an old guy who looked like a sourdough. He offered us a beverage and was quite friendly. A lot of people mistake his road as the main route because it is in pristine condition. As you go back, the road gets wilder and wilder to the point where you are doing engine-deep water crossings. The first 10 miles are in good condition, though." — Phil

Manley Hot Springs

⛽ The end of the Elliot is the town of **Manley Hot Springs**. Founded in 1907 as a resort, the town has a roadhouse, a general store/post office, gas station, tiny airstrip, and about 40 permanent residents who survive working in a nearby mine or catering to the fisherman and backpacker tourist trade.

🛏 🍴 ⛺ Head on down the street to the **Manley Roadhouse** (manleyroadhouse.com/, 907-672-3161), which has lodging, camping, and a bar and restaurant. You can rent rooms or cabins, or pitch a tent in a grassy area across from the roadhouse. If you choose to tent, you can use the showers and laundry at the roadhouse.

The site was homesteaded in 1902, and a resort hotel was built in 1907. The current roadhouse is an historic structure with old-world charm, not to a mention a large woolly mammoth bone hanging in the living area. The bar and restaurant is a great place to eat fresh salmon and down Alaskan Amber. The locals are a gregarious and colorful lot, and the place attracts folks bent in all sorts of interesting ways. A night at the roadhouse is not likely to be dull.

The highlight of Manley, though, is the **Hot Springs** (907-672-3231). Owner Gladys Dart and her late husband, Charles, bought the land surrounding the springs in the mid-1950s and built four stone Japanese baths shortly after. They covered the baths with a greenhouse built from plastic-covered 2×4s and planted flowers and grapes inside. Today, Gladys rents the springs out by the hour and supplies a knife and a bag so you can pick and bag grapes during your soak. Soaking in a tub 150 miles from anything resembling civilization while eating crisp and delicious grapes and smelling exotic orchids makes the long ride on bad roads worth every pothole and stutter bump.

Manley is worth a day of exploration. Ask around for Frank, and he will take you out on the Tanana River in his riverboat. He's a salty character who knows the

Manley Hot Springs is a town of 82 at the very end of the Elliot Highway. The town has an airstrip, a few businesses, and access to the Tanana River wilderness. *Lee Klancher*

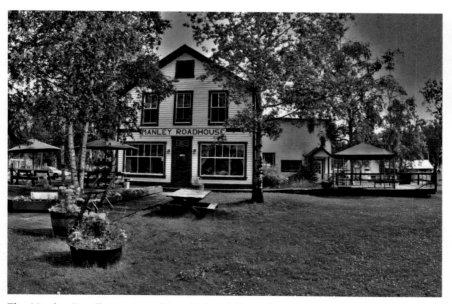

The Manley Roadhouse is an historic hotel that offers small cabins for rent, and hot meals and rooms in the main lodge. *Lee Klancher*

The Elliot Highway

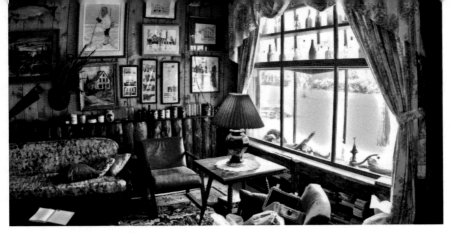

The Manley Roadhouse is one of the oldest original roadhouses in operation in Alaska. The inside feels more like a museum than a restaurant, bar, and lodge. *Lee Klancher*

area well. To find Frank's place, go through town to the airstrip and then head down the right side of the strip. There will be three driveways on the right: one will have a sign reading "Not Frank's Place," the second will have a sign reading "Not Frank's Place Either," and the third sign will read "Frank's Place." Usually, all you need to do is let the owners at the Manley Roadhouse know you are looking for Frank, and they will call him—either by telephone or at his customary spot at the end of the bar!

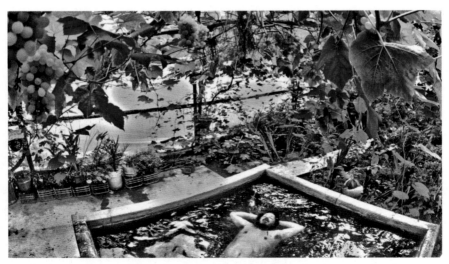

Manley Hot Springs is a greenhouse built over stone baths. For a modest fee, you can soak in the baths and sample the wide variety of grapes growing inside the structure. *Lee Klancher*

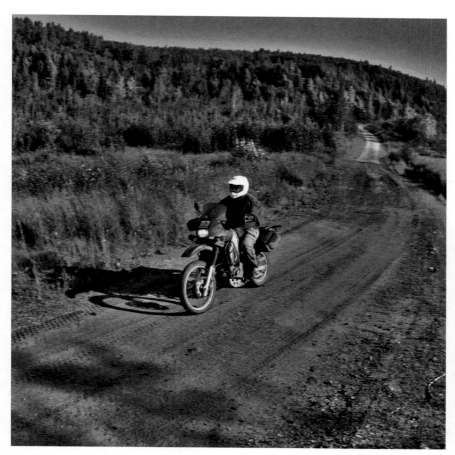

The backroads near Manley run into the hills for miles and are a dual-sport rider's dream. *Lee Klancher*

Iditarod Kennels (joeredington.org, 907-672-3412) is the home of Joe Redington, who raises racing sled dogs. He and his family offer tours rife with history of the Iditarod, which Joe's father founded, and will take you around the kennels.

Tofty

A nice side trip is the road to **Tofty.** The trailhead is about a half mile east of Manley Hot Springs. Just ask the locals and they will point you in the right direction. The established road goes to Tofty, and you can take trails that lead off the main road. Some lead to active gold mines. If you see "Do Not Enter" signs, don't go off on side trails. You could spend an entire day back in there.

"Paris of Alaska."—**Popular description of Circle, 1895**

"A row of saloons, gambling houses, and dance halls and general stores."
—Bishop Peter Trimble Rowe's description of Circle, 1895

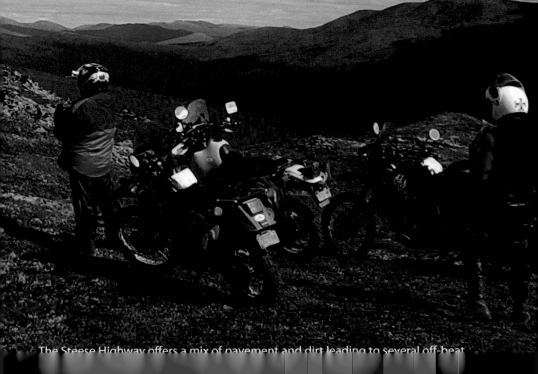

Chapter Nine
The Steese Highway

The Steese Highway offers a mix of pavement and dirt leading to several off-beat

In the 1890s, the area around the Steese Highway was gold country. In the 100-plus years since, not a whole lot has changed. Alaska's largest operational gold mine is on the road, and the population is filled with miners of all stripes chasing their fortunes using old-fashioned panning augmented with new technology and research.

The place offers a wealth of adventure for riders, with that magical blend of minimal services, funky destinations, and a large network of backroads begging for exploration.

Gas is the GS rider's gold on the Steese, as supplies are limited with reliable stations found only in Fox and Circle, which are 144 miles apart. Carry extra fuel, particularly if you intend to explore anything off the main road.

Quick Reference

Circle Fairbanks	
Historic Trail	**167**
Chatanika	**167**
Circle Hot Springs	**170**
Chena Hot Springs	**171**

The spurs offer a number of interesting opportunities if you have the gas and off-road experience and savvy. The destinations are tiny and full of character.

"The road was built in the late 1920s and it leads to a gold rush town that was established at turn of century but never had road services," Phil says. "You'll find tiny communities that are still mining gold."

"It's the real Alaska."

The Steese Highway departs from the Richardson Highway in Fairbanks, starting off as a four-lane expressway headed north. At mile 4.6, the turn-off for **Chena Hot Springs** leads down a nicely paved road to a resort and hot springs (see end of this chapter for details). An interesting **Trans-Alaska Highway Pipeline Viewpoint** at mile 8.4 has good views of the pipeline and also a cutaway piece of pipe with a "pig" inside, which is a device that cleans and maintains the inside of the pipeline. **Gold Dredge Number 8 Natural Historic Site** (golddredgeno8.com, 907-457-6058) at mile 9.5 is a five-deck, 250-foot-long dredge open to the public for an admission fee.

The highway continues north to **Fox**, which has food and gas. You are very close to the El Dorado Gold Mine, which is well worth a stop for mining enthusiasts (see chapter eight).

Stop and gas up in Fox. This will be the last gas stop until mile 161 in Circle. Also, be sure you have 155 miles of range just to ride the main road to Circle. If you intend to explore side roads, plan for the additional mileage.

At a Glance

Road Conditions	Curvy paved twisties to Davidson Ditch and Chena Hot Springs; a 99-mile narrow, winding gravel road beyond that is rough and gets slick when wet
Ideal with **Motorcycle**	Triumph Tiger 800 or other mid-sized adventure bike good fuel range; KLR650 or other light dual-sport for the side roads
Mileage	161 miles
Riding Season	June–early September
Cell Coverage	No coverage
Kit and Farkles	Auxilliary fuel tank; gold pan
Print Map	*Alaska Gazetteer*
Google Map	bit.ly/Steese
Guidebooks	*Gold Miner's Handbook* by Bruce W. Harris
Online Guide	on.doi.gov/SteeseGuide
Insights	*The Floor of Heaven: A True Tale of the Last Frontier and the Yukon Gold Rush* by Howard Blum
Hot Tips	Gas reliably available only at Fox and Circle—you will need more than 161 miles of range; allow for additional miles if you intend to explore the side roads
Best Diversions	Soak in Chena Hot Springs; pan for gold at Felix Pedro Creek and Cripple Creek Campground; explore gold-mining history at Chatanika Lodge

Battle Plan

Day 1: Fairbanks to Central / 155 miles

Day 2: Central to Chena Hot Springs / 174 miles

Dirt Addition
- Layover near Circle Hot Springs and ride the mining roads / 1 day

The Steese Highway goes east, and offers a great twisting road. Not far down the road you'll find Felix Pedro Creek, a popular destination for recreational gold panning, and the Fort Knox Gold Mine, which is Alaska's largest operating mine and has no public access.

"The early portion of the Steese offers some of the best paved sweeper riding in the entire state. It's great on a crusier or a sportbike. The first 16 miles are just fantastic." — Phil

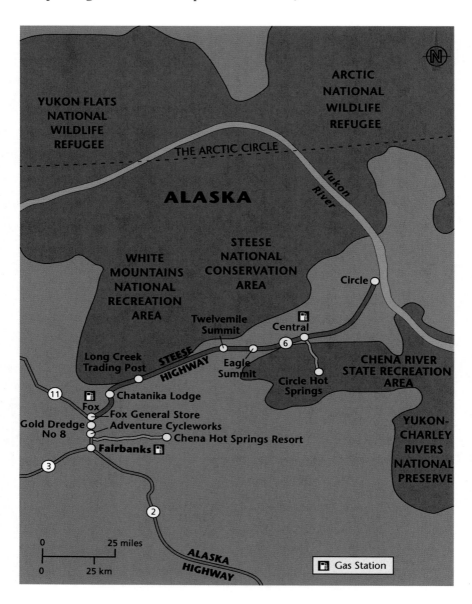

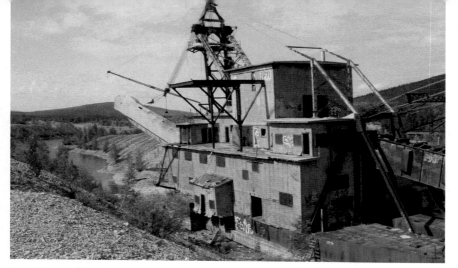

At mile 9.5 of the Steese, a turn on to Goldstream Road and then onto the Old Steese Highway leads you about a mile back to Gold Dredge No. 8. The dredge extracted 7.5 million ounces of gold between 1928 to 1959. *MotoQuest*

Circle Fairbanks Historic Trail

At mile 20.5, the turnoff to Cleary Summit provides a nice vista of the area. You can also find the trailhead to the **Circle Fairbanks Historic Trail** (youtube/-UGFa1I4wzI) runs from the parking lot more than 70 miles all the way to Twelvemile Summit on the Steese Highway.

There are rugged and muddy sections, so ride Circle Fairbanks Historic Trail only if you have strong off-road riding skills, plenty of fuel, and gear so you can comfortably spend the night in the wilderness. See the section later in this chapter for more information on Twelvemile Summit.

"The Circle Fairbanks Historic Trail is an old wagon road that used to connect Fairbanks to Circle City," Phil explains. "A guy did it on dirt bike but he had to have his buddy fly in gas and drop it off. The trail has challenging, technical, stream crossings. I'd give this off-road adventure a five-skid-plate rating!"

Chatanika

  Chattanika has few places to stay, including the highly recommended **Chatanika Lodge** (chatanikalodgealaska.com, 907-389-2164, mile 28.7). A backcountry mix of 1950s diner and an Old West saloon, the lodge has generous portions of home cooking, an abandoned dredge to explore across the road, rooms that are moderately clean and interestingly appointed, and two gregarious hosts in Ron and Shirley. The lodge has

"Ron and Shirley are characters, storytellers, and lovely people. Ron is particularly proud of his big, mean omelettes." — Phil

a video available about the dredge which helps explain how the Gold Rush operated.

The **Poker Flat Research Range** (pfrr.alaska.edu/pfrr/index.html, mile 29.5) is operated by the Geophysical Institute at the University of Alaska Fairbanks. Rockets are launched here and used for the study of the upper atmosphere. It turns out high-atmosphere study is popular in this neighborhood, as an imaging riometer antenna (essentially a high-tech camera) is located about a mile farther down the road.

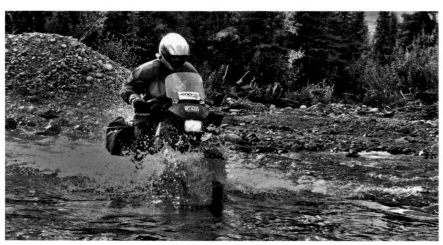

Several great off-road routes can be followed near Circle. *Brian Rathjen/MotoQuest*

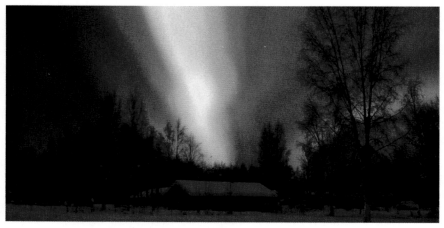

The northern lights can be seen on the Steese in August and September. *JupiterImages*

At **McKay Creek Trailhead,** you can ride McKay Creek Trail 8 miles into the White Mountain Recreation Area (blm.gov/ak/st/en/prog/nlcs/ white_mtns/trail_conditions_update.html). The rough road leads up over a mountain and into a valley.

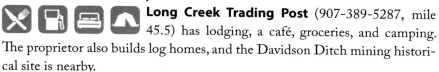 **Long Creek Trading Post** (907-389-5287, mile 45.5) has lodging, a café, groceries, and camping. The proprietor also builds log homes, and the Davidson Ditch mining historical site is nearby.

Access to White Mountain National Recreation Area trails is available in this area as well. At mile 57.4, take **U.S. Creek Road** north 7 miles to a T with **Nome Creek Road**.

BLM campgrounds (blm.gov/ak/st/en/ prog/nlcs/white_mtns/campgrounds. html) are located on either end of Nome Creek Road. Turn right (east) and go 4 miles to the **Mount Prindle Campground**, which has 13 sites with well water, outhouses, picnic tables, fire pits, and bear-proof garbage cans, not to mention a great view of the 5,286-foot Mount Prindle. **Ophir Creek Campground** is 12 miles west of the T-junction with U.S. Creek Road. The campground has 19 sites along Nome Creek.

Back out on the Steese, **Cripple Creek Campground** (mile 60) has 12 campsites not far from the Chatanika River.

A short off-road trail leads north at the DOT road maintenance station at Montana Creek (mile 80.1). You're in the middle of the wilderness, with stream crossings and vistas. It's a great yo-yo of a road.

Twelvemile Summit (mile 85.5) is a parking lot with access to the Circle Fairbanks Historic Trail and the Pinnell Mountain hiking trail. You can ride the extremely rugged Circle Fairbanks Historic Trail from the parking lot for a few miles, or take it 70-plus miles to Cleary Summit.

"At Twelvemile Summit, there is a parking place off to the right. Look south, and you can see a ribbon of a trail that skirts the ridges and trails off way into the distance. This is the old wagon trail, and it is one hell of a ride. We spend hours back there. You get these spectacular wide-open views from the top of the rock perches. The riding is challenging and at times boggy, but a lot of fun. This is something that expert riders will enjoy, intermediate riders will be challenged by and love, and beginners will not like. It can be slick when wet, and the steep rock scrambles are for those who appreciate on-the-pegs riding and throttle. I have not been back farther than 12 miles from the Steese, but you can see that the road goes on and on. Do NOT do this ride alone, and bring proper tools because you may need them." — Phil

The Steese Highway

At mile 107, the Steese crosses the 3,264-foot **Eagle Summit**. There's a cool little road as you are going out on the Steese and near the summit you see a road climbing up on right,. The road runs a couple miles out to the very tip of the summit. The 360-degree view puts a lump in your throat.

 The burg of **Central** is at mile 128. The 100 or so hardy souls living there have a bar, roadhouse, post office, and the Circle District Historical Society Museum, and that's about it. The **Steese Roadhouse** can cook you a meal, may or may not have gas, and offers bare-bones lodging in sheet metal trailers. While services are limited at best, the roadhouse is loaded for bear when it comes to character. A handwritten sign outside the place reads, "Please leave pistols in car."

"There was a pig roast and margarita party going on last time I was there. There are also a lot of active mines in the area. If you stop down at the roadhouse, the gold miners will tell you about living out there." — Phil

Circle Hot Springs

 The turnoff to **Circle Hot Springs Road** is in Central, and the road is a great 8.1-mile (one-way) side trip. On the way down the road from Central, watch for an old cemetery on the right. It has tombstones that date back to the turn of the 20th century.

In **Circle Hot Springs**, you'll find a closed resort that once allowed access to an Olympic-size natural hot spring pool. The resort was an old three-story hotel built in the 1930s with an airstrip. As of 2012, the place was for sale and boarded up. Dave's Tire Repair can fix a flat, and Gold Gulch has a liquor store and may rent you a cabin or a tent site.

You can camp at a former BLM site on Circle Hot Springs Road. At mile 5.7, you'll find **Ketchem Creek Campground** has nice spaces in spruce trees but no amenities.

Circle Hot Springs offers tons of off-road riding, with mining roads leading miles into the wilderness. Use the *Gazetteer* as your map, or obtain the topographic maps for the area.

"On my northern expedition tour, we would spend entire days doing loops out there. The roads are all KLR loveliness. You can follow dirt roads that go way out. We've found abandoned dredges and loop roads that go for miles and miles." — Phil

Back out on the Steese, the pavement ends at mile 128 and 33 miles of twisting dirt run back to Circle, which is located on the banks of the Yukon River. The road winds past an abandoned lodge and an old cemetery.

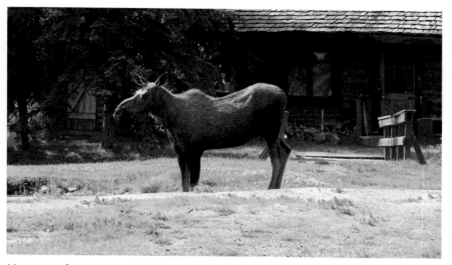

Moose are frequently spotted along the Steese Highway. *Chena Hot Springs Resort*

At mile 141, the **Lower Birch Creek Wayside** is a good spot to pitch a tent for the night. Pit toilets are the only amenities.

Circle was the largest gold mining town in Alaska before Dawson City's population exploded during the 1898 gold rush. The town was named because the founders mistakenly believed it to be on the Arctic Circle. The town is in fact 50 miles south of the Arctic Circle.

"If you camp at Circle, make sure you are the first bike out in the morning. The leader of the pack is guaranteed to see wildlife." — Phil

The **H. C. Company Store** (907-773-1222) has gas, groceries, and a smattering of supplies. Gas up in Circle because you won't be able to do so again until you get to Fox. A hotel has been under construction in Circle for many years, and was not complete as of 2012 (and probably won't be until who knows when). You can camp outside of the store or for free at the "municipal campgrounds" located at the parking area and boat ramp at the end of the road at the Yukon River. The laundromat across the street from the store has pay showers, water, and toilets.

Chena Hot Springs

A great way to wrap up your Steese Highway adventure is to treat yourself to a little pavement and a long soak at **Chena Hot Springs**. Ride all the way back to mile 4.6 on the Steese, and follow the 60-mile-long smooth pavement of Chena Hot Springs Road.

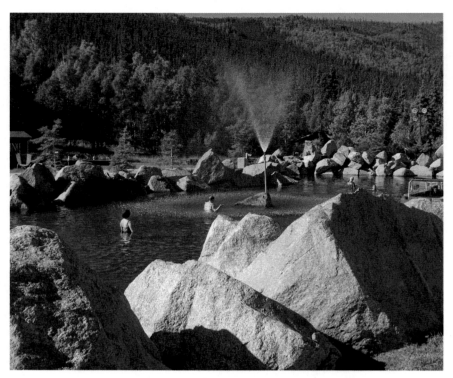

Chena Hot Springs Resort is at the end of the paved Chena Road. The lodge is a great place to soak in hot springs, eat great food, and sleep comfortably after a long road trip. *Chena Hot Springs Resort*

You can gas up and grab a candy bar and soda at Curry's Corner, located at the junction of the Old Steese Highway and Chena Hot Springs Road. The road in is paved, and a fairly nice ride even on a Harley. It follows the Chena River. It's easygoing and also Moose Central due to the marshes on the river. The marshes also create lots of mosquitoes.

Follow the four-lane (!) highway for 4 miles and then soak in the curves as the road narrows to two lanes. About 23 miles in there's the unincorporated community of **Two Rivers**, where you can buy gas and groceries and grab a snack if you didn't do so at Curry's.

Tip your hat to the astronomically inclined geeks as you pass the HIPAS Observatory at mile 25.5, and cross into the Chena River State Recreation Area. Note that this area allows ORV use, but only if you have more than one drive wheel. That means no motorcycles. If you'd like to express your displeasure with this arrangement, call the park office at 907-451-2705.

The **Rosehip Campground** (dnr.alaska.gov/parks/aspunits/northern/rosehipcamp.htm, 907-269-8400, mile 27) and offers 37 campsites, toilets, water, and a boat launch along the Chena River. **Tors Trail State Campground** (mile 39.4) has 24 sites with water, toilets, tables, fire pits, firewood for sale, and a camp host. **Red Squirrel Campground** (mile 42.8) has 12 sites with covered picnic areas, fire pits, outhouses, water, and a stocked fishing pond.

Chena River Recreation Area has public use cabins (dnr.alaska.gov/parks/cabins/north.htm, 907-452-5343) that can be reserved along Chena Hot Springs Road. These clean, simple accommodations typically require you to carry in water, and generally need to be reserved in advance.

The plushest digs on the road are at **Chena Hot Springs Resort** (chenahotsprings.com, 907-451-8104, ext. 2), a 100-year-old resort with 80 nicely appointed rooms, a restaurant and lounge, a campground, loads of activities, including flight tours and ATV tours, and gorgeous natural hot spring baths. They also have the Aurora Ice Museum on the grounds—an indoor room made of ice in which everything from the drink glasses to the bed is made out of ice. This is an eclectic corner of Alaska, and one that will pamper you a bit while you admire the mandatory interlocked antler fixtures and hordes of moose on the property.

"The outdoor hot baths have nicely done rock work. You can sit and soak with moose coming around and eating moss from thermal pools."
— Phil

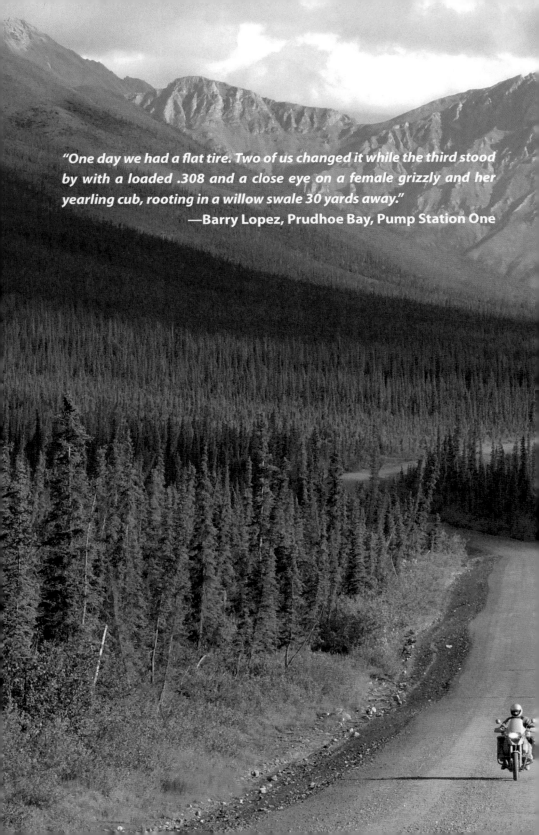

"One day we had a flat tire. Two of us changed it while the third stood by with a loaded .308 and a close eye on a female grizzly and her yearling cub, rooting in a willow swale 30 yards away."

—Barry Lopez, Prudhoe Bay, Pump Station One

Chapter Ten

The Dalton Highway

The Dalton Highway is one of the most
remote stretches of road in North America.
This is the view going south toward the
4,459-foot Sukakpak Mountain (mile 204).
The area has almost no cell service and a
tow truck or emergency vehicle will take
hours or even days to reach you. *MotoQuest*

The road to Prudhoe Bay consists of 415 schizophrenic miles of dirt and tarmac that can be as smooth as a polished bowling ball or as beat to hell as a West Virginia bar-brawler's nose. Built in 1974 to allow semi trucks to service the oil refinery at Prudhoe Bay, the road crosses a vast expanse of wilderness that includes the Brooks Range, the Arctic National Wildlife Refuge, Gates of the Arctic National Park, and a monstrous expanse of Arctic tundra. On the north end of the road in midsummer, temperatures average 37 degrees and daylight is a 24-hour affair.

On the road, you'll encounter traffic as erratic as the conditions, as ice road truckers, enterprising RV drivers from around the world, crazy motorcyclists, and even crazier bicyclists blast past, all hell-bent to get as far north as possible in North America.

If the weather is good and the surface in great shape, the ride's challenges of dodging trucks and potholes are manageable. On a sunny day, you might see high temperatures in the 60s and blue sky above. If you hit inclement weather, as most do, or make a mistake, you are in for a much more challenging

Quick Reference

adventure. The surface is slick when wet, and temperatures on the Dalton can drop below freezing even in the heart of summer. One thing is for certain: Riding the Dalton is an essential feat for the serious motorcycle adventurer.

The mix of midnight sun and interesting geography is more compelling than the road itself, which is a mix of well-maintained gravel and chip seal (essentially pavement). People who've ridden the road love to tell horror stories about deep gravel and horrific potholes, but a decent rider on an adventure bike can easily meet the technical challenges of the road provided they stay off the treacherous shoulders. The road is passable by skilled riders on large adventure bikes; it is hellish on cruisers but can be done.

One of the road's biggest challenge is complacency. Don't drift off the hard-packed center. Those soft shoulders will suck you in quick, and toss you and your bike into the bush. Be particularly wary of this when trucks pass you. The truckers own the road and cover it at speeds up to 90 mph. Let them by, but take care to avoid those soft shoulders.

Be warned that trucks going past you will spray you with rocks, some fist-sized. Duck under your windshield and be prepared to take a few hits to your

At a Glance

Road Conditions	Wide dirt road with steep, deep, and soft shoulders; big potholes in stretches; surface coated with calcium chloride, which makes it smooth and hard when dry and very slick when wet.
Ideal Motorcycle	Suzuki V-Strom 650, BMW F800GS, or other mid-sized adventure bike; smaller bikes are better for dodging trucks and potholes and easier to handle on the soft shoulders
Mileage	415 miles
Riding Season	Late May–first week of September; temps often below freezing.
Cell Coverage	First 35 miles of Dalton Highway and in Deadhorse
Kit and Farkles	Bug spray and mosquito net; 1 gallon extra fuel or bike with 320-mile range; heated and waterproof gear; tent and sleeping bag in case you're stranded or you find hotels booked; tools to change a tire—hand-operated air pump, a patch kit, and a front tube; satellite phone—rent them in Anchorage at Surveyor's Exchange
Print Map	*Alaska Gazetteer*
Google Map	bit.ly/DaltonMap
Guidebooks	*Alaska's Wilderness Highway* by Michael Jensen
Online Guide	on.doi.gov/DaltonGuide
Insights	*Amazing Pipeline Stories: How Building the Trans-Alaska Pipeline Transformed Life in America's Last Frontier* by Dermot Cole; *Ice Road Truckers* (reality show); and *Gold Rush* (reality show that takes place near Coldfoot)
Hot Tips	**Avoid soft shoulders, which will take you down, especially on big bikes**; when the road is wet, calcium chloride will cake onto your radiator, once this hardens it can't be removed and becomes "Dalton pottery"—rinse this off immediately after riding in the rain, using Dixie Cups of water as best you can; **check your health insurance to see if a helicopter rescue flight is covered**
Best Diversions	Fishing for grayling (every single drainage south of Coldfoot is full of them); hiking and flight tours out of Coldfoot; Arctic Ocean tour from Deadhorse

bike. Incidentally, if your bike is a pristine queen and you want it to stay that way, don't ride it on the Dalton. The surface turns to liquid concrete when it's wet and will cover your bike with goo that becomes permanent if it hardens. And the rocks will pound dents and dings into paint and chrome.

One of the unique facets of the Haul Road, as it's called, is that it is almost always on fire. Lightning strikes commonly cue modest wildfires that

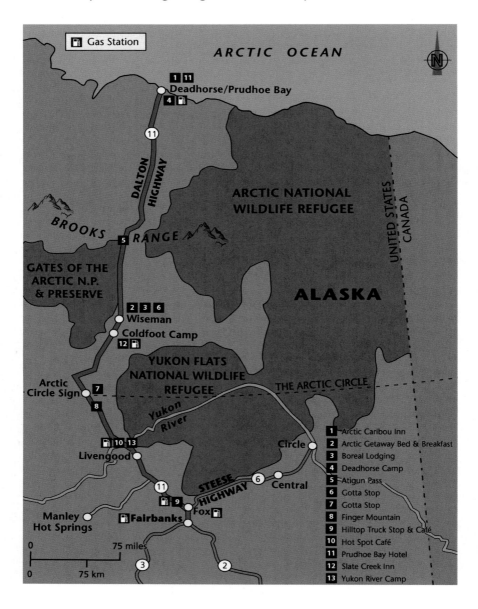

Battle Plan

Day 1: Fairbanks to Coldfoot / 254 miles

Day 2: Coldfoot to Deadhorse / 241 miles

Day 3: Arctic Ocean Tour at 7 a.m., on road by 10 a.m., ride to Coldfoot / 241 miles

Day 4: Coldfoot to Fairbanks/ 254 miles

Dirt Additions
- Stay in Coldfoot; few off-road riding options but you can take a river, air, or walking tour of the wilderness

are spread by the typically windy summer weather. The fires smolder and occasionally burst a spruce into flame, but the swamp land rarely permits fires of any size to take hold.

As you ride the road, you are likely to pass through one of these smoldering areas, and possibly drive by a flaming spruce. The fires are not usually dangerous. Visibility can be obscured by smoke, however, and you need to take extreme caution when riding blind.

People love to stop in the middle of the road to take a photo, which is generally about the time two trucks come hauling butt down the road from each direction, ready and willing to make a trucker sandwich out of you and your bike. When you stop, pull well off the road but NOT on the soft shoulders. The Alyeska Pipeline access points are good places to stop.

"Where else in the world can you ride past a flaming bush? How cool is that?!" — Phil

The bugs are absolutely horrific on the Dalton. Mosquito nets and a heavy dousing of good-quality bug spray are necessary—the size and ferocity of the bugs are quite probably the worst you'll encounter anywhere on the continent. You can get away from them on top of knolls or on a riverside with a big gravel bar. (Phil has checked this out thoroughly as he loves to nap alongside the road.)

Riding the road was once a feat of great daring. The early accounts of those who braved the route were fraught with ice, snow, and peril. Perhaps the greatest danger riders faced was the cold. Gear in the 1970s simply wasn't anywhere near what we have now, and the addition of electrically heated gear has made cold weather much easier to tolerate. The road itself may have been in a bit worse condition back in the day, but the dangers typical of the old accounts were driven mainly by the fact that the road was rarely ridden.

One of the first riders to cover the highway was John Binkley, who had his BMW loaded into a Hercules cargo plane and flown to Prudhoe Bay. He did this on December 1, 1975, and the temperature was 35 below zero. He rode bundled in double parkas and, judging from the list on his website, every other piece of clothing he owned. He rode south and, in fact, continued all the way to Ushaia at the tip of South America. Binkley's ride was extremely dangerous, given the cold and the conditions. Traveler Doris Wiedemann, among others, also rode the Dalton in the winter.

The key to appreciating the adventurous nature of the Dalton is to understand you are entering the wilds. That lonely strip of road cuts across a vast wilderness comprising Alaska's northern half—roughly 300,000 square miles that are virtually uninhabited.

That area is roughly the size of Texas and larger than the combined square mileage of America's smallest 15 states. You'll cross three distinct geologic areas: the forested sub-alpine Interior, the mountainous Brooks Range, and the tundra-covered Arctic Coastal plain known as the North Slope.

The vastness of this wilderness area is hard to fathom, even for riders accustomed to crossing the Great Plains or the vast expanses of the American Southwest. The miles and miles of wilderness stretching around you while riding the Dalton will give you a sense of that.

The fact that the road is generally smooth and broad, combined with the near 24 hours of daylight, can lull you into riding too long. You become complacent and tired, and perhaps won't be alert enough to deal with the challenges presented by a truck thundering down the road in your lane. And if you simply drift a foot or two into those soft, treacherous shoulders, you can end up in the weeds on your ass and in deep trouble.

Don't ride too long. Don't try to do the entire road in one day. Ride a reasonable distance, take your time to enjoy the trip, and keep yourself fresh and alert. If you get into trouble on the Dalton, you are a long, long way from well-equipped medical facilities.

You must be prepared to spend a night out in this weather, and if you don't have hotel reservations, you can easily find the few hotels booked when you arrive.

While you can ride this road on a cruiser, this isn't a great choice. At best, you'll come home with your chrome and paint trashed by baseball-size rocks. At worst, you'll hit heavy rain and snow, destroy your suspension on the potholes, and/or drop the bike off a shoulder and into the brush and never see it again. Consider yourself forewarned.

Expect to pay $150 and up for rooms on the Dalton Highway. Food is also expensive, and the digs and eats are not typically high quality. The repair shops have minimal service. Carry everything you think you might need to be self-sufficient (see the tools and spares sidebar in the introduction). Know how to change and repair a tire—this is a common occurrence. And bear in mind that if you twist up your bike so it can't be ridden, the towing fees are astronomical—$5 per mile. Expect to pay at least $1,400 for towing service anywhere beyond the Arctic Circle. Bring gear to spend a night in potentially sub-zero weather in case you can't repair your bike. And remember, you will need 240 miles of range to cover the trip from Coldfoot to Deadhorse!

When you plan the trip, bear in mind you are undertaking one of the world's great adventures and crossing one of the wildest places on earth. The Dalton Highway is 415 miles of dust, grime, trucks, bears, mountains, and potholes spanning an expanse of wilderness that has almost no services.

"The Dalton ride isn't for Sunday drivers." — Phil

Riding the Dalton

The Dalton begins about 80 miles north of Fairbanks (see chapter six for Fairbanks info). Leave Fairbanks heading north on the Steese Highway, turn onto the Elliot Highway, and then turn onto the Dalton just past Livengood.

The sign at the beginning of the Dalton is a popular place to stop for a photograph. It can also be an eye-opening experience. When I stopped there to take a photograph in 2006, the mosquitoes were large, fierce, and shockingly thick. After snapping a quick photo, my buddy and I were back on the road in seconds.

The Dalton Highway's first 100 miles or so are wide gravel, easy enough to ride and remote enough to be worth a visit. Some of the hills are long and fairly steep, with incredible views of the vast expanses of forested wilderness around you. For riders looking to just get a taste of this country, a ride out to the Arctic Circle at mile 115 is a popular option. The roundtrip distance from Fairbanks is about 400 miles.

An infamous hill on the Dalton, Five Mile Hill, starts at mile 4.0 and descends to Lost Creek. This is a long, steep grade with treacherous shoulders. As you come down this road, the view of wooded forest, stretching across the landscape as far as your eye can see, offers a glimmer of insight into the sheer size of this vast wilderness area.

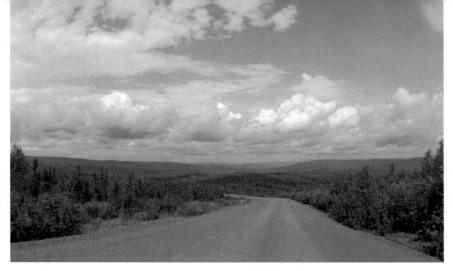

The Dalton—also known as the Haul Road—is a broad expanse of gravel. The shoulders are soft, the surface becomes very slick when wet, and the trucks drive like they own it—because they do. *Lee Klancher*

The Dalton Highway was built to allow access to the oil facilities at Prudhoe Bay. The road was constructed in 154 days in the summer of 1974 at a cost of $370 million. Originally dubbed the Haul Road for obvious reasons, it was not open to the public until 1981, when it was renamed the Dalton Highway to honor arctic oil explorer James Dalton. At that time, the first 210 miles of the road were open. The rest of the road opened to the public later. Jack Gustafson has ridden the Haul Road since the 1960s, and he suggests riders work to develop a cautious mindset from the very beginning. "Even before dropping down to cross Lost Creek there are some curves with loose gravel on the outside that many riders will try to avoid by riding the center of the road. Not good when there's a Kenworth T800 coming the other way."

"The first thirty or so miles serve as a good training ground, as the scenery is frequently obscured by roadside vegetation and the road is quite narrow in spots, requiring full attention. Habits acquired in the first miles of the Haul Road may save a rider from harm farther north.

"If several riders are traveling together, a good place to make an initial stop is the huge parking area at the Hess Creek valley overlook around mile 21.5. By that time the novice riders will have had some miles to find out what the Haul Road is all about, and experienced riders can share a few tips."

"Just past Hess Creek northbound is 25 Mile Corner, one of those tight curves in which the rider will often choose the center of the road. It is best to mentally remind oneself prior to entering the curve that meeting a truck is likely.

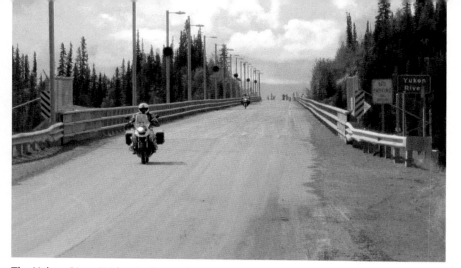

The Yukon River Bridge (mile 55.4) is covered in mud-crusted wooden planks that become very slippery when wet. Use extreme caution when crossing the 2,295-foot span in wet weather. *MotoQuest*

"Coming down the long hill at mile 18, the old road (replaced by the present by-pass in 2004) can be seen going straight ahead where the new road curves to the right. If an experienced rider on a suitable dual-sport bike feels like taking a little detour (and it is not raining), this is a good opportunity. The old right-of-way is no longer maintained (although someone with property along its length does make an attempt at keeping it open) and is rough, rutted, and bumpy. This loop comes back onto the existing Haul Road at around Mile 23, near Hess Creek. For most riders, it would probably be best to put off taking this detour until the return from Deadhorse."

Yukon River

The first portion of the road, from Livengood to Atigun Pass (mile 246.8), encompasses a climactic zone known as the Interior Zone. This zone gets 10–13 inches of precipitation annually, most of it coming during heavy rainstorms in the summer. It is covered in Boreal Forest—stands of spruce and birch atop bogs, creeks, and fire-scarred land.

The section of the road after the Yukon River crosses a subzone known as the Tozitna terrain, a section characterized by low, rounded hills between 300 and 2,000 feet high. Note that the 1,979-mile-long Yukon River is the longest in Alaska, running from the Canadian border to the Bering Sea.

The **E. L. Patton Bridge** (mile 56) is a narrow 2,295-foot span and the only permanent crossing of the Yukon River in the state of Alaska. Completed in 1975, the bridge carries a 30-foot-wide wood-planked platform for vehicle traffic as well as the Alaska Pipeline. The bridge has a steep 6-percent grade, and the wood planks provide traction for ice road truckers in the winter.

The bridge has a PA system and cameras on it, and there is typically a truck parked nearby with a company official keeping a close watch. Don't stop in the middle to take a photograph or check out the view—you are being watched, and you will be admonished.

✓ Also, be extra careful when crossing the bridge after it rains. The wooden planks get caked in mud during the summer, and that mud becomes very slick when it rains.

Yukon River Camp

Yukon River Camp (yukonrivercamp.com, 907-474-3557, mile 56) is known by a few dark-humored sorts as the Yukon River Prison Camp. The small lodge is just across the Yukon River Patton Bridge and has a restaurant, gas station, hotel, and limited repair

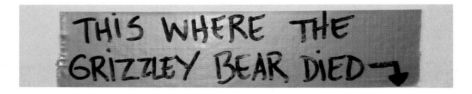

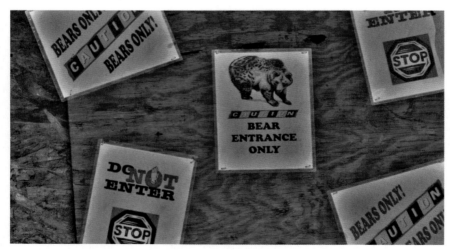

Bears are a part of life on the road. This sheet of plywood was tacked up to cover a door torn off the hinges at Yukon River Camp (mile 56.1) during the off-season by a hungry bear. No one was home when the bear visited. *Lee Klancher*

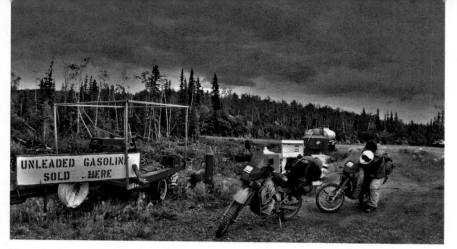

The gas stop at the Hot Spot Café (mile 61) is simple, to say the least. It's also not always open. Gas is available a few miles back toward Fairbanks at Yukon River Camp. *Lee Klancher*

services. Showers are available, but not in the hotel rooms. This (or the Hot Spot Café 4 miles down the road) is a mandatory stop as the next chance for gas and food is 119 miles ahead.

Yukon River Camp is in the midst of bear country. One winter, a grizzly bear broke into the front window of the camp and spent much of season in residence. The bear made a nest out of T-shirts. When it was hungry, it went into the kitchen and tore apart freezers. When the caretaker showed up in the spring to open up his establishment, he found the place ripped up and the bear in the corridor. The caretaker shot it to death in front of the bathrooms, and years after the incident a sign on the wall above the bloodstain read, "This is where the Grizzley bear died." Not one to miss a marketing opportunity, the caretaker sold shirts out of the gift shop and advertised them as "bearly-worn" T-shirts.

Bush humor aside, bears are no laughing matter on the North Slope. Camping in groups is considered quite safe, but you must follow good bear camp etiquette. Never ever keep food in your tent. Never eat in your tent. When in a group, you can stow food in hard-sided motorcycle panniers, park the bike away from your tent, and you will be reasonably safe. If you are alone, hang your food in a tree in a bear bag. Bear canisters are another option for food storage, but transporting them on your motorcycle will require some planning. Pepper spray is an effective deterrent. Check 1.usa.gov/bearsafe for good information about bear safety in Alaska.

The BLM Yukon Crossing Visitor Contact Station has a nice view of the river as well as information about the road, including weather forecasts and certificates commemorating your visit. The booth is typically staffed, and the

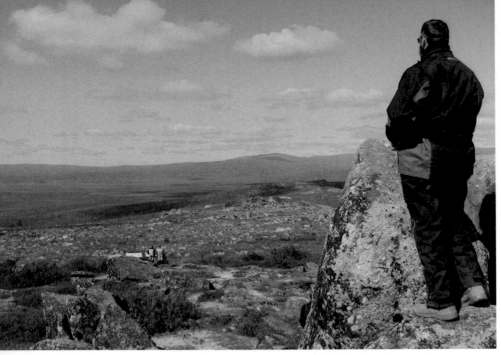

Finger Rock (mile 96) comprises tors—rock formations on the Dalton Highway north of Yukon River Camp. *MotoQuest*

attendants are friendly and knowledgeable. This is your best source for information—don't miss it if you have any questions.

The **Hot Spot Café** (907-389-7600, mile 60) has gas (most of the time), ruggedly appointed rooms for rent (on occasion), and tent sites. The Hot Spot also serves the largest burgers on the road. Essentially a sided trailer with a lean-to tacked on one side to shelter the restaurant, this funky little stop is a classic Dalton destination.

The Dalton Highway has four **BLM Campgrounds** (on.doi.gov/blm-camp, miles 60, 115, 180, and 275). These are quite primitive, but all have non-potable water and toilets. Bring a water purification system, mosquito net, and lots of repellent if you plan to camp at them. One of these campgrounds is a simple gravel lot at the Arctic Circle sign. The nicest of the BLM campgrounds is Marion Creek (mile 180), which has a few more amenities and is located near Coldfoot. You can also camp for $10 per night at Coldfoot Camp (see below).

Beyond the Yukon River, the road's views improve as several mountains pop into view. After crossing the bridge, you enter a section known as the Ruby Terrain, with the distinctive tors visible. Watch for Finger Rock, which is a cluster of narrow spires of rock jutting up from the tundra.

A stop at the Arctic Circle sign for a picture is an essential motorcycle adventurer experience. Note that in most photos taken at the sign, you can see spots on the image that look like specks of dust. Those little flecks on the image are mosquitoes. Don't expect to hang around the sign for a long time.

On this stretch of road, you'll pass by Prospect Camp, the site of the lowest officially recorded temperature in Alaska—minus 80 degrees recorded on January 23, 1971. If you factor in the wind chill, temperatures at Prudhoe Bay have been estimated at 135 degrees below zero.

Coldfoot Camp

Coldfoot Camp (coldfootcamp.com) is near the end of a typical day's ride. You'll be happy to see it, and campers are in for a treat. The campgrounds are nice and cheap, and there are hot showers nearby. You can also book a room at the camp and eat in the restaurant, where the food is hot and will taste good if you are really hungry. The place also has a public phone, post office, and tire repair.

Coldfoot Camp is the only place to get gas and supplies until Prudhoe Bay—250 miles down the road. Don't pass it up!

When camping at Coldfoot, most riders pitch a tent right in front of the Slate Creek Inn on the grass. It looks good enough, but after a downpour it turns to soup, and more importantly, midnight truck traffic right outside your tent will keep you up half the night. Go back behind the Slate Creek Inn to the right and you will find a fire pit, small pond and seclusion . . . then noise is not near as bad and you have a bit more privacy.

Buy a sack lunch at Coldfoot Camp and take it with you to eat at the top of Atigun Pass while you watch Dall sheep frolic in the Brooks Range. This is one of the best cold-lunch spots in America—don't miss it.

In the unlikely case no camping space is available at Coldfoot, **Marion Creek Campground** (mile 180) has 26 sites with tables, grills, fire pits, firewood, water, toilets, bear-proof containers, water, and three raised tent pads.

A stop at the **Arctic Interagency Visitor Center** (on.doi.gov/Dalton-Centers, 907-678-5209, mile 175) is well worth a visit. The center has a terrific selection of maps, books, and area information, and offers interesting evening programs. "The best bathroom north of the Arctic Circle!" Freeman said. Check out Project Jukebox, which are recordings of interesting locals talking about their experiences in Coldfoot. Flight tours over the Brooks Range (flycoyote.com), hikes into the wilderness, and float tours on the Koyukuk River can be booked at Coldfoot Camp.

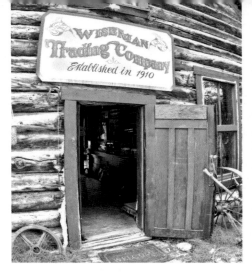

The Wiseman Trading Company has a museum and a store with pop, candy bars, and trinkets for sale. This interesting stop is the chief attraction in the ghost town, which is only a short ride off the Dalton.
Lee Klancher

Wiseman

About 15 miles from Coldfoot, a turnoff at mile 189 of the Dalton Highway leads to the town of **Wiseman**, which is a ramshackle mix of ghost town and a few remote businesses nestled along the Koyuk River Valley, about a mile off the Dalton. Wiseman was founded in 1905, and became a popular gold rush destination in 1910.

Active gold mining still goes on in the area. While staying in Wiseman, I overheard a group of men in the cabin next door excitedly talking about "double-Ds." My assumption of their topic proved incorrect, as I spoke to them later and discovered they were gold miners and had recently purchased a new gold detector that used a "Double D elliptical coil system." The men had been chasing their current claim for many years, and were quite secretive about where it was located and what they found.

The **Wiseman Historical Museum** is worth checking out and has a few things for sale. If you get lucky and a local is staffing it when you stop, you may be treated to some history and color. There is also a tiny post office with a mossy roof.

 Wiseman has three places to rent rooms. **Boreal Lodging** (boreallodge. com, 907-678-4566 , mile 188) has reasonably priced rental cabins near town. Boreal Lodging, owned by Scott and Heidi Schoppenhorst, is a bank of rooms built on the back of their property. Check-in

"Wiseman is a true Alaskan gold town. It's like stepping into the Land of the Lost." — Phil

occurs at the couple's log cabin. Scott is a trapper and spends his winters running trap lines in 60-below temperatures. The walls of his and Heidi's cabin bear evidence of his success. The skin of a grizzly covers one wall, and a wolf pelt hangs on another. A shelf over the desk is lined with ram and musk ox skulls, and a mounted wolverine completes the collection.

The **Arctic Getaway Bed and Breakfast** (arcticgetaway.com, 907-678-4456, mile 188) offers reasonably priced rental cabins near Wiseman. The **Wiseman Gold Rush Bed & Breakfast** (907-678-3213) has rental cabins and is affiliated with the museum. Bear in mind there are no stores or restaurants nearby, so bring what you need for dinner.

As you go north from Wiseman, you hit the more remote northern half of the road, which rises to 4,800 feet to cross the Brooks Range at **Atigun Pass**, and then slopes across Arctic tundra to the Arctic Ocean.

The road across Atigun Pass is a narrow, hellaciously steep stutter-bump-filled stretch of gravel cut into the side of the mountain and bordered by a rusty, avalanche-battered piece of guardrail. The mountains are steeply pointed piles of black sandstone and shale. Riding through during a heavy rain accentuates the experience, as the sky becomes as dark as the mountains, with rain showers and mist dripping on the land. The whole thing has the feel of Tolkien's Mordor, a dark, mysterious, and sort of post-apocalyptic place.

Watch for a pull-off near the top of the pass. This is your magic lunch stop where you will eat that sack lunch you bought in Coldfoot. Pull off and go to the very top of the pass. You can scramble into the rocks and look over the range. "Absolutely spectacular," as Phil says.

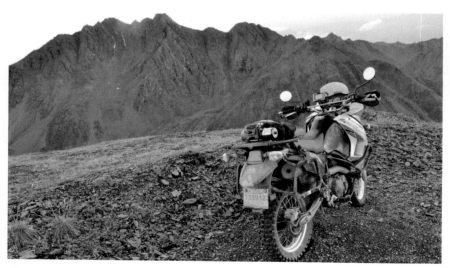

The Dalton Highway crosses the Brooks Range at the 4,739-foot Atigun Pass (mile 244). *MotoQuest*

North of the pass, the black mountains give way to a verdant valley, with broad green meadows topped by mountains draped with loose, gray rock covered in red, yellow, and brown grasses and moss. The effect is like driving through a valley covered in Berber carpet.

When I rode through the valley in 2005, the carpet was soaked and a steady drizzle was falling. My companion on the trip, Peter Peil, and I stopped to eat our lunch. Huddled in the lee of a pile of grizzly-bear-sized rocks, we sliced fat chunks of cheddar cheese and summer sausage with Pete's Leatherman.

"You know," Pete said, rain running down his cap and onto his cheeks, "this is great."

We looked at each other and broke up laughing, knowing that the funny part of the joke was that he was right. The rain and cold only added to the feeling that we were 250 miles from anything resembling civilization, in a wild, beautiful land where the sun doesn't set, brown bears are toothy tyrants, and small avalanches routinely tear chunks out of the guardrails.

Going down, heading north, there is a river with a large gravel parking lot on the left side of the road. It is a gorgeous look out on Atigun Pass Canyon into the vastness of the treeless north slope.

After the Dalton leaves the Brooks Range, it loops around another small range and then turns north to run toward the Arctic Ocean. The mountains turn to broad-shouldered hills, and the hills eventually flatten out into the broad expanse of the North Slope.

The Dalton can be at its worst in the rolling hills just north of the pass. The potholes become huge, the stutter bumps constant, and the giant rocks fist-sized and occasionally shot at you by passing trucks.

You'll drop onto the North Slope via **Ice Cut**, a long climb onto the flat tundra. Note that here is a neat little parking lot near Ice Cut that overlooks the Sag River. It's a great spot to stop and take a picture.

The open stretch of tundra runs all the way to the Arctic Ocean, and this portion of the road is often coated in chip seal, a mix of rock and tar that looks like fresh blacktop.

Prudhoe Bay

After crossing back onto gravel that runs arrow-straight across the tundra, the industrial town of **Prudhoe Bay** appears on the horizon. A few towers and buildings poke up into the sky, with bright orange dump trucks and heavy equipment parked nearby. Prudhoe Bay (also known as Deadhorse) is a company-owned town, with all the charm of a truck-stop bathroom.

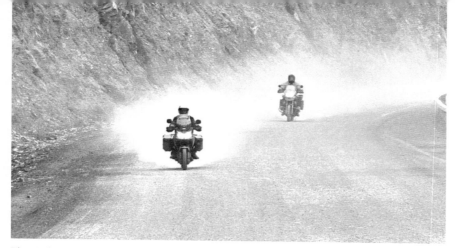

The Dalton surface gets very dusty and beaten up. Expect sections to be rough and nasty, and remember the surface becomes very slick when it rains or snows. *MotoQuest*

The sunshine is a 24-hour affair midsummer at the north end of the Dalton, rising on May 22 and setting on July 20. Workers spend two-week shifts in the town, staying in company housing, eating company meals, and obeying company rules that forbid drinking, hunting, and harassing wildlife and/or tourists. Also note that you cannot purchase weapons, beer, or ammunition in town. That's right—no beer.

Libations and accommodations aren't the only end-of-the-road amenities that are hard to find in Deadhorse. The town is built, owned, and maintained by the oil company, and riding through can be a bit disorienting, as you won't find much in the way of street signs, store fronts, or really anything else you see in a typical place humans live. Follow the signs to the businesses and you'll be fine. But don't expect a nice, friendly little main street—the place is a gas-pipe-lined industrial complex that looks like the prison planet compound from *Aliens 3*. Stop at mile marker 414.1, as there are often free maps available there.

Rooms are available at several places in town. One is the **Prudhoe Bay Hotel** (prudhoebayhotel.com, 907-659-2752, mile 415). As of January 2012, the Arctic Caribou Inn (arcticcaribouinn.com/) and the Taqaani Tour Company were no longer in business. The Prudhoe Bay Hotel won't guarantee a room will be available, will not book rooms more than seven days in advance, and is not booking tours to the Arctic Ocean. Plans are in place to bring the tours back on line, but there is no guarantee when or if this will happen. Go to bit.ly/DaltonMap for updates on the situation.

Food at the Prudhoe Bay Hotel is served cafeteria-style at fixed meal times, and rooms are industrial and spartan. This is not a resort—just a place to sleep. Showers are available, but not in the hotel rooms. Cash is available only at an ATM at the Prudhoe Bay Hotel and you'll need cash if you want to purchase a fishing license.

Another lodging option in Prudhoe Bay is the **Deadhorse Hotel** (deadhorsecamp.com, 877-474-3565). You can also book a room at the **Aurora Hotel** (theaurorahotel.net, 907-670-0600) which is set up much like the other two. Meals are cafeteria style, and rooms can only be reserved 10 days in advance. They may be able to accommodate you—call in advance.

Visiting Prudhoe Bay has been further complicated by the fact that camping is not recommended, as the place is rife with grizzly bears and the occasional polar bear that wanders through the area. The post office has the occasionally interesting poster on the wall, and the Colville Mini-Mall has survival gear and propane.

"On a cold 30-dgree day in Prudhoe, we were wrenching on a bike in the parking lot for the Arctic Caribou Inn. We had been told there was a bear frequenting the parking lot, and spent the afternoon looking over our shoulders for the beast while trying to fix your bike!" Freeman said.

Even gassing up has its challenges in Prudhoe Bay. Don't expect to see a big gas station sign for either the Tesoro or the Chevron gas stations in town.

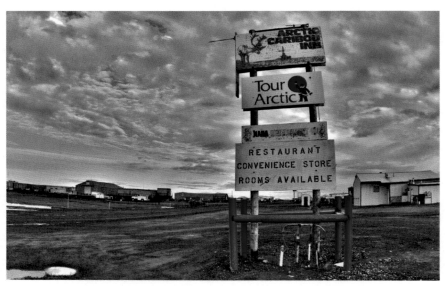

Prudhoe Bay is the end of the Dalton Highway, and it's not pretty. Sleep, eat, take the tour to the Arctic Ocean, and get back out on the fabulous Dalton Highway.
Lee Klancher

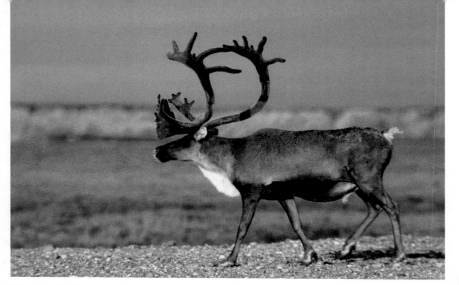

The North Slope is rife with caribou. During their annual migration, you can see hundreds of them on the tundra. *JupiterImages*

The "station" is a tin shack tucked away on a back street. There is a small Tesoro sign, but no attendant. The pump is a single gas nozzle. Inside the shed, a large metal machine has a slot for a credit card and a large red button that starts the pump once your credit card has been accepted.

☑ You can order a sack lunch at the Prudhoe Bay Motel and carry it with you. This comes in handy if you want to sit perched in the Atigun Pass and soak in the scenery again, or if you stop off at Wiseman and want to wander down to the banks of the Koyukuk River for a picnic stop.

⛺ The ideal motorcycle travel schedule is to ride in before dinnertime, eat, get some sleep, and wake up early for the morning Arctic Ocean tour. About noon, hit the road and ride back to Coldfoot Camp. Given the uncertain situation with tourist accommodations and tours, be sure and have camping gear along with you. You won't find camping in Prudhoe Bay, but you can set up an ad hoc camp a few miles south on the Dalton, or ride the considerable distance to the **Galbraith Lake Recreation Site** campground at mile 275.

One of the great things about the Dalton is that going back south is just as spectacular and fresh as coming north. You see the road from a new direction, and can spot glaciers and other features on the back side of the mountain ranges.

Dodge the trucks, steer clear of the potholes, and keep your eyes open for wildlife. You are as far north as it is humanly possible to ride a motorcycle on a maintained road in North America.

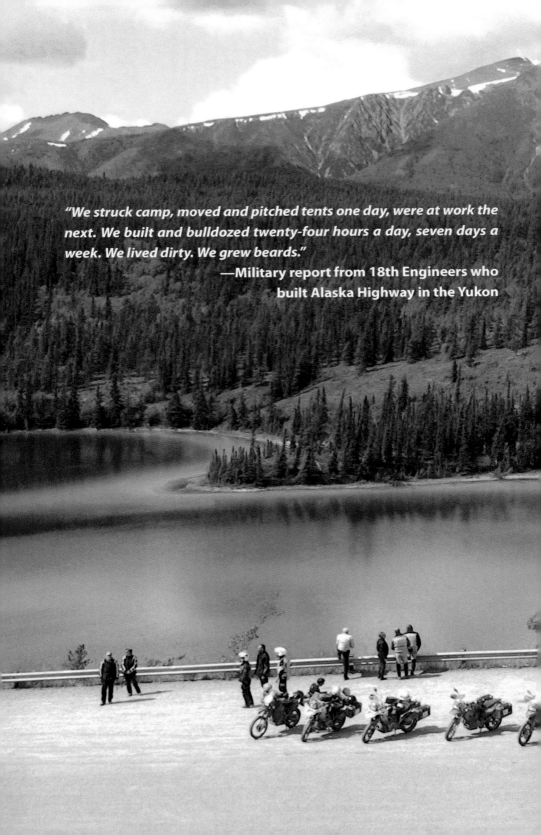

"We struck camp, moved and pitched tents one day, were at work the next. We built and bulldozed twenty-four hours a day, seven days a week. We lived dirty. We grew beards."

—Military report from 18th Engineers who built Alaska Highway in the Yukon

Chapter Eleven

The Alaska Highway

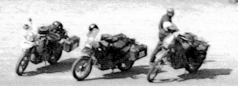

This chapter covers the Alaska Highway as well as the highways in the Yukon Territory. *MotoQuest*

While the idea of linking the lower 48 to Alaska via road had been discussed since the 1890 gold rush, the road finally was built as a result of the December 1941 attack on Pearl Harbor. After the raid, the U.S. government feared an attack on Alaska. Supply lines were needed for military bases in Canada and Alaska.

The Canadian government agreed to waive duties and taxes and allow the Americans to build the road, provided they turned it over to Canada nine months after completion. The Americans took the deal and dubbed the project the "Alcan." Work began in the spring of 1942. Nearly 16,000 soldiers and civilians braved sub-zero weather, deep spring mud, mountain passes, rushing rivers, swamps, and battalions of mosquitoes to build 1,422 miles of gravel-covered roadway.

Enginners took into consideration the need for the route to be sheltered from attack and to connect military bases, so it isn't the most direct path. The road was also barely passable, with sections that

disappeared into the permafrost. The Japanese did attack the Aleutian Islands in June 1942, which accelerated the effort to compete the road.

Two teams—one working from the north, and one from the south—met on September 24, 1942, at what is now known as Contact Creek. The massive force completed the Alcan in less than six months. Hastily built bridges and corduroy roads passing over permafrost had to be rebuilt shortly after the road's completion.

In 1943, the Alcan name was officially changed to the Alaska Highway. The old moniker stuck for a very long time, however, and many tourists (but few natives) still refer to the highway that way.

The Alaska Highway has evolved steadily since 1942. Over the years, new routes were built to avoid difficult terrain and tracts of homes. The road is now 35 miles shorter than the original, and the milepost markers used as the road's measure of distance and addresses are no longer accurate. The Canadians

At a Glance

Road Conditions	Rough pavement and chip seal; scenic sections and long, straight sections; rugged dual-sport roads in Yukon and eastern Alaska
Ideal Motorcycle	BMW R1200GS or other big bike for travelers from lower 48; KLR650 or other light dual-sport for Yukon backroads
Mileage	1,390 miles
Riding Season	June–early September
Cell Coverage	Major cities
Kit and Farkles	Comfortable seat; radio or satellite phone; auxiliary fuel tank
Print Maps	*Alaska Gazetteer*; state and provincial highway maps for Alaska, Yukon Territory, and British Columbia; topo maps for mining-road exploration near Dawson City
Google Map	bit.ly/AlaskaHwy
Guidebooks	*The Milepost Guide* by Morris Communications; *Alaska Highway Adventure Guide* by Lynn and Ed Readicker-Henderson; *Canada's Western Arctic: Including the Dempster Highway* by The Western Arctic Handbook Committee
Online Guide	milepost.com
Insights	*If You Lived Here, I'd Know Your Name* by Heather Lende; *The Mad Trapper of Rat River* by Dick North
Hot Tips	Stop for gas every 50–100 miles, as stations close sporadically; speeding is a bad idea—highway is rife with wildlife and troopers
Best Diversions	Soak in the Liard Hot Springs; mining history and color in Dawson City

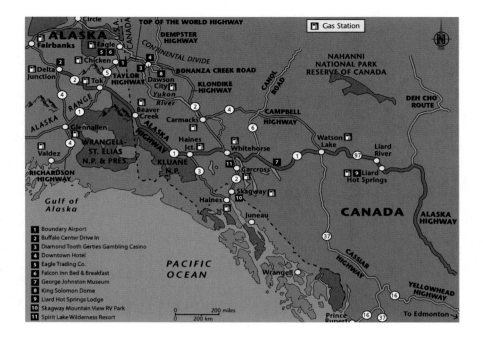

removed the original mileposts in the 1970s and replaced them with kilometer posts, which were recalibrated in 1990 and appear every 5 kilometers in British Columbia.

The Alaska Highway was paved in the 1960s, but the pavement crumbled quickly into dirt. Driving the dirt road to Alaska was highly romanticized in the 1970s, and part of the adventure was preparing your car or motorcycle to deal with more than 1,400 miles of gravel.

The new paving project began in the 1980s, and the entire length was paved in time for the road's 50th anniversary in 1992.

The allure of driving to Alaska continues to draw thousands of riders to the Alaska Highway in the summer, taking photos at Mile 0 in Dawson Creek and at the terminus in Delta Junction. The drive has incredibly scenic stretches broken up by long, straight roads that require a full day of blasting along. Services are ample, and the biggest hazard is making sure you have fresh tires waiting for you at your destination. The highway's bituminous surface eats tires for breakfast, lunch, and dinner.

If you have six or eight weeks for your vacation, the drive up and back is worth considering. You can take an alternate route up or back, and can pass through wonderful parts of the world such as Glacier National Park and the spectacular Canadian Rockies, particularly Banff and the surrounding Canadian national parks. Ferry service between Alaska and Seattle is an

Battle Plan

Day 1: Dawson Creek, BC to Fort Nelson, BC / 283 miles

Day 2: Fort Nelson, BC to Liard Hot Springs, BC / 194 miles

Day 3: Liard Hot Springs, BC to Whitehorse, YT / 410 miles

Day 4: Whitehorse, YT to Tok, AK / 430 miles

Dirt Additions

- Taylor Highway from Chicken to Eagle / 2 days
- CANOL Highway; south leg can be incorporated into ride while north leg is out and back only; both amazing / 2 days
- Campbell Highway as dirt alternate to the Alaska / 1–2 days
- Top of the World Highway / 1 day
- Dempster Highway / 4 days
- Bonanza Creek Road near Dawson City / 1 day
- Mud Bay Road out to Chilkat State Park / 1 day

incredible way to complete your trip, as you and your bike return to the States viewing glaciers, mountains, and whales from the deck.

If you do take the Alaska Highway both ways, budget at least 5–7 days to ride from the lower 48 to Alaska, and the same coming back.

Note that this section of the book includes all of the Yukon highways, as well as the offbeat destinations on the gorgeously narrow and mostly dirt Taylor Highway. The highways in Canada are covered in less detail than those in the rest of the book—this book is about Alaska, after all—but there is enough information here to spark your imagination. The Canol Road and the Dempster Highway, in particular, appear to have been built with the adventurous motorcyclist in mind.

Whether you ride the Alaska Highway's entire length or simply use it to transfer over to the Taylor on your way to Chicken and Eagle, the Alaska Highway's mere existence is a wonder. As your wheels pile up the miles, take a minute to marvel at the fact that 16,000 people built the first draft of this 1,400-mile road in less than six months.

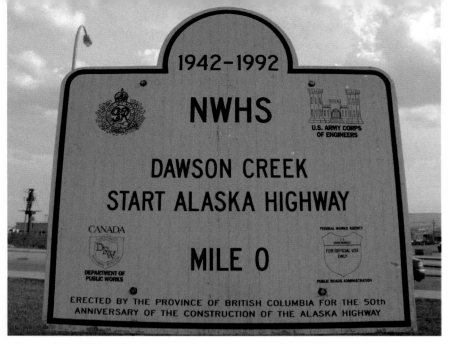

The southern end of the Alaska Highway starts at mile 0 in Dawson Creek, British Columbia. The highway runs 1,390 miles north to Delta Junction, Alaska. *MotoQuest*

Dawson Creek

Milepost 0 of the Alaska Highway is in **Dawson Creek**, British Columbia, a town of just shy of 12,000 folks that is located 366 miles from Edmonton, Alberta, and 810 miles from Seattle, Washington. The Alaska Highway starts in the middle of nowhere, and getting there is part of its challenge. The most scenic arrival is to come north through the Canadian Rockies, then cut over to Dawson Creek on Highway 97.

 Once in Dawson Creek, you'll have a choice of 16 hotels and motels, a number of bed and breakfasts, and four large campgrounds. The **Mile 0 RV Campgrounds** (250-782-2590) has all the conveniences of a large, commercial campground. At the intersection of Highways 2 and 49, the **Dawson Creek Visitor Information Center** (tourismdawsoncreek.com/visitorinfo.php, 866-645-3022) has area information, as well as maps, guides, listings of accommodations and attractions, and road condition updates.

Dawson Creek also has **Mile Zero Motorsports** (themilezero.com, 1441 100 Ave., 250-245-5414), which sells Suzuki motorcycles, used bikes, and gear. **Trailblaz'n Power** (801 102nd Avenue, 205-782-6685) is an ATV- and snowmobile-oriented shop that offers parts and service on motorcycles as well.

A worthwhile side trip and camping spot is **Kiskatinaw Provincial Park** (env.gov.bc.ca/bcparks/explore/parkpgs/kiskatinaw, 250-843-0074), reached by turning off the Alaska Highway at mile 17.3. The park is a few miles down the road and has 28 campsites with drinking water, firewood, picnic tables, fire rings, and outhouses. You can also take a short ride to the 534-foot-long wood-decked **Kiskatinaw River Bridge**, the only original timber bridge on the Alaska Highway still in use.

Once you leave town, the Alaska Highway features wide-open country with big lakes, low-lying hills, and straight roads. In fact, 300 miles of straight road linking small towns separates Dawson Creek and Fort Nelson. Put the hammer down and cover this as quickly as you are comfortable. Better scenery and stops await you farther north.

Fuel up on the Alaska Highway every 50–100 miles whether you need it or not, as gas stations along the highway are sporadically closed.

Fort Nelson is on the fringes of the Rocky Mountains, surrounded by an abundance of wild rivers and gorgeous country. The town has about 5,000 residents and plenty of campgrounds and hotels. Not to mention no 911 service!

After Fort Nelson, the Alaska Highway winds through a northern stretch of the Rockies. The road gets curvy and hilly, with great views of the mountains.

An interesting side route is to turn north off the Alaska Highway and take the **Deh Cho Route** north. The road is a mix of pavement and gravel, and leads to some of the most remote parts of the world. Attractions include the stunning Nahanni National Park, which can be reached only by plane or boat. To ride the Deh Cho Route, turn north off the Alaska Highway onto the Liard Highway (77). Cross the border into the Northwest Territories, where Highway 77 turns into Highway 7. Continue north to Highway 1, which leads northwest to the tiny burg of Wrigley. The Northwest Territories have a grand total of seven highways and some of the most remote locations on the planet.

Back on the main road, continue across the 4,250-foot **Summit Pass**, the highest point on the Alaska Highway. The road winds into the rocky gorge that is the MacDonald River Valley.

Toad River Lodge (toadriverlodge.com, 250-232-5401, mile 422) has a great café with fresh baked goods and other home-cooked food. They also rent motel rooms, cabins, and RV sites on their campground, and have limited repair services.

Liard River Hot Springs Provincial Park (env.gov.bc.ca/bcparks/explore/parkpgs/liard_rv_hs, 250-776-7000, mile 496) has 53 campsites with picnic tables, fire rings, potable water, restrooms, and a large natural outdoor hot springs surrounded by spruce trees.

If you prefer to rent a room, the **Liard Hot Springs Lodge** (liardhotspringslodge.com, 250-776-7349, mile 497) is located about a half mile from the springs. It has comfortable lodging and a campground with grassy sites in an open lot, hot showers, flush toilets, and electric power.

"Liard Hot Springs has built wood decking around hot springs with gravel at the bottom. The water is clear, hot, and steamy. Take a walk out in the woods and plop in." — Phil

Watson Lake (mile 612) on the Yukon border also has lots of lodging, camping, and dining options.

The **Campbell Highway** goes north at Watson Lake, and covers 362 miles of pavement and gravel to the Klondike Highway. The road is rough and slow-going, with few services available. The only gas stops are at Watson Lake, the Ross River, Faro, and Carmacks. You will need an auxiliary tank to safely ride this road. The 513-mile-long **Canol Road** intersects with the Campbell Highway at Ross River. A portion leads north and south, and the road is an adventure in and of itself. The narrow dirt road features single-lane bridges, frequent washouts, and zero services.

Do not ride the Canol Road without gear to stay out for several days and plenty of spares and tools. A great option for the adventure rider on a capable dual-sport is to head north on the Campbell to Ross River, then take the Canol Road south and return to the Alaska Highway at Johnson Crossing.

A few miles farther up the road, the **Cassiar Highway** turns south at Junction 37 (mile 626.2) and goes to Prince George, British Columbia. This is an alternate to the Alaska Highway, with good services, scenery, and a paved surface. If you are coming from the western half of the United States, this route is about 130 miles shorter than taking the Alaska Highway, not to mention more scenic. If you are riding from Seattle or Vancouver, you can ride north on Canadian Highways 1 and 97 through the Fraser River Valley.

Grab lunch at **Teslin**, and perhaps stop at the **George Johnston Museum** (gjmuseum.yk.net, 867-390-2042) in Teslin at mile 776.7, which has photographs and memorabilia (including a 1928 Ford) left behind by fur trader and photographer George Johnston. The car hauled furs for Johnston, and also took him out and about to take photographs with his Brownie. The photo collection is highly regarded and the Ford is nicely restored.

The **Canol Road** intersects with the Alaska Highway at mile 808.2 (see the Campbell Highway section earlier in this chapter for more information about the Canol Road).

Whitehorse

The population center of the Yukon Territory is **Whitehorse**, a town of 24,041 located at mile 918. Rail and sea meet in this city where river steamers came in on the Yukon and the White Pass & Yukon Route railway came to town in 1900. During the Gold Rush, the town boomed as it was the hub for travel in the Yukon. The town boomed again in the early 1940s, as it was the headquarters for con-

"You'll find live music in the summer, and the Gold Rush Museum is worth a stop. Whitehorse is an island community in the middle of a huge expanse of wilderness." — Phil

struction crews when the Alaska Highway was built. The capital city has plenty of lodging options and some of the best dining in the north.

There are many places to stay in Whitehorse, but you won't be disappointed with the **Edgewater Hotel** (edgewaterhotelwhite horse.com, 867-667-2572, 101 Main St). The rooms are average, but it offers secure motorcycle parking, great service, and has two restaurants—one of them on the roof. The hotel is right across the road from the mighty Yukon, so you can stroll along its shores after an evening meal.

Just south of Whitehorse on the Alaska Highway, take the Miles Canyon Road, on the east side of the highway. Ride less than a mile to a T Junction, turn left. The road will curl around and lead to an overlook of the Yukon River as it squeezes through a narrow gorge. The Yukon, at this stage, is a captivating aqua-blue color, and the scene is stunning.

Yukon Honda (yukonhonda.com, 1 Chilkoot Way, 867-668-4451), **Yukon Yamaha** (yukonyamaha.com, 91311B Alaska Hwy., 867-668-2101), and **Listers Motorsports** (listersmotorsports.com, 3209 3rd Ave., 867-667-7491) are full-service dealerships where you can have tires changed. You may need that—the Alaska Highway raises hell with your rubber and, if you rode from the lower 48, this is a great place to have a set of tires waiting.

You may want to arrange to have your tires on hand and have a tire change scheduled at a local dealership before you arrive—dealership mechanics get booked up.

The **Klondike Highway** heads north north of Whitehorse at mile 894.8 of the Alaska Highway. This links to the Top of the World and Dempster Highways (see more information on these later in this chapter). The road is straight and the scenery routine until you arrive at **Haines Junction** (hainesjunctionyukon.com, mile 985).

 In Haines Junction, the **Raven Hotel** (ravenhotelyukon.com, 867-634-2500) in the downtown area has rooms and the best meal in town.

Haines Highway

At Haines Junction, turn right to continue on the Alaska Highway, or go straight and you'll head south on the 146-mile **Haines Highway.** The paved scenic highway climbs over the 3,510-foot Chilkat Pass. The gorgeous, gently curving stretch of pavement was named a National Scenic Byway in 2009.

The route was used in the late 1800s by the Chilkat Indians. They traveled it to trade the oil of the eulachon fish, a small smelt also known as a candlefish due to the fact that is so fatty that a dried, upright fish can be burned like a candle. The oil was prized by native people both for ceremonies and used much like butter. The spring harvest of eulachon continues today.

The trail that follows the route of the Haines Highway was pioneered by explorer Jack Dalton. Something of a national hero, he famously was the first white man to run the dangerous lower Alasek River and established a trading

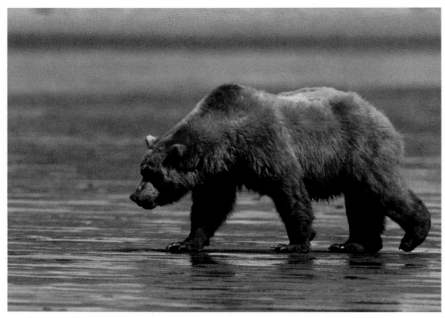

From late August to early October, grizzly bears come down to the Chilkoot River near Haines to feed. *JupiterImages*

post in **Haines**, Alaska. The route from the Yukon to near Haines became known as the Dalton Trail, and it was traveled by Chilkat Indians and men like Dalton with teams of pack mules.

The path became the Haines Road in the 1940s, when it was used by the U.S. military to link to Haines. The road today is well suited for a scenic ride on your bike, and leads down to the Lynn Canal, America's longest fjord. Haines is at the end of the fjord, and the town's spectacular scenery and a good selection of hotels and restaurants make it ideal for a day or two of R&R.

The **Captain's Choice Hotel** (capchoice.com, 907-766-3111, 108 2nd Ave) is walking distance from downtown and has a great view, clean rooms, good rates, and free wireless. It's Phil's favorite in town. For a historic slant, try the **Hotel Halsingland** (hotelhalsingland.com, 800-542-6363, 13 Fort Seward Dr). The rooms are a little more expensive and quirky, but the food in the restaurant is the best in town. The **Chilkat Restaurant & Bakery** (5th and Dalton, 907-766-3653) has good food and terrific baked goods. You can find a complete listing of hotels and more in Haines at haines.ak.us/lodging.

In addition to several RV parks, Haines offers camping at the beautiful **Chilkoot Lake State Recreation Site** (east of town on Lutak Road, 907-766-2292), with 32 sites in giant trees next to the lake. The campground has picnic tables, fire pits, vault toilets, water, and a boat ramp. You can also find a number of campgrounds along the Haines Highway, back toward Haines Junction.

A great mix of a fun off-road ride and a beautiful park can be found on the Mud Flat Road to **Chilkat State Park** (Mud Flat Rd., 907-766-2292, mile 6.8). The steep road is easily doable on a big adventure bike, but steep enough to keep you entertained. The views of the mountains and glaciers across Chilkat Inlet are stunning, and the campground at the end of the road is quiet and tent-friendly, with picnic tables, fire rings, water, toilets, three sites on the beach, and opportunities to see seals, porpoises, whales, and even bears and goats on the mountains across the bay.

Chilkat has the world's largest concentration of bald eagles, and the **Alaska Chilkat Bald Eagle Preserve** (dnr.alaska.gov/parks/units/eagleprv. htm) is a great place to check out the big birds. The **Sheldon Museum** (sheldonmuseum.org, 907-766-2366) is above the small boat harbor and is a great source for local history. Kayak tours and flightseeing are outstanding in Haines as well.

Another interesting stop is the **Haines Hammer Museum** (hammer museum.org, 907-766-2374, 108 Main St) in downtown. The founder of this

The Alaska Highway

museum, Dave Pahl, would argue that the hammer built modern society. His collection of hammers is the foundation for this funky little museum, and viewing the collection is good fun for the testosterone set. You can't miss it—look for the 19-foot-8-inch hammer out front.

The Alaska Marine Highway connects Haines to Skagway, and you can take the ferry to make a loop through Skagway and connect back to the Alaska Highway on the Klondike Highway. The cost for a one-way ticket in early 2012 was $62. The ride back to the Alaska Highway is only four hours, and scenic enough to be worth riding both ways.

Skagway

If you have time, make sure to ride into **Skagway** (skagway.com). The White Pass dropping into the tiny town is one of the better scenic thrills of the entire Alaskan highway system. Skagway is a bit of a mix between a carnival and a western. The cruise ships deposit thousands of tourists who swarm the town by day. The ships scoop up the hordes by 6 p.m., leaving the streets deserted in the evening.

Skagway offers some colorful places to eat and drink, including the **Skagway Brewing Compan**y (skagwaybrewing.com/pub. html, 7th and Broadway, 907-983-2739), which offers handcrafted beers, a full dinner menu, and a gorgeous oak bar. The historic **Red Onion Saloon**

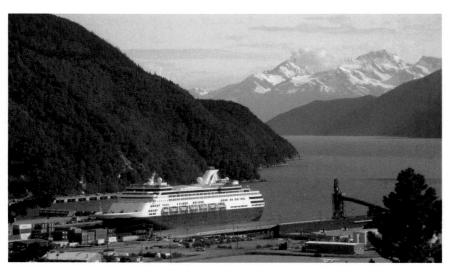

Skagway was incorporated in 1900 and has a population of 862. The small town was part of the setting for Jack London's *Call of the Wild*. MotoQuest

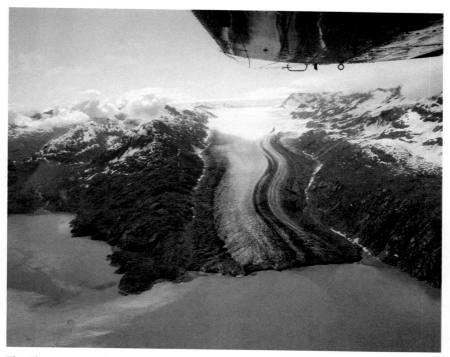

The Skagway area is a great choice to book a scenic flight in a small plane.
MotoQuest

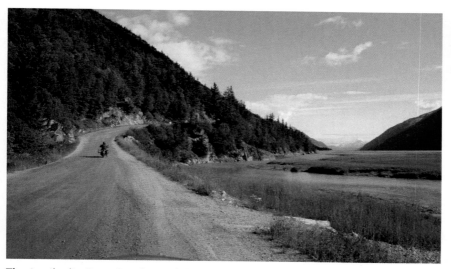

The 9-mile dirt Dyea Road out of Skagway is an interesting off-road excursion.
MotoQuest

(redonion1898.com, 205 Broadway, 907-983-2222) has bar food, good drinks, and a brothel museum. All are outstanding.

 About a half-dozen hotels and bed and breakfasts in Skagway offer plenty of lodging choices. Check skagway.com for listings.

Skagway has four campgrounds. The **Skagway Mountain View RV Park** (12th and Broadway, 907-983-3333) close to downtown has a grassy tent area, picnic tables, fire rings, coin-op showers, bathrooms, and a laundry.

The **Dyea Road** is a narrow, winding, and quite scenic 9-mile dirt jaunt leading past the Dyea town site, the remains of an 1898 gold rush boomtown. Poke around and you'll find the old graveyard established after the avalanche of 1898 that killed some 35 miners. The Dyea Road will take you along a breathtaking coast and end up in field of flowers. This road also connects to the trailhead of the famed Chilkoot Pass trail, which led many a miner into the famed Klondike goldfields.

The **Dyea Campground** (907-983-2921) is at the end of the Dyea Road. It has 24 sites with picnic tables, fire pits, bear-proof containers, and vault toilets. You can also rent small cabins on Dyea Road at **Cindy's Place** (skagway.com).

Klondike Highway

From Skagway, you can head north and take in the countryside with a ride to Whitehorse and on to Dawson City via the Klondike Highway. Like big, open country? This is it. Ride for hours through unobstructed forest punctuated with mountains, lakes, and wild rivers. The road never seems to stop, nor does the nature. Gas is a premium, so fill up when you get a chance. Food is also a commodity, so if you get a chance to eat, do it!

The desert outside Carcross is interesting and billed as the farthest northern desert in Canada. A microclimate has created this little mystery in the middle of vast forest. A little farther on the west side of the road you will pass Emerald Lake, a truly captivating scene. The vibrant blue-green color of the water conjures images of snorkeling in the Mediterranean, not a small lake in the Yukon Territory.

 For a decent lunch 5 miles north of Carcross, try the Spirit Lake Wilderness Resort (spiritlakeyukon.com, 867-821-4337), which also rents rooms, cabins, and campsites with pay showers.

For a unique experience, grab a decent hot dog at Carmacks. The **Coal Mine Campground** (coalminecampground.com) offers snack-cart food, but on the banks of the rushing Yukon River. Camping is also offered here, so if you want to kick back and watch the mighty Yukon roll by, this is the place. From Carmacks, ride to Dawson City (see information on the Dawson City area later in this chapter).

Moose Creek Lodge (moosecreek-lodge.com, 8670-996-2550, km 558.6/mile 347) is well worth the stop. First, there are not any other places to eat and, second, they have great soups and sandwiches plus the hosts are very friendly. The gift shop is full of interesting stuff and the overall feel of the place is warm.

Haines Junction to Delta Junction

On the Alaska Highway, the scenery is eye-popping as you head north and west after Haines Junction. The Kluane National Park is south of the highway, and it butts up against the Wrangell–St. Elias National Park. "This is gorgeous riding," Phil says. "Just gas up and stare at the mountains."

You'll cross the U.S.-Canadian border at mile 1,186.3. The customs stations for both countries are miles away from the actual boarder. The Canadian border patrol station is at mile 1,168.3 in Beaver Creek; the U.S. station is at mile 1,221.8 in Port Alcan.

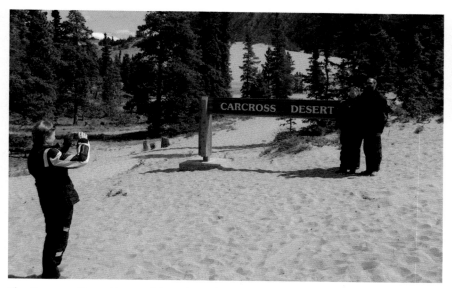

The Carcross Desert is an arid section of sand dunes off the Klondike Highway. While it is not quite dry enough to be a true desert, the sand dunes are a unique geologic feature. *MotoQuest*

The **Tetlin National Wildlife Refuge** is on the south side of the road, and offers fishing, wildlife viewing, nature trails, and a few interesting side roads to explore. **Deadman Lake Campground** can be found by turning southwest at mile 1,214.3 and following a narrow dirt road for 1.2 miles. The lakeside campground has 15 sites and picnic tables—and is free. You can also turn off on the **Taylor Highway** (see sidebar).

Head northwest to **Tok**, a town of 1,435 with a number of lodges, hotels, restaurants, and services. The Tok Cutoff heads south through Slana, offering a faster route to Glennallen. The Tok Cutoff also leads you to the incredible Nabesna Road (see chapter three for details).

The Alaska Highway ends with a bit less than a bang at **Delta Junction** (see chapter six). "Delta Junction has a good grocery, some nice lawns, and that's about it," Phil notes.

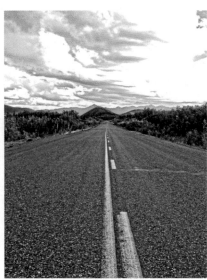

Taylor Highway

The 160-mile **Taylor Highway** turns north a few miles east of Tok. The first 64 miles are really nice two-lane paved highway; the 96-mile gravel

The scenic 160-mile Taylor Highway goes north from the Alaska Highway toward Chicken and Eagle. The road starts with pavement and turns to dirt about 65 miles in. *MotoQuest*

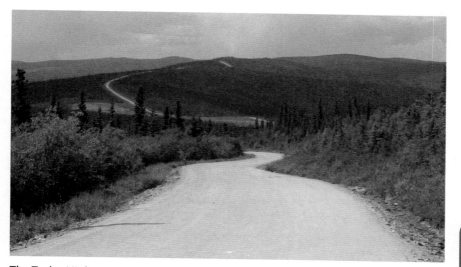

The Taylor Highway narrows and features some abrupt curves on high cliffs with no guardrails. A turnoff near Chicken allows you to head east to Dawson City, or you can ride the road until it dead-ends at Eagle. *MotoQuest*

portion to the north leads to Eagle and is rugged and remote, with sheer drop-offs and hairpins. The Taylor Highway is well worth a detour.

"The wilderness is pristine and beautiful with the Alaska Range visible in the distance." — Phil

At Wade Junction, 95.7 miles north on the Taylor, the Boundary Spur Road leads to the Canadian border and the Top of the World Highway. The road connects with the epic Dempster Highway (the Yukon equivalent of the Dalton) and to Dawson City via the Klondike and Campbell highways.

✅ The road is rough and potholes are not marked. Ride with care and be prepared to fix a flat if necessary. Tire repair is not available on the highway, and hotel rooms are sparse and book up well in advance, so reserve your room ahead of time. Gas is available at Chicken and Eagle.

☠ Cell phone service on the Taylor ends at mile 35. 911 service is available between Tetlin Junction and O'Brien Creek Bridge. After O'Brien Creek Bridge, call Eagle EMS at 907-547-2300 in case of an emergency.

The Taylor Highway turns north off of the Alaska Highway at Tetlin Junction. There are no services in Tetlin Junction, just the long-abandoned Fortymile Roadhouse. The next 20 miles of road pass through several large areas that were burned by the 2004 Taylor Complex fire. Watch for fireweed, which thrives after fires and blooms bright pink and grows 6 feet high in the summer.

The Fortymile area near mile 22 is home to the Fortymile caribou herd, which had about 40,000 animals in 2012. The Fortymile Mining District first yielded gold in 1886, making it the second oldest mining region in Alaska.

The **West Fork BLM Campground** (mile 49) is down a short access road and has two camping areas, one with 7 sites and the other with 25. They have drinking water, picnic tables, fire rings, free firewood, and outhouses.

Chicken

The pavement ends at mile 65.2, and just over a mile farther you arrive at the tiny town of **Chicken**, which consists of three operating businesses and an abandoned bridge. The burg boasts a population of 23 in the summer and 6 in the winter. The town has no water, sewer, or electric service, so they have to get by with generators and outhouses. The local

"You can also purchase an 'I Got Laid in Chicken' T-shirt. Who doesn't want that?" — Phil

post office has the mail shipped and delivered only twice a week.

Beautiful Downtown Chicken (chickenalaska.com) is a café and saloon with rental cabins, gift shop, and free wi-fi. The **Chicken Gold Camp and Outpost** (chickengold.com, 907-235-6396) offers a campground, cabins, café, and gift shop.

In June, Chicken hosts the annual **Chickenstock Music Festival** (chicken stockmusicfestival.com). A popular book, *Tisha* by Anne Purdy and Robert

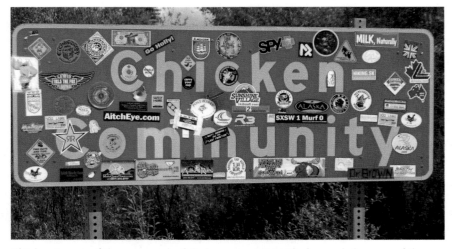

Chicken is one of the more colorful places to visit in Alaska, and also one of the smallest with a registered population of 23. *MotoQuest*

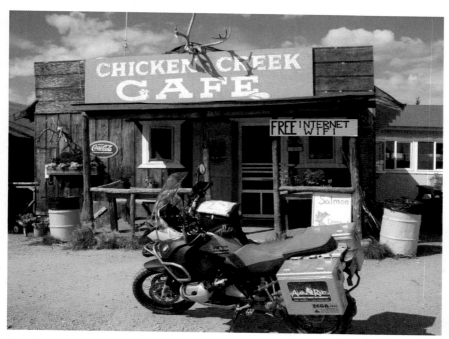

The Chicken Creek Café is part of the businesses known as Beautiful Downtown Chicken. A bar is next door. *MotoQuest*

Specht, tells the story of 19-year-old Anne Hobbs who taught in Chicken in 1927.

Recreational mining is popular in the area, and you can tour the **Pedro Gold Dredge No. 4**.

After Chicken, the road climbs a little higher and gets twistier as well.

At mile 78, the Taylor Highway winds along a narrow shelf along the mountain. Locals call this stretch the "goat trail."

The **Walker Fork BLM Campground** (907-883-5121) is at mile 82, near the Walker Fork Bridge. The campground has 20 sites, free firewood, grills, fire pits, drinking water, and outhouses.

Climb Jack Wade Hill at mile 95, but use extreme caution—the shoulders are steep and soft. At mile 95.7, turn right on Boundary Spur Road for access to the Top of the World Highway and beyond.

"The ride out to Eagle is really fantastic. It's Interior Alaska—you can see for miles with this little ribbon of a dirt road stretched out in front of you. Keep on trucking on it. There is wild, wild country on this road. Bridges are beautiful with epic clear, natural streams underneath." — Phil

Eagle

The Taylor Highway ends when you drop into a ravine and the town of **Eagle**. This sleepy little town with 146 residents is located on an elbow on the banks of the Yukon. During the Dawson gold rush, roughly 1,700 people lived in Eagle. The town was the American port of entry for miners and trappers coming from Canada on the Yukon River, and the U.S. government built a fort and telegraph line. The structures here are mostly old and historic, and the **Eagle Historical Society** (eagleak.org) is very active (and meets at the courthouse at 9 a.m. every day in the summer). Grants and the efforts of the local society have kept the buildings in remarkable shape for a town this small. A visit is a step back in time. "Watching the boat traffic, you get a sense of the Yukon," Phil notes.

The town has two gas stations, a grocery store with an ATM, museum, library, post office, shower, laundromat, and mechanic shop. The **Falcon Inn Bed and Breakfast** (falconinn.mystarband.net, 907-547-2254) is the only hotel and it's booked long in advance—make reservations or camp!

Eagle Campground (907-883-5121) has 18 sites with drinking water, free firewood, outhouses, and beautifully wooded sites. The campground is just northwest of town and can be accessed on 4th Street from downtown on at the turnoff on Old Camp Road as you come into Eagle. You can walk to town from Eagle Campground, and there is an interesting old cemetery near the entrance.

Top of the World Highway

This narrow, winding road offers stunning views of the Ogilvie Mountains and travels from Jack Wade Junction (a few miles north of Chicken) to Dawson City. The road has few guardrails, ample curves, and a rugged chip seal and gravel surface. The highway allows access to the Klondike loop and the Dempster Highway, and is a great ride in and of itself.

Gas is available in Chicken, Dawson City, and (occasionally) at the Boundary Roadhouse, located about 37 miles from Chicken. The Boundary Roadhouse is open sporadically and its very existence is precarious. Don't count on it for gas or anything else. Total mileage between Chicken and Dawson City is 108 miles. Have adequate fuel to cover 150–200 miles if you plan to explore side roads.

The lack of fuel and difficult terrain of the historic route along the Top of the World Highway was rugged for sourdoughs, and can be difficult for careless riders. Avoid the shoulders—they are soft and treacherous—and be self-sufficient—carry tools to repair a tire or other malfunction, and camping gear adequate for freezing temperatures. If you break down, you could spend the night or several days waiting for help to drive past.

The road begins as the Boundary Spur Road, which intersects the Taylor Highway at Jack Wade Junction (mile 95.7) a few miles north of the Walker Fork Bridge.

Only 13.3 miles from Jack Wade Junction, the Boundary Spur Road crosses the Canadian border and the name officially changes to the Top of the World Highway (though both roads are informally referred to as the Top of the World Highway).

About 37 miles from Jack Wade Junction, the unmaintained Clinton Road leads 25 miles back to the juncture of the Fortymile and Yukon rivers. The spot was the location for the mining community of Clinton Creek, and nothing remains but a ghost town. At Fortymile River, Clinton Creek Road leads many miles off the main road and descends significantly to the Yukon River. You eventually come *"If you want to get lost in time, that's Clinton."*— Phil to the town of Fortymile, site of the original Yukon gold strike. There's a primitive campsite, along with an old cemetery and every mosquito in the state. The BLM (blm.gov/ak/st/en/prog/nlcs/fortymile_nwsr/fortymile_at_a_glance.html, 907-474-2200) offers maps and information about this area, including suggestions for trips on the Fortymile River.

The turnoff for the Sixtymile River, about 54 miles from Jack Wade Junction, has mining roads running back into the wilderness, with stream crossings and a few homesteads.

Dawson City

The last portion of the highway descends to the Yukon River, where you'll find the **Yukon River government campground** just opposite Dawson City, Yukon Territory. The lovely spot has more than 100 sites, drinking water, free firewood, and fire rings. It's also walking distance to the sternwheeler graveyard.

There is a great lookout over Dawson City as you descend to the Yukon River. Just look for the first right (or last left before you crest the river valley) and follow the road for a mile; you will be rewarded with a stunning view of the Yukon and Klondike river confluence and the city of Dawson.

The *George Black* ferry will carry you across the Yukon and into **Dawson City**, a bustling frontier town with 1,879 residents that was the original

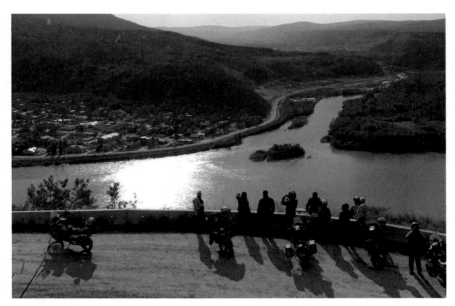
This overlook gives a great view of Dawson City. *MotoQuest*

capital of the Yukon. Many buildings are restored, and there's an abundance of modern hotels, restaurants, and entertainment options. Visit poet Robert Service's cabin, check out the historic downtown, and watch a can-can show or just have a drink at Diamond Tooth Gertie's Gambling Hall. Dawson City is worth a day's stop.

While there are plenty of places to stay in Dawson City, the best option is the **Downtown Hotel** (downtownhotel.ca, 867-993-5346, 1026 2 Ave), which has the Sourdough Saloon and motorcycle cleaning stations. The saloon is infamous for the Sourtoe Cocktail (sourtoecocktailclub.com), a drink served since 1973 that includes a dehydrated human toe. If human flesh isn't your cup of tea, have no fear. Several roads outside of Dawson City offer opportunities for backcountry exploration.

"If you drink the drink, and the toes touch your lips, you get on the registry and are anointed a Sourtoe." — Phil

About 2 miles east of Dawson City, **Bonanza Creek Road**, a 60-mile loop of solid dirt roads, leads out past several gold-mine historical sites to King Solomon Dome. A plaque marks Discovery Claim, the spot on the Bonanza Creek where gold was first discovered in the area. The loop is well-marked, and all gravel is smooth enough to cross with a street bike on a dry day. A number of offshoots lead into the wilderness.

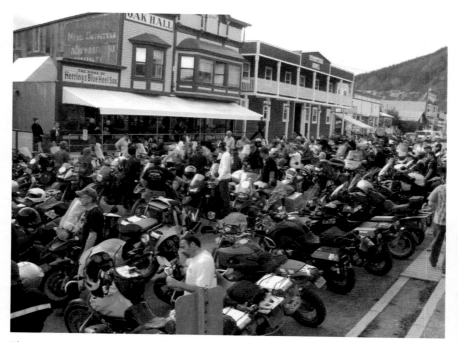

The annual Dust to Dawson fills Dawson City with adventure riders. *MotoQuest*

As you head out of Dawson City toward Whitehorse, and before you cross the Klondike River, watch for a left turn that climbs to a lookout featuring broad views of the Yukon River winding through the countryside.

Dawson City's proximity to adventure riding makes it a favorite, and the annual **Dust to Dawson** draws a few hundred riders who line the streets near or on the summer solstice. The riders are mostly Alaskans and Canadians, and at midnight the crew gathers in the middle of the street for a photo. Announcements for the ride are posted on advrider.com (bit.ly/forums5).

Dempster Highway

Another grand north country adventure is the 456-mile Dempster Highway, which begins 25 miles east of Dawson City. With the exception of a few miles of chip seal at the beginning and pavement at the end, the road is gravel for its entire length.

The scenery is stunning, with most of the road above the tree line and offering unobstructed views of the Ogilve Mountains and the unique granite landscape on the north end that feels a bit like a moonscape. Several ferry crossings at the end add to the frontier experience.

There's much less truck traffic here than on the Dalton Highway, which decreases your odds of facing the sheer terror common on the Dalton when you round a blind corner to encounter a truck bearing down on you at 70 miles per hour. This also means that if you get in trouble, you're less likely to encounter a trucker willing to stop and offer help.

Services here are essentially zero, and fuel and conditions can be tough. When it rains, the surface becomes extremely slick—more so than on the Dalton. Phil once encountered a guy on an R1200GS who said it took him three hours to cover 10 miles after heavy rain turned the road to a gooey mess.

"The muddy surface was like ice," Phil recalls. "If we had continued, we would have not made our destination and been stuck out in the rain for the night. It was so bad, even on KLRs, we turned around." The issue for the group was that turning around meant they were low on gas. "We bought 5 gallons from a guy on the road for $100," Phil says. This allowed them to get back out to a warm, dry place to sleep. The road does dry quickly. In the case above, the sun came out the next day and Phil and his crew were able to ride the road at 50 mph once it dried.

✓ The biggest challenge on the Dempster is fuel. The only reliable gas on the highway is at Dempster Corner, Eagle Plains, Fort McPherson, and Inuvik. The 254-mile ride from Dawson City to Eagle Plains is the longest; you'll need enough gas to cross this gap. Even big bikes should have a spare gallon of fuel along. Bring several gallons if you plan to explore any side roads.

"If you are going to take on the Dempster, bring all of your balls," Phil warns. This isn't a road for the unprepared.

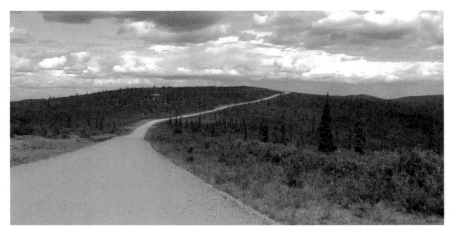

The Dempster Highway is a 456-mile journey. *MotoQuest*

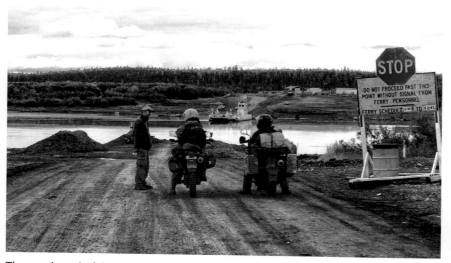

The north end of the Dempster crosses two free ferries. *MotoQuest*

DEMPSTER MILEAGE CHART

Dawson City to Eagle Plains	254 miles
Eagle Plains to Fort McPherson	113 miles
Fort McPherson to Inuvik	144 miles
Dempster Map	yukoninfo.com/maps/dempster.htm
Dempster History	yukoninfo.com/dempster
Dempster Guide	yukonheritage.com/Sign/northern/ dempster/dempster.html

The road begins at Dempster Corner, 25 miles outside of Dawson Creek. The Dempster Highway interpretive display is at the corner, as is the **Klondike River Lodge** which has fuel, food, a hotel, and a campground. The motel is, um, not luxurious, to say the least.

The road turns north after Dempster Corner and crosses a short piece of chip seal before turning to gravel. The first great views come when you can see Tombstone Range to the north at mile 44. The **Tombstone Campground** at mile 44.4 is one of eight on the road.

"Staying in the Klondike River Lodge is like sleeping in a meat locker." — Phil

DEMPSTER CAMPGROUNDS

All sites have picnic tables, fire rings, non-potable water, and firewood.
Other services noted.

Tombstone Mountain Camgrounds, km 72, 867-667-5648, 31 RV and
   5 tent sites

Engineer Creek Campgrounds, km 193, 867-667-5648, 15 sites

Eagle Plains Hotel and Service, km 369 (867-993-2453)

Rock River Campgrounds, km 446, 20 sites

Nitainlah Campground, km 541, 867-777-7353, 24 sites, flush toilets,
   picnic shelter

Vadzaih Van Tshik Campground, km 685, 867-777-7353, 9 sites,
   cooking shelter

Gwich'n Territorial Campground, km 699, 867-777-7353, 18 sites,
   cooking shelter

Jak Park, km 730, 867-777-3613, 33 sites, electrical service, showers,
   flush toilets.

Happy Valley Territorial Campground, 867-777-3652, 28 sites, electrical
   service, flush toilets, showers, laundromat

Cross **North Fork Pass Summit** (4,265 feet) at mile 51, and watch for Dall sheep on Anglecomb Peak, visible in the next few miles. Ride another 162 miles and cross the Blackstone River, Chapman Lake, and the 360-foot Jeckell Bridge over the Ogilvie River.

Eagle Plains (pop. 8) is a tiny burg rich with gas, services, and some colorful local history. The hotel is built on bedrock to avoid the high cost of creating pilings, and the Mad Trapper of Rat River is a town legend. Albert Johnson killed a mounted policeman in 1931 and was hunted by Mounties for 48 days before being killed in a shootout in 1932. A wayside marker tells his story at kilometer post 234.8.

Eagle Plains Hotel and Service (867-993-2453, km 369) has passable rooms and erratic service, as well as a campground with sites exposed to the wind on a ridge top. This is the halfway point and a likely place to stay, but it's not cheap, is typically booked, and the wi-fi, laundry, and restrooms may or may not work.

At mile 252, you cross the Arctic Circle and will find a sign and pullout. On June 21, the sun does not set at this latitude. The highway twists through the Richardson Mountains and passes the border between the Northwest Territory and the Yukon as well as the Continental Divide. The time zone changes at the border.

 Mileposts after you cross the Northwest Territories border show the distance from Inuvik, not from Dempster Corner.

At mile 334.9, which is marked as kilometer post 195.4, a free government ferry takes vehicles across the Peel River. The ferry operates from 9 a.m. to 12:30 a.m. each day during the summer. Winter crossings are done via ice bridge that generally opens between May 22 and June 10, and closes between October 20 and November 5.

Another 24 miles down the road, **Fort McPherson** (pop. 791) has gas, food, a general store, service station, and a tent and canvas factory. The town was established as a trading post in 1848.

The **Lost Patrol Gravesite** in the cemetery of the Anglican church contains the headstones for four mounted police who died in a winter 1910 expedition from Dawson City. The men's tragic story was immortalized in the book *The Lost Patrol* by Dick North.

The end of the Dempster is **Inuvik**, and you cross another ferry on the road in. This is the largest Canadian community north of the Arctic Circle and a center for oil exploration, hunting, fishing and trapping.

The four hotels in town book up quickly, so make your reservations early. **Nora Inn Inuvik** (novainninuvik.ca, 866-374-6682) and **Inuvik Captial Suites** (capitalsuites.ca/node/14, 867-678-6300) are both new and clean. **The Arctic Chalet** bed and breakfast (arcticchalet.com, 867-777-3535) outside of town has local character and offers canoe rentals, flight tours, and dog-sled tours in the winter.

You can eat at one of eight restaurants in town, and an interesting side trip is a flight tour to Tuktoyaktuk, an Iuvialuit village on the Arctic Ocean. This can be arranged through **White Huskie Tours** (whitehuskies.com/white-husky-summertours.html, 867-777-4443).

"We were warned by a local not to leave our helmets on our bikes when we went to check into the hotel, and our gas containers were stolen from our bikes that were left out overnight. People are friendly and courteous enough during the day, but as it slips into the evening hours, the place starts to feel like Saturday night in Tijuana." — Phil

Index

Index

Acknowledgments

This book is dedicated to the late David B. Linner, a flight medic, motorcycle enthusiast, wild man, and good friend whose time ended too soon when his emergency medical plane iced up and crashed in January 2005. The summer before his crash, Dave rode from his home in Steamboat Springs, Colorado, to Alaska, and came back exuberant about the state, saying he would move there if he wasn't building a new house in Steamboat. You would have fit right into that big, wild state, Davie, so this one's for you.

I met Pete Peil through Dave, and Pete told me about his dream to ride the Dalton Highway. Pete and I did just that in honor of Dave during the summer of 2005, and that trip is part of the reason this book exists. Pete's a great travel companion and friend. Thanks, bud—here's to the next motorcycle adventure.

Hans G. Andersson did a great job creating the colorful maps in the book, and his patience and hard work is greatly appreciated. Tom Heffron's cover and interior design work took place during many months of development, and he deserves a medal for constantly redesigning until we had the look and feel right. Thanks, Tom, you're a rock star.

Thanks to all the adventure riders who read early drafts and designs and provided feedback as we built this book. A special thanks to Jack Gustafson (aka Alcan Rider on ADVrider.com) for his input and perspective.

Thanks to Phil Freeman for being a great riding and writing partner. His deep love and knowledge of Alaska, passion for motorcycling, and colorful sense of humor make traveling and working with him a joy.

Thanks to my wife, Joan Hughes, for her support and love, not to mention creative consults.

Last, but far from least, to John Koharski for doing what he does as no one else can.

Made in the USA
Las Vegas, NV
19 September 2023

77786070R00136